Anstaltsneurologie

Verlauf und Therapie
der chronischen Nervenkrankheiten

Von

Univ.-Prof. Dr. **W. Birkmayer**

Vorstand der Neurologischen Abteilung
des Alterskrankenhauses der Stadt Wien-Lainz

Mit **83** Textabbildungen

1965

Springer-Verlag

Wien · New York

ISBN-13:978-3-211-80708-8   e-ISBN-13:978-3-7091-7924-6
DOI: 10.1007/978-3-7091-7924-6

Titel-Nr. 9141

Vorwort

Ein Buch ist das Resultat einer geistigen Produktion. Das Motiv seiner Entstehung entspringt entweder der Notwendigkeit, ein bestimmtes Thema darzustellen, oder aus dem Bedürfnis des Autors, einem Gedankengebäude eine geschlossene Form zu geben. Das vorliegende Buch vereint beide genetischen Motivationen. Vom Thema her erwies es sich als zweckmäßig, die Erfahrungen, die aus einer Längsschnittbeobachtung chronischer Nervenkrankheiten stammen, einem interessierten Leserkreis mitzuteilen. Die Neurologische Abteilung des Alterskrankenhauses der Stadt Wien-Lainz ermöglicht langdauernde Verlaufstudien. Die Eigenart dieses Krankengutes bringt es mit sich, daß mit der exakten Querschnittsanalyse des Falles die affektive Begegnung zwischen Arzt und Kranken nicht beendigt ist, sondern der Arzt monate- ja jahrelang mit den jeweiligen Funktions- und Verhaltensstörungen konfrontiert wird, wodurch der Engrammschatz seiner Erfahrungen ständig bereichert wird und andrerseits von ihm permanent verantwortliche Entscheidungen gefordert werden. Der Vorteil dieser Längsschnittbetrachtung liegt unter anderem auch darin, daß der Arzt nicht gezwungen ist, in hektischer klinischer Betriebsamkeit quasi von Babinski zu Babinski zu eilen, sondern daß ihm innerhalb seiner ärztlichen Tätigkeit Muße bleibt, schöpferische Gedanken wachsen zu lassen.

Jeder Kliniker wird heute zugeben müssen, daß die Fülle der Fragestellungen, die sich aus der Begegnung mit dem funktionsgestörten Kranken ergeben, nicht ohne methodische Mitarbeit und kritische Korrektur von Spezialisten der jeweiligen theoretischen Fachdisziplinen bewältigt werden können. So ist es mir ein besonderes Bedürfnis zwei Förderern unserer Arbeit, nämlich Herrn Prof. Dr. A. L i n d n e r (Vorstand des Institutes für experimentelle Pathologie der Universität Wien) und Herrn Prof. Dr. F. S e i t e l b e r g e r (Vorstand des Neurologischen Institutes der Universität Wien), meinen herzlichen Dank auszusprechen.

Darüber hinaus muß festgestellt werden, daß die Ergebnisse und Aussagen dieses Buches nicht auf die Person des Autors allein zurückgehen, sondern in den ärztlichen Begegnungen der Visiten oder der ärztlichen Konferenzen entstanden sind. Sie sind das Resultat eines Arbeitsteams, in dem eine fruchtbare Wechselbeziehung zwischen Induktor und Induzierten besteht. Meine Oberärzte, Dr. E. Neumayer und Dr. D. Seemann, sowie die ärztlichen Mitarbeiter Dr. W. Danielczyk, Dr. M. Mentasti, Dr. I. Pramer, Dr. H. Schneeberger, Dr. G. Weiler, Dr. H. Werner und der Psychologe Dr. L. Ambrozi, sind sowohl Träger wie Glieder dieses Teams. Für ihre aktive und anteilnehmende Mitarbeit gebührt ihnen Dank und Anerkennung.

Schließlich erhebt sich noch die Frage, besteht eine Notwendigkeit ein solches Buch zu schreiben? Aus subjektiver Sicht möchte ich diese Frage bejahen. Die Fortschritte der Therapie bewirken einerseits eine wesentliche Lebensverlängerung der chronischen Nervenkranken, andrerseits erfordert unsere moderne Gesellschaftsstruktur mit der maximalen Auslastung der arbeitenden Menschen eine ärztliche Pflege und Fürsorge dieser aus dem Arbeitsprozeß ausgesonderten Kranken durch den Staat oder durch die Gemeinde. Unsere Abteilung für chronisch Nervenkranke, die immerhin schon über eine 40jährige Erfahrung und Bewährung verfügt, kann als Modellstation für alle in der Zukunft notwendigen Anstaltsgründungen angesehen werden und die gemachten Erfahrungen können als Grundlage Verwertung finden.

Wien, im Juli 1965

W. Birkmayer

Inhaltsverzeichnis

Einleitung

Der Nervenkranke muß zu einem möglichst frühzeitigen Termin an einer Klinik mit allen modernen diagnostischen Methoden untersucht werden. Neben der topischen Diagnose wird nach Möglichkeit die Ätiologie oder zumindest die Pathogenese der Funktionsstörung geklärt werden. Mit den konventionellen Behandlungsmethoden versucht man dann eine Rückbildung des krankhaften Prozesses zu erzielen. Es liegt in der Natur der neurologischen Erkrankungen, daß bei einer Läsion des nervösen Parenchyms eine völlige Heilung unmöglich ist, da eine Regeneration von Nervengewebe mit Ausnahme der peripheren Strukturen nicht zustande kommt. Wohl sehen wir besonders bei jugendlichen Patienten mit cerebralen Läsionen infolge der Plastizität des Gehirns (B e t h e) eine Wiedererlangung der Funktion, die man durch Mobilisierung unverletzter Hirnteile zu erklären versucht. Wir konnten im letzten Krieg in einem Hirnverletzten-Lazarett an 4000 Hirnverletzten sehen, daß 90% der traumatisch bedingten Aphasien durch entsprechende Sprachschulung völlig rückgebildet wurden, daß weiters 50% der Gelähmten durch eine intensive Übungsbehandlung über eine normale aktive Beweglichkeit verfügten. Diese an sich erfreulichen Erfolge hatten aber zwei Voraussetzungen: 1. das Trauma führte zu einer einmaligen Läsion des Gehirns, worauf die gesamte biologische Kapazität des Organismus und die therapeutischen Maßnahmen eine Rehabilitation aktivierten. 2. betraf die Verletzung im Wesentlichen jugendliche Organismen, bei denen noch eine große Restitutionspotenz vorhanden war. Wir sehen schon bei der einfachen Commotio cerebri, daß sich bei älteren Menschen die von der Wissenschaft geforderte völlige Rückbildung nur sehr langsam einzustellen pflegt oder daß sogar Defektzustände resultieren. Diese zwei günstigen Voraussetzungen treffen bei den üblichen neurologischen Erkrankungen nicht zu. Viele Nervenkrankheiten befallen Menschen im mittleren und höheren Lebensalter, und fast immer handelt es sich um einen Prozeß, d. h. um ein Geschehen, das in Schüben oder permanenter Progression zu weiteren Funktionsausfällen führt. Solche chronisch Nervenkranke sind wohl noch eine zeitlang berufsfähig, einmal aber kommt der Zeitpunkt, von dem an der Kranke dauernd pflegebedürftig wird. Jetzt taucht die Frage auf, wo der unbewegliche M.S.-Kranke oder akinetische Parkinson-Patient untergebracht werden kann. Die normalen klinischen Abteilungen haben weder den Platz diese Kranken aufzunehmen, noch können die Kosten für einen langfristigen Aufenthalt von den Krankenkassen als Versicherungsträger aufgebracht werden. Je nach der sozialen Lage und der jeweiligen Familienstruktur erfolgt daher eine Einweisung in ein Pflegeheim.

In Wien liegen die Verhältnisse insofern günstig, als der seinerzeitige Stadtrat für soziale Fürsorge, Prof. Dr. Julius T a n d l e r, Ordinarius für Anatomie, im Jahre 1923 eine spezielle Neurologische Abteilung im Altersheim L a i n z gegründet hat, deren erster Vorstand Prof. Dr. P a p p e n h e i m wurde. Das Altersheim Lainz wurde um die Jahrhundertwende unter dem bekannten Bürgermeister Dr. K. L u e g e r gebaut. Es umfaßt ein parkähnliches Areal von 281.633 m³ mit 16 Pavillons, in denen 4660 Kranke untergebracht sind. Während es ursprünglich als Heim für alte Menschen geplant war, die nicht mehr in der Lage waren, ihren Lebensunterhalt selbst zu bestreiten und als sogenannte „Pfründner" von der Fürsorge der Gemeinde Wien betreut werden mußten, stellt es heute ein Krankenhaus für alte Menschen dar, in dem alle medizinischen Disziplinen mit Spezialabteilungen (Interne, Chirurgie, Haut, Tbc usw.) vertreten sind. Dieser Struktur entsprechend ist der Kostenträger die Gemeinde Wien, im Speziellen die Fürsorgeabteilung. Die Kosten betragen pro Tag S 40,—, die natürlich bei Weitem den tatsächlichen Aufwand nicht decken. Wenn diese Kosten vom Kranken oder von seinen Angehörigen nicht geleistet werden können, dann übernimmt die Stadt Wien die Deckung der Kosten.

Die medizinische Indikation zur Einweisung in unsere Neurologische Abteilung ist gegeben, wenn die häusliche Pflege unzureichend ist und dadurch ein rascheres Fortschreiten des Leidens zustande kommt. Der Termin der Einweisung wird infolge der modernen Sozialstruktur früher erfolgen müssen als in vergangenen Zeiten. Unsere gesellschaftliche Struktur ist von einer optimalen Zweckmässigkeit bestimmt. So wie in einem modernen Haushalt keine ausreichenden Reserveräume vorhanden sind, so gibt es auch keine menschlichen Reservekräfte, die im Fall einer längeren Krankheit als Hilfe- oder als Pflegeperson einspringen könnten. Da alle Familienmitglieder heute durch die normale Lebensgestaltung voll ausgelastet sind, ist ganz einfach niemand für eine Krankenpflege auf längere Zeit verfügbar. Diese maximale Energieauslastung sämtlicher Familienmitglieder ist sicher zum Teil an dem chronischen Mangel an Spitalsbetten Schuld, da eben auch bei an sich leichteren Erkrankungen kein Familienmitglied die Krankenpflege übernehmen kann und daher die Einweisung in ein Spital die Familie aller Sorgen enthebt, zumal sogar die Kosten der Versicherungsträger übernimmt. Da wir für die Zukunft mit einer Änderung der gesellschaftlichen Struktur nicht rechnen können, müssen wir diese größere Nachfrage nach Spitals- und Pflegebetten durch Aufstellung zusätzlicher Unterbringungsmöglichkeiten auszugleichen trachten. Die Bettenzahl unserer Neurologischen Abteilung umfaßt ca. 400. Trotz dieser Zahl ist diese Bettenanzahl für die einschlägigen Fälle der Stadt Wien noch immer zu klein, woraus sich lange Wartezeiten bis zur Einweisung ergeben, die zu Lasten des Kranken gehen. Eine etwa dreimal so große Bettenzahl würde schätzungsweise den Bedarf einer Großstadt wie Wien zu decken imstande sein. Tatsächlich kam es in den letzten zehn Jahren durchschnittlich jährlich zu:

> 250 Aufnahmen (98 Männer, 152 Frauen)
> die jährliche Sterberate war 92 (35 Männer, 57 Frauen)
> Entlassung in häusliche Pflege: jährlich 158 (62 Männer, 96 Frauen)

Schon aus dieser Entlassungsquote geht hervor, daß auch bei schweren neurologischen Erkrankungen nach entsprechender Therapie und Intensivpflege Besserungen soweit zu erzielen sind, daß der Kranke wieder ins häusliche Milieu entlassen werden kann. Die durchschnittliche Aufenthaltsdauer an unserer Abteilung beträgt 5 Jahre. Das Durchschnittsalter der Patienten ca. 50 Jahre. Die medizinische Indikation ist zu dem Zeitpunkt gegeben, an dem die ärztliche Betreuung daheim und die Pflege durch Familienmitglieder als unzureichend anzusehen sind, und durch dieses Manko ein rascheres Forschreiten der Krankheit zustande kommt, das im Sinne des Kranken nicht verantwortet werden kann. Die soziale Indikation ist dann gegeben, wenn der Familie die Last der Pflege eines chronisch Nervenkranken nicht mehr zugemutet werden kann.

Im allgemeinen erfolgt die Einweisung zu spät und die meisten Patienten kommen in dekompensiertem Zustand an unsere Abteilung.

I. Allgemeiner Teil

1. Die Organisation der Abteilung

Die Neurologische Abteilung in Lainz hat sechs Stationen mit je 60 bis 70 Betten. Jede Station wird von einem Stationsarzt betreut, der womöglich Facharzt für Neurologie und Psychiatrie sein soll. Dazu kommen zwei Oberärzte, die die Verantwortung für die diagnostischen und therapeutischen Maßnahmen tragen, für die einwandfreie Führung der Krankengeschichten verantwortlich sind, die daneben die Ambulanz führen, in der sie die transportfähigen Patienten der anderen Abteilungen des Krankenhauses betreuen und die die Konsiliarvisiten zu den neurologisch oder psychiatrisch zu klärenden liegenden Patienten der anderen Abteilungen leisten. Als Vertreter des Vorstandes müssen sie Fachärzte der Neurologie und Psychiatrie sein. Daneben verfügt die Neurologische Abteilung über ein neuro-histologisches Laboratorium (Leiter: E. Neumayer), in dem das neurologische Obduktionsmaterial bearbeitet wird. Ausgewählte Fälle werden von Prof. Dr. F. Seitelberger (Vorstand des Neurologischen Institutes der Universität Wien) seziert und bei besonderen Anforderungen in seinem Institut histologisch bearbeitet. Außerdem besteht ein medizinisch-chemisches Laboratorium (Leiter: G. Weiler), in dem neben den konventionellen medizinischen Untersuchungen besondere wissenschaftliche Fragestellungen bearbeitet werden.

Eine EEG-Station (Leiter: W. Danielczyk) ist für eine Abteilung für chronisch Nervenkranke von unbedingter Notwendigkeit. Bei Kranken mit cerebralen Kreislaufschäden geben Längsschnittuntersuchungen objektive Anhaltspunkte für die Wirksamkeit einer durchgeführten Therapie.

Differentialdiagnostische Erwägungen bei Hirntumoren, entzündlichen oder vasculären oder posttraumatischen Prozessen, werden durch das EEG weitgehend gefördert, zumal wir beim chronisch Nervenkranken eine besondere Zurückhaltung mit Eingriffen wie Lumbalpunktion, Myelographie, Luftfüllung, Arteriographie an den Tag legen. Sie werden nur bei besonderer Dringlichkeit durchgeführt, da sie neben der akuten Belastung häufig zu einer Verschlechterung des Krankheitszustandes führen.

Die Abteilung verfügt darüber hinaus über ein psychologisches Laboratorium (Leiter: L. A m b r o z i), in dem mit Testverfahren die besonderen psychischen Funktionsstörungen der speziellen neurologischen Erkrankungen untersucht, darüber hinaus therapeutische Medikationen objektiviert und schließlich über den Leistungsrest der verbliebenen Arbeitsfähigkeit Untersuchungen durchgeführt werden.

Zum Betrieb der Abteilung gehört noch eine physikalisch-therapeutische Station, die von einer technischen Assistentin unter Anleitung eines Oberarztes geführt wird, ferner eine eigene Wasserbettstation mit vier Betten, und eine Unterwasserbehandlungsstation, in der die Abteilungsmasseure unter ärztlicher Leitung arbeiten. Schließlich besteht noch eine arbeitstherapeutische Station, von einer besonders geschulten Schwester geleitet, in der die Kranken nach ihrem speziellen Interesse und Können beschäftigt werden. Eine soziale Fürsorgerin bemüht sich, die Sorgen der Patienten, die außerhalb unserer Anstalt liegen, zu regeln.

Jede Station wird pflegerisch von einer Stationsschwester geführt der zehn Schwestern beigegeben sind. Dazu kommt für jede Station ein männlicher Pfleger und ein Masseur. Auf dieser Arbeitseinheit ruht die Hauptlast der Pflege. Sie ist meiner Erfahrung nach mindestens so wichtig wie die medizinische Betreuung. Da ca. 50% unserer Kranken nicht mehr gehfähig sind, ist diese Pflegemannschaft eher zu klein als zu groß. Für die Hebearbeiten beim Bettenmachen, Waschen und Baden der Patienten hat sich die männliche Hilfskraft als unentbehrlich erwiesen. Es gibt zwar eine Reihe von Hebegeräten, die sich aber unserer Erfahrung nach nur für einen schablonisierten Arbeitsgang einschalten lassen, z. B. ein Hebegerät, das den Kranken vom Bett in die Badewanne hebt. Die menschliche Kraft hat aber den Vorteil der größeren Plastizität, d. h. sie kann sofort auf verschiedene Höhen, Entfernungen, rasche und langsamere Bewegungen umgestellt werden. Die menschliche Arbeitskraft ist daher in der Pflege nicht ersetzbar, da die Pflege eine streng individuelle und keine automatisierte Arbeit erfordert. Diese Pflegearbeit ist sehr umfangreich, denn alle Patienten erhalten zweimal monatlich ein Reinigungsbad, die Betten werden einmal wöchentlich frisch gemacht und überzogen, zweimal wöchentlich sind Stuhltage, an denen bei darmgelähmten Patienten künstlich eine Stuhlentleerung herbeigeführt wird. Organisatorisch hat sich diese kollektive Funktionssteuerung bewährt, da die Summe der Patienten dadurch am wenigsten gestört wird. Zur Aufrechterhaltung der Sauberkeit und zur

Reinigung von Geschirr sind auf jeder Station zwei Raumpflegerinnen tätig, deren Arbeit besonders auf den Männerstationen aufreibend ist, da die männlichen Patienten einen wesentlich geringeren Reinlichkeitsdrang zeigen als die weiblichen.

Reinlichkeit und hygienische Erfordernisse sind für jeden Spitalsbetrieb notwendig, auf einer neurologischen Pflegeabteilung gewinnen sie aber eine ganz besondere Wichtigkeit, da wegen der reduzierten Widerstandskraft der chronisch Nervenkranken eine banale Darminfektion auf einer Station zu einer deletären Ausbreitung und Gefährdung sämtlicher Kranken führen kann.

Der Tagesablauf beginnt mit dem Waschen, Frühstück, Bettenmachen. Dann kommt die tägliche Visite des Stationsarztes mit den therapeutischen Verrichtungen (Injektionen, Blasenspülungen usw.). Darnach Oberarzt- bzw. Chefvisite, oder die Patienten kommen zu einer Spezialbehandlung (physikalische Therapie, UW-Therapie usw.). Nach dem Mittagessen ist an 4 Tagen der Woche Besuchszeit, an den anderen Tagen erfolgen spezielle diagnostische und therapeutische Verrichtungen. Nach dem Abendessen werden die Nachtmedikamente verteilt und der diensthabende Arzt macht seine Abendvisite.

Ein unbedingtes Erfordernis einer solchen Abteilung sind ein oder mehrere Tagräume mit Fernsehgeräten und Unterhaltungsmöglichkeiten. Diese Tagräume werden nicht nur von den gehfähigen Patienten aufgesucht, sondern auch die sogenannten „Wagerlpatienten" — d. s. Gelähmte, die noch in Krankenwagen sitzen können und mit eigenen Händen oder mit fremder Hilfe einen größeren Aktions- und Bewegungsraum erzielen. Diese Krankenwagen sind wohl für das Pflegepersonal in punkto Wartung und Pflege eine große Belastung, ihre Unterbringung auf den einzelnen Stationen birgt zahlreiche Probleme. Sie sind aber psychisch eine absolute Notwendigkeit. Sie bieten vor allem in der schönen Jahreszeit die Möglichkeit, sich im Freien oder im Parkgelände entweder abzusondern oder Kontakte zu pflegen, was dann auf die Stimmung im ganzen Krankenzimmer abfärbt. Zu den Krankenwagen gehören auch die vielen Geräte, wie Krücken, Gehbänke, Gehschulen, die jedem Kranken ein optimales Maß von aktiver Beweglichkeit ermöglichen. Dieses erstrebenswerte Höchstmaß an aktiver Beweglichkeit hat nicht nur rein neurologischen Übungswert, sondern schafft dem Kranken die Möglichkeit, aus der Monotonie seines Krankenzimmers zu entfliehen und menschliche Kontakte zu suchen,

die in ihrem Affektgehalt den zwischenmenschlichen Beziehungen vom
Gesunden in keiner Weise nachstehen. Fernsehen und Rundfunk sind
neben den Zeitungen wesentliche Schienen, die den Kranken mit der
gesunden Umwelt verbinden. Diese Kontakte vermindern weitgehend
das Gefühl des Abgesondertseins, des Verlassenseins, des Aufgegeben-
seins und der Vereinsamung. Gerade der chronisch Nervenkranke hat
eine erhöhte Neigung zu menschlichen Begegnungen und zur affektiven
Bindung an die Umwelt. Zur Pflege dieser Kontakte sind vor allem
Ausflüge mit Autobussen, Schiffen und Eisenbahn sehr wertvoll. Wochenlang erzählen die Patienten von solchen Erlebnissen, die sie aus der
Abgeschiedenheit hinausgeführt haben. Man könnte sich vorstellen,
daß bei unbegrenzten finanziellen Mitteln die Unterbringung solcher
Schwerkranker in Einzelzimmern dem Ideal entsprechen würde. Unserer Erfahrung nach würde diese mönchische Abgeschiedenheit der
einzelnen Kranken und das Fehlen jeglichen Gemeinschaftslebens ungünstig sein. Wir meinen, daß das Krankenzimmer 4 bis 8 Betten
umfassen sollte, was bei uns dzt. noch nicht erreicht ist, aber nach dem
im Gang befindlichen Umbau verwirklicht werden wird. Daneben sind
einzelne Zweibettzimmer für sogenannte leichtere Fälle, die noch bei
leichteren Abteilungsarbeiten eingesetzt werden können, empfehlenswert. In so einem Krankenzimmer bildet sich eine soziologische Gruppe
mit einer Führerpersönlichkeit in der Alphaposition und einer sich erge-
benden sozialen Ordnung nach Art der Hackordnung nach K. Lorenz.

Ein gut beweglicher Patient muß in einer solchen Krankenzimmer-
einheit untergebracht sein, um den schwerbehinderten Kranken mit
kleinen unumgänglichen Hilfen — wie dem Reichen eines Gegenstandes aus dem Nachtkästchen, dem Anlegen der Radiohörer oder dem
Einkaufen von persönlichen Bedürfnissen — beizustehen. Wie im Zusammenleben der Menschen immer ergeben sich in solchen Gruppen
neben fördernden Kontakten auch Reibungsflächen. Gerade dieser
lebendige Kontakt im positiven wie im negativen Sinn ist aber für das
psychische Klima einer solchen Abteilung notwendig. Dieses Gruppen-
leben ist quasi eine Attrappe eines familären Gruppenlebens, aber der
chronisch Nervenkranke benötigt zu seiner inneren Ausgeglichenheit
die Begegnung mit einem Du, das gleiche oder andere Sorgen hat, das
sich über eine Besserung des Gesundheitszustandes mitfreut oder über
eine Verschlechterung betrübt ist. Dieses Gemeinschaftsempfinden läßt
das Einzelschicksal leichter ertragen. Obwohl sich weder ein Laie noch
ein bei solchen Fällen wenig erfahrener Arzt kaum vorstellen kann,

daß diese schwerst behinderten Kranken am Leben hängen, gehört es immer wieder zu den wundervollen Erlebnissen für unsere Ärzte, wenn Kranke, die an allen Extremitäten gelähmt sind, die nicht mehr schlukken und sprechen können, nur mit ihrem Augenausdruck bei der täglichen Visite versichern, wie glücklich sie sind, noch zu leben.

Zu den Personen, die ärztlich oder pflegerisch geeignet sind für solche Kranke zu sorgen, wäre zu sagen, daß es ausgereifte, harmonische Persönlichkeiten sein müssen. Heilungen wie in einer Kinderabteilung oder in einer Chirurgie gibt es auf unserer Abteilung nicht; Ärzte oder Pflegepersonen, die diesem Negativismus nicht gewachsen sind, sind ungeeignet zum Dienst an einer Abteilung für chronisch Nervenkranke. Die massiven Funktionsausfälle der chronisch Nervenkranken führen zu einer Regression, zu einem vermehrten Bedürfnis nach Geborgenheit in einer affektiven Nestwärme. Besonders die Stationsschwester muß ein mütterlicher Konstitutionstyp sein, der — wie man ortsüblich zu sagen pflegt — „das Herz auf dem rechten Fleck hat". Der Kontakt zwischen Kranken und Arzt ist natürlich viel enger und affektgeladener als in einem Spital, wo der Kranke nach Wochen wieder in sein familiäres Milieu zurückkehrt. Ärzte und Pfleger leben mit ihren Kranken. Wir sehen immer wieder, daß dieser affektive Kontakt beim guten Arzt zu seinen Kranken so intensiv ist, daß bei seinem Urlaub trotz gleicher medizinischer Medikation einige labile Patienten entgleisen und in eine Dekompensation abgleiten. Wenn wir vorwegnehmend anführen, daß durch unsere Therapie und Pflege die durchschnittliche Krankheitsdauer von Multiple-Sklerose-Kranken bei 21 Jahren liegt, so geht daraus hervor, daß es für Ärzte und Pfleger eine befriedigende Aufgabe ist, diese Schwerkranken ihre biologische Restkapazität optimal erleben zu lassen. Darüber hinaus lernt der Arzt an einer solchen Abteilung Verlaufsformen studieren und in dieser musealen Fülle an Krankengut seine differentialdiagnostischen Fähigkeiten erweitern. Je hilfloser ein Kranker ist, umso dankbarer ist er für alle Hilfen, die über das rein Medizinische hinausgehen. Wenn es eine biologische Bedeutung des Mutter- und Vater-imago gibt, dann findet sie in der Anstaltsneurologie ihre Bestätigung. Abschließend kann aber auch darauf hingewiesen werden, daß nur der wissenschaftlich interessierte Arzt in diesem Anstaltsmilieu eine Befriedigung findet, die seine ärztliche Frustration aufzuwiegen imstande ist. Aus unserer Abteilung sind in den letzten 10 Jahren 120 Publikationen erschienen.

2. Die initiale Dekompensation

Wird der einschlägige Kranke von der Fürsorgeabteilung der Stadt Wien an unsere Abteilung eingewiesen, dann erfordert dies von seiten des Kranken eine große Umstellung. Der Kranke wird sofort untersucht, eine Reihe von Laboratoriumsuntersuchungen werden angeordnet, ein Therapieplan wird aufgestellt, die Pflegepersonen kümmern sich liebevoll um ihn, und doch sehen wir fast bei jedem Patienten eine initiale Dekompensation d. h. eine Verschlechterung seines Zustandes. Diese Verschlechterung nach der Einlieferung tritt nicht nur ein, wenn der Kranke aus einem schöneren Milieu in unsere einfachen Krankenzimmer kommt, sondern auch dann, wenn er aus einem verwahrlosten Milieu bei uns aufgenommen wird. Obwohl der Kranke in ein medizinisch und pflegerisch besseres Milieu kommt, ist er unglücklich und deprimiert. Durch die Aufnahme wird er dramatisch und endgültig mit seinem Schicksal konfrontiert. Er sieht beispielsweise auf seiner Tafel die Diagnose: M.S. und sieht zwei Betten weiter die gleiche Diagnose bei einem schon völlig gelähmten Kranken. Gelegentlich stirbt auch kurz nach seiner Aufnahme ein Mitpatient. Es kommt auch vor, daß die Zimmergenossen mit sadistischen Lustgefühl dem Neuankömmling versichern, daß er in ein paar Jahren genau so gelähmt sein wird wie sie selber. In der Bevölkerung ist seit je die Meinung vertreten, daß man nach „*Lainz*" (Alterskrankenhaus) nur kommt, um dort zu sterben. Anderseits werden von den wenigen glücklichen M.S.-Kranken, die nach einer erfolgreichen Schub-Therapie in eine lange Remissionsphase entlassen worden sind oder von den Patienten nach Schlaganfällen, die voll rehabilitiert werden konnten, eine Propaganda über die Wundertherapie der Abteilung verbreitet, die bei den einzuweisenden Kranken eine zu große Hoffnung erwecken.

Beide Voraussetzungen sind psychische Hindernisse für eine rasche Adaptation.

Der chronisch Nervenkranke büßt, ähnlich dem alten Menschen, an sich an Adaptationskapazität ein. Schon kleinste Veränderungen in seinem gegenständlichen und persönlichen Milieu übersteigen seine Anpassungsfähigkeit und führen zu Dekompensationen. Das ist auch der Grund dafür, daß wir Verlegungen von einer auf die andere Station, von einem in das andere Zimmer, ja von einem auf den anderen Bettplatz, nur äußerst zögernd und zurückhaltend vornehmen. Der kollektive Wunsch aller Patienten, die auf Urlaub gehen, besteht darin, daß ihnen ihr Bettplatz auf jeden Fall gesichert bleibt. Am dramatischesten ist, wie gesagt, diese Dekompensation beim Eintritt in die Abteilung. Der Kranke erlebt zum ersten Mal die Endgültigkeit seines Schicksals.

Diese initiale Dekompensation äußert sich primär in einer psychischen Fehlhaltung, die sekundär somatische Folgen mit sich bringt. Entweder der Kranke rebelliert gegen das Schicksal, querulatorische Aggressionen gegen alle Maßnahmen werden vorgebracht, der Wunsch nach sofortiger Entlassung wird wiederholt geäußert, oder er verfällt in eine reaktive Depression. Beide affektiven Fehlhaltungen sind sehr häufig mit einer Verschlechterung des somatischen Zustandes verbunden. Bei einem Multiple-Sklerose-Kranken tritt eine Cystopyelitis auf, manchmal sogar ein Decubitus, beim Hemiplegiker kommt es zur Verschlechterung der Lähmung und zu einer Trübung der Bewußtseinslage.

Ich habe zu wenig Erfahrung, um zu beurteilen, ob die Annahmen der Psycho-Analyse bzgl. des Zusammenhanges zwischen psychischem infantilem Trauma und späterem somatischem Leiden zutreffend ist. Ich weiß nur, daß beim chronisch Nervenkranken leichteste psychische Streß-Situationen das somatische Leiden entscheidend beeinflussen.

Zwei extreme Fälle sollen diese Beziehungen beleuchten:

F. 1: Eine 50jährige Frau kam mit einem spastisch-atakischen Syndrom im Rahmen einer Multiplen Sklerose im Schub zur Aufnahme. Mit Bluttransfusionen, Prednisolon, Calcium und Vitamin C konnte der Schub abgefangen werden und eine „gestufte Rehabilitation" brachte sie wieder dazu, mit einem Stock langsam, aber ohne fremde Hilfe gehen zu können. Gegen unseren eindringlichen Rat verläßt sie unsere Abteilung. Nach einem Jahr kam sie in einem desolaten Zustand mit schwerer Cystopyelitis und Paraplegie der unteren Extremitäten wieder an die Abteilung. Psychisch bestand eine schwere reaktive Depression, die durch die Verstoßung durch ihren „Lebensgefährten" ausgelöst war. Dieser dramatische Schlußakkord, der eine Bindung an einen Mann beendet hat, nahm den letzten Rest an Lebenswillen und Widerstandskraft. Trotz Bluttransfusionen und intensiver medizinischer und pflegerischer Betreuung starb sie nach 4 Wochen an Decubitalsepsis. F. 2: Ein 40jähriger Mann leidet an einer progredienten Form einer Multiplen Sklerose. Im Verlauf eines zweijährigen Aufenthaltes verschlechtert sich eine spastische Paraparese der Beine bis zur völligen Quadruplegie mit Beugekontraktur und massiven bulbären Ausfällen. Trotz Lagerung, Hautpflege und intensiver medikamentöser Behandlung tritt über dem os sacrum ein tiefer maligner Decubitus auf.

Der Patient verfällt völlig. In einem solchen Zustand kommt für den Arzt der Zeitpunkt, wo er einsehen muß, daß jede weitere Infusion und Injektion nurmehr eine Plage für den Kranken ist, und eine Besserung nicht mehr herbeigeführt werden kann. In diesem Zustand war unser Patient.

Als einzige Angehörige hatte er seine Frau, von der er seit 10 Jahren geschieden war, und einen Sohn, den er seit eben dieser Zeit nicht mehr gesehen hatte. Die Frau wurde von seinem bevorstehenden Ende verständigt und besuchte ihn mit dem Sohn. Dieser erste und weitere Besuche brachten das Wunder zustande: Die affektive Hochstimmung belebte die Widerstandskraft, es kam zur Abheilung des Decubitus, die Sepsis wurde beherrscht, und der Kranke lebt heute noch nach 3 Jahren, natürlich mit den somatischen Funktionsausfällen seiner Krankheit.

Diese beiden Fälle zeigen, wie weit die affektiv-emotionale Grundstimmung das Schicksal und den Verlauf chronischer Nervenkrankheiten zu beeinflussen imstande ist. In weniger dramatischer Form sehen wir diese enge Verbindung zwischen Psyche und Soma bei unseren täglichen Visiten. Diese Erfahrungen bestimmen unsere Grundhaltung dem Kranken gegenüber. Die Einweisung stellt bei jedem Kranken einen mehr oder weniger massiven Streß dar, der — wie erwähnt — zur somatischen Reaktion einer biologischen Dekompensation führt. Wir versuchen dieser initialen Entgleisung folgendermaßen zu begegnen: Es bedeutet für den Kranken, der oft monatelang ohne besondere Therapie und Pflege im familiären Milieu gelegen ist, eine psychische Aktivierung, wenn plötzlich seine Krankheit vom Arzt wieder ernst untersucht wird. Schon die Vornahme der Laboratoriumsuntersuchungen zeigen ihm, wie wichtig wir seine Krankheit nehmen. Der Therapieplan enthält in der ersten Zeit eine überreichliche Verordnung von Medikamenten. Wichtig ist, daß der Kranke das Gefühl hat, jetzt geschieht etwas. Jeder Kranke fragt natürlich den Arzt: „Werde ich wieder gesund?" Es wäre grundfalsch, in fescher Jovialität dem Kranken zu versichern: „Das kriegen wir schon wieder hin, in Kürze werden Sie wieder marschieren" usw. Damit nimmt sich der Arzt nicht nur die Glaubwürdigkeit sämtlichen Patienten gegenüber, sondern er schiebt die dramatische Entscheidung des Kranken für seine zukünftige Lebensgestaltung nur hinaus. Denn wenn der Kranke nach 6 Monaten merkt, daß er noch immer nicht gehfähig oder sogar noch schlechter beisammen ist, ist seine Enttäuschung noch größer und vor allem das Vertrauen in die ärztliche Versicherung völlig untergraben. Eine Hoffnung müssen wir aber dem Patienten in seiner initialen Dekompensation geben. Wir bemühen uns, mit individueller Anpassung, das zu sagen, was vertretbar ist. Es lautet etwa: „Wir werden uns bemühen, den Verlauf Ihrer Krankheit zu beherrschen, ein Fortschreiten zu verhindern und eine mäßige Besserung zu erzielen". Da die Patienten meist unterbehandelt und insuffizient gepflegt an unsere Abteilung kommen, treffen unsere Voraussagen in den meisten Fällen zu. Wir müssen durch die Klarheit und Kraft unserer überlegten Aussage das Vertrauen des Kranken zur ärztlichen Kunst und zu seiner persönlichen Abwehrkraft wieder heben. Selbstverständlich benötigt der Neuangekommene auch von den Pflegepersonen eine besonders liebevolle Pflege. Davon hängt in vielen Fällen die Überwindung der Dekompensation ab. Von den beiden affektiven Entgleisungstypen ist der reaktiv-depressive leichter und rascher zu kompensieren als der rebellierende. Auch im späteren Verlauf ist der aktiv querulierende schlechter dran, d. h. bei diesem Verhaltenstyp ist ein rascherer Verbrauch seiner Vitalreserven und damit ein rascheres Fortschreiten der Krankheit die Regel. Wenn der wohlmeinende ärztliche Zuspruch nicht ausreicht, müssen wir bei diesen agitierten Querulanten fallweise zu retikulär-blockierenden Medikamenten (Phenothiazine) greifen, um die gespannte Affektlage zu dämpfen.

Das psychische Trauma des Eintrittes in die neurologische Abteilung mit der dramatischen Konfrontierung seines zukünftigen Lebensverlaufes führt zu einer biologischen Dekompensation, die sich in einer affektiv-emotionalen Anpassungsstörung äußert, was regelmäßig zu einer Verschlimmerung des somatischen Zustandes führt. Ein verstärkter ärztlicher und pflegerischer Kontakt, fast im Sinne einer passageren overprotection, kann diese Entgleisung weitgehend abfangen. Derjenige, Kranke ist am besten dran, der quasi den Tag seines Eintrittes als „Tag Null" registriert und sich darauf einstellt, sich der verbliebenen Lebenspotenzen- und funktionen zu erfreuen und nicht dem Verlorengegangenen nachzutrauern. Diese biologische Umstellung erfordert vom Kranken eine enorme seelische Energie und vom Arzt und Pflegepersonal eine intensive Unterstützung.

3. Allgemeine Verlaufskomplikationen bei chronischen Nervenkranken

In diesem Kapitel werden nicht die Verlaufsformen der neurologischen Symptomatik besprochen, sondern die allgemein medizinischen

Komplikationen, die sich bei allen chronisch Nervenkranken durch die Inaktivität und die motorische Ruhigstellung einzustellen pflegen.

Das vegetativ-affektive Durchgangssyndrom

Der Kranke in der Neurologischen Anstalt ist kein Fall in einer Klinik, sondern ein leidender Mensch, mit dem der Arzt in permanentem Kontakt steht. Die feinsten Veränderungen des Aussehens, der Stimmungslage, geringe Abweichungen der vegetativen Funktionen, wie Schlaf, Appetit und Verdauung, können bei den täglichen Visiten beobachtet werden. Aus diesen Mikrosymptomen erkennt der Arzt den Beginn eines M.S.-Schubes oder eines cerebralen Insultes weitaus früher und exakter als bei Kranken, die nur kurzfristig zur Durchuntersuchung auf einer Klinik liegen. H. W i e c k hat Phasen seelischabnormen Verhaltens, die im Rahmen eines organischen Psychosyndroms (B l e u l e r) auftreten, als Durchgangssyndrom beschrieben. Wir fassen dieses Phänomen einer passageren Veränderung des biologischen Pegelstandes als affektiv-vegetatives Durchgangssyndrom zusammen und sehen in seinem Auftreten eine Alarmreaktion einer beginnenden Dekompensation.

Der Arzt nimmt mit seinen Sinnesorganen Empfindungen auf, die Abweichungen des Kranken von einer erfahrungsgemäß gegebenen Normallage anzeigen. Aus diesen Empfindungen formt er mit Hilfe eines „kritischen Details" (B i r k m a y e r) eine Wahrnehmungsleistung, die zur Diagnose führt. Solche Abweichungen von der normalen Lage können nach oben erfolgen und werden von uns als *Plus-Symptome* oder nach unten und dann entsprechend als *Minus-Symptome* bezeichnet. Die Schaffung dieses Bezugssystemes in Plus- und Minus-Symptome ergibt ein einfaches Koordinatensystem, in das jedes Phänomen eingeordnet werden kann, wodurch ein richtiges therapeutisches Handeln ermöglicht wird. Ohne auf dieses Bezugssystem hier schon in extenso einzugehen, sei nur vorweggenommen, daß etwa eine erregte, gespannte Stimmungslage als Plus-Symptom, eine depressive Stimmungslage als Minus-Symptom anzusprechen ist. Es geht daraus hervor, daß diese Abweichung vom normalen Pegelstand leicht erhebbar ist, und daß Plus- und Minus-Abweichungen konträr-therapeutische Handlungen zur Folge haben. Wir haben diesem Durchgangssyndrom das Adjektiv „affektiv" vorangestellt, weil unserer Erfahrung nach die Schwankungen der Affektlage die feinsten Kriterien bei der Beurteilung eines Krankheitsverlaufes ergeben.

Bevor wir bei den täglichen Visiten mit unseren Kranken sprechen, fällt uns schon der Augenausdruck auf. Jeder in dieser Beobachtung geschulte Arzt weiß, was wir damit meinen, obwohl sich ein Augenausdruck nach den Methoden der modernen Medizin nicht physikalisch-mathematisch registrieren läßt. Der Augenausdruck unsrer Kranken ist ein Spiegel ihrer Affektlage. Er ist entweder aktiv umwelterfassend, kontaktsuchend, unruhig, sprunghaft oder stumpf, sich von der Umwelt abschließend, desinteressiert, trübe oder leer. Bei den psychiatrischen Krankheitsbildern ist dieser Augenausdruck meist eng mit der Physiognomie des Gesichtsausdruckes korreliert. Der gespannte Gesichtsausdruck des Katatonikers oder Paranoikers, der traurig-gehemmte Gesichtsausdruck des Melancholikers, der sprunghaft-kontakterzwingende Gesichtsausdruck des Manikers oder der leere Gesichtsausdruck des senil-Dementen sind Beispiele hierfür. Beim neurologisch Kranken tritt jedoch der spezielle Augenausdruck häufig isoliert hervor, da durch die neurologischen Funktionsausfälle eine Aktivation des Gesichtsausdruckes nicht möglich ist. Die Amimie des Parkinsonkranken blockiert den Gesichtsausdruck analog einer Bulbärparalyse. Die Augen als Organe der optischen Umweltaufnahme und der optischen Umwelterfassung bleiben aber beim neurologisch Kranken bis zur letzten Lebensphase verfügbar. Es ist eigentlich rätselhaft und bisher noch nicht erklärbar, wieso ein Parkinsonrigor oder eine Parkinsonakinese nie die Augenfunktion befällt. In gleicher Weise ist die aktive Zu- oder Abwendung der Augen auch beim cerebralen Gefäßsyndrom bis in die letzten Lebensphasen erhalten. Es gibt unsrer Erfahrung nach neben dem oralen Funktionskreis nur den optischen Funktionskreis, der bis ans Lebensende erhalten bleibt. Wir sehen auch in der ontogenetischen Entwicklung, daß der orale Funktionskreis mit den Geruchs- und Tastempfindungen und mit dem koordinierten Saug- und Schluckakt die erste bewältigte Umweltbeziehung des Säuglings darstellt. Als zweite biologische Funktion stellt sich in den ersten Lebensmonaten die optische Kontaktaufnahme mit der Umwelt ein, allerdings zunächst in der engen Greifschale (B i r k m a y e r). Diese beiden Funktionskreise bleiben auch in der Desintegrationsphase als letzte erhalten, wobei aus morphologischen Gründen bei gewissen Syndromen (Bulbärparalyse, amyotrophische Lateralsklerose) die orale Funktion früher erlischt. Die optische Funktion und damit der Augenausdruck bleibt bis in die letzten Lebensphasen erhalten und gibt damit für unser ärztliches Beobachten einen wichtigen Hinweis zum Biotonus. Der

Kranke, der auf unseren Morgengruß bei der Visite nicht mehr imstande ist, sprachlich zu antworten, wird uns mit der Zuwendung seiner Augen immer noch zeigen können, in welcher Stimmungslage er sich befindet. Nur beim senil-Dementen oder cerebral völlig abgebauten Kranken fehlt dieser Augenausdruck. Der Blick ist wie ein blinder Spiegel, in dem nichts mehr erblickt werden kann. Neben dem Augenausdruck ist der gesamte Gesichtsausdruck beim Erfassen des Zustandes

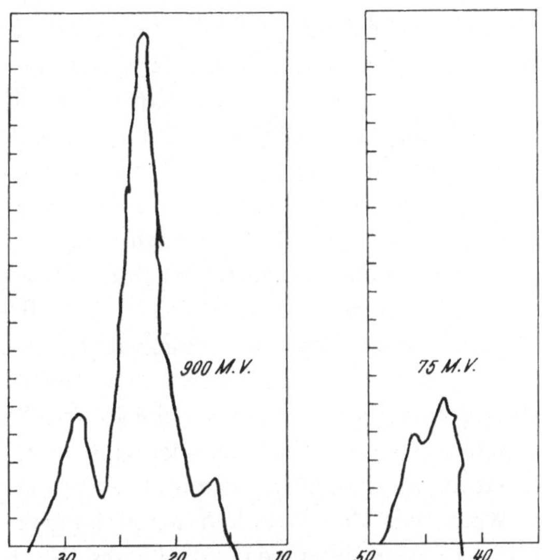

Abb. 1. Die Sprachstimme. Die elektromagnetischen Schwingungen werden auf einen Kurvenschreiber dargestellt. Die Höhe der Kurven zeigt die Kraft der Sprachstimme als Maß des Biotonus. Links: normaler Tonus, 900 Mikrovolt. Rechts: Erschöpfungszustand, 75 Mikrovolt.

unsrer Kranken wesentlich. Wir sehen einen gespannten Gesichtsausdruck als Plus-Symptom der Affektlage und wir sehen den erschöpften, gleichgültigen, abweisenden Gesichtsausdruck als Minus-Symptom der Stimmung. Einen weiteren Hinweis für die Affektlage als Spiegel des Biotonus sehen wir in der Sprachstimme. Unabhängig von der intellektuell erfaßbaren sprachlichen Äußerung als Ausdruck der Befindlichkeit des Kranken („es geht mir heute gut") können wir aus dem sprachlichen Ausdruck Hinweise auf den biologischen Pegelstand gewinnen. Beim Gespräch mit unseren Kranken erscheint uns die Sprache spannungslos, affektlos, aphonisch oder kräftig, gespannt, affektgeladen. Diesen klinischen Eindruck, den ja besonders der Psychiater hellhörig aufnimmt, haben wir versucht physikalisch zu erfassen (B i r k m a y e r, N e u m a y er). Wir lassen unsere Kranken die Worte „Guten Tag" in ein 1 m entferntes Mikrophon sprechen und registrieren die Lautintensität auf einem Magnetophonband. Die elektromagnetischen Schwankungen des Tonbandes werden mit einem Drehspuleninstrument auf einem Linienschreiber kurvenmäßig dargestellt (Abb. 1). Es geht aus diesen Untersuchungen hervor, daß die erfaßbare Sprachstimme als Maß des Biotonus gewertet werden kann, vorausgesetzt, daß keine lokalen neurologischen Funktionsausfälle des oralen Segmentes vorhanden sind (Bulbärparalyse). Bei unseren täglichen Visiten benötigen wir natürlich nicht ein so kompliziertes Gerät, um das Niveau des biologischen Pegelstandes festzustellen. Die spannungslose, stumpfe, lautschwache Sprachstimme ist auch mit unseren darauf geschulten akustischen Sinnesorganen zu erfassen. Wir müssen nur lernen darauf zu hören und die Wahrnehmung bei unseren Entschlüssen zu verwerten. Augenausdruck, Gesichtsausdruck und sprachlicher Ausdruck ermöglichen Wahrnehmungen zur Beurteilung der Affektlage auch ohne intellektuell-sprachlichen Kontakt. Insgesamt können wir im Gespräch am Krankenbett eine ängstliche, gereizte, erregte, kontaktbereite, gespannte dysphorische Stimmungslage als Plus-Symptome der affektiven Gestimmtheit oder eine introvertierte, morose, inaktive, apathische, depressive Stimmungslage als Minus-Symptom feststellen. Wenn wir den Kranken schon längere Zeit kennen, fallen uns hier die feinsten Nuancen auf. Dieses Wahrnehmen eines veränderten affektiven Verhaltens zwingt zum längeren Verweilen am Krankenbett, wobei uns ein Blick auf die Fiebertabelle meist weniger weiterhilft als das eingehende Betrachten des Kranken.

Die wahrnehmbaren Symptome der vegetativen Tonuslage betreffen das Betrachten der Augen, der Haut, der Schleimhäute und das Betasten des Haut- und Muskelturgors. Auch im vegetativen Bereich sehen wir das glänzende Auge als Plus-Symptom und die halonierten Augen mit den pigmentierten Lidern als Minus-Symptom. Die gesunde Haut ist trocken, glänzend, gut durchblutet, warm und faltenlos. Die kranke Haut ist blaß, dünn, läßt sich von der Unterlage abheben, fühlt sich kühl an. Durch Betasten der Muskulatur gewinnen wir einen Eindruck über die Härte bzw. Weichheit. Der gesunde Muskel gibt einen prall-elastischen Widerstand, der erschöpfte ist schlaff. Lokale Schmerzen schaffen beispielsweise einen muskulären Hartspann als Plus-Symptom, der mit einer neurologischen Tonussteigerung nicht identisch ist. Die nächsten Fragen gelten dem Schlaf, dem Appetit, dem Durst und dem Stuhl als Alarmsymptome einer vegetativen Entgleisung. Selbstredend werden diese klinischen Beobachtungen durch Fieber, Blutdruck, Pulskontrollen nebst zusätzlichen Laboratoriumsbefunden ergänzt. Die primär unser ärztliches Handeln steuernden Wahrnehmungen entstehen aber aus dem Schauen und Betasten. Diese beobachtbaren Veränderungen im affektiven und vegetativen Verhalten unserer Kranken nennen wir *affektiv-vegetatives Durchgangssyndrom*. Es stellt eine Alarmreaktion einer beginnenden biologischen Dekompensation dar, wobei über die Ätiologie noch nichts ausgesagt ist. Das Durchgangssyndrom kann Ausdruck einer beginnenden Infektion, einer beginnenden Kreislaufdekompensation, eines incipienten Schubes, einer Intoxikation oder eines psychischen Streß sein. Immer muß das affektiv-vegetative Durchgangssyndrom zu einer exakten Analyse anregen und ein sofortiges therapeutisches Eingreifen veranlassen.

Dieses therapeutische Vorgehen ist je nach dem kausalen Ereignis und der speziellen Krankheit verschieden und wird in späteren Kapiteln besprochen. Wichtig beim chronisch Nervenkranken mit seiner verminderten Adaptationskapazität ist das vorzeitige Erkennen einer Dekompensation und der sofortige therapeutische Einsatz.

Weitere Komplikationen im Verlauf chronischer Nervenkrankheiten

Sekundäre Funktionsausfälle, die unabhängig von der neurologischen Grundkrankheit auftreten, unterliegen gewissen Regeln. Wir sehen immer wieder, daß in somatischen Segmenten, die von einer neurologischen Funktionsstörung (sowohl Motorik wie Sensibilität) befallen sind, die gesamte trophisch-vegetative Kapazität beeinträchtigt ist. Sowohl die Zirkulation wie die Trophik der Haut und Muskeln und der übrigen mesenchymalen Elemente sind krankhaft verändert. Wir haben mit einer einfachen Funktionsprüfung der Hautkapillaren zeigen können, daß im neurologisch betroffenen Segment pathologische Reaktionen auftreten (Birkmayer-Rohr-Werner). Eine Plastikschablone mit einer kreisrunden Öffnung von 1 cm Durchschnitt wurde auf die entfettete Haut befestigt. 0,25 ccm einer Nikotinsäure-Benzylester-Lösung wurde mit einer Pipette in die Öffnung aufgetragen. Die Plastikschablone wird nach Abtrocknen der Flüssigkeit entfernt und der Beginn der Rötung, die Intensität und die Dauer registriert. Bei normalen Versuchspersonen beginnt die Rötung zwischen 4 bis

8 Minuten, und dauert 5 bis 7 Stunden an. Die Intensität, die geschätzt werden kann, zeigt beim Normalen einen hell-ziegelroten Farbton, der mit $^{++++}$ bezeichnet wird. Um Vergleichswerte zu bekommen, errechneten wir bei jedem Patienten einen *Kapillar-Füllungs-Quotienten.* (K. F. QU.) Dieser wird aus dem Produkt: Dauer der Rötung $\times$ Intensität gebrochen durch die Zeit des Beginns errechnet. Tabelle 1 zeigt die Werte bei normalen Versuchspersonen und bei verschiedenen neurologischen Erkrankungen. Der K. F. QU. betrug für die oberen Extremitäten durchschnittlich 3,5, für die unteren Extremitäten

Tabelle 1. *Die Kapillarfüllungs-Reaktion*

	Extremität	Anzahl der Fälle	Mittelwerte der Indices $\frac{D \times J}{B}$ M	
Normale Versuchsperson	o. E.	12	3,5	
	u. E.	12	2,5	
Paraplegia inferior	o. E.	14	3,0	
	u. E.	14	0,35	
			P	N
Hemiparesen	o. E.	12	1,62	2,9
	u. E.	12	0,54	1,3
Tabes dorsalis	o. E.	7	2,8	
	u. E.	7	0,53	
Syringomyelien	o. E.	7	4,03	
	u. E.	7	1,82	
Erbsche Muskeldystrophien	o. E.	6	3,0	
	u. E.	6	1,73	

P = paretische Seite; N = normale Seite.

2,5, was der allgemeinen Erfahrung insofern entspricht, als die Zirkulationsaktivität an den OE besser ist als an den UE. Die Tabelle zeigt gleichfalls daß der K. F. Qu. bei Hemiplegien auf der gelähmten Seite wesentlich schlechter ist als an der gesunden (gesunde obere Extremität 2,9, gelähmte 1,62, gesunde untere Extremitäten 1,3, gelähmte 0,54). Bei Paraplegien der unteren Extremitäten ist der K. F. Qu. an den Beinen mit 0,35 signifikant pathologisch, an den oberen Extremitäten mit 3,0 hingegen normal. Auch bei sieben Fällen von Tabes dorsalis ist der K. F. Qu. an den unteren Extremitäten mit 0,53 stark abweichend, was nach der klinischen Erfahrung fast zu postulieren wäre, denn das mal perforant du pied ist ja eine Folge dieser

trophisch-vasculären Insuffizienz. Tabelle 2 zeigt den K. F. Qu. bei
30 chronisch-Nervenkranken des mittleren und höheren Lebensalters.
Bei jedem dieser Kranken ist der K. F. Qu. hochgradig erniedrigt und
zeigt eine allgemeine Insuffizienz der vasculären Dynamik an, was der
klinischen Erfahrung insofern entspricht, als im Alter allgemein und
bei cerebralen Gefäßkranken im besonderen die allgemeine Vasomo-
torenfunktion pathologisch verändert ist. Es nimmt nun nicht wunder,
daß sich beispielsweise in Regionen mit pathologischen K. F. Qu. ein
Decubitus früher einstellt als an den gesunden Extremitäten.

bei normalen und paretischen Patienten

Varianz der Standardabweichung	Quadrat der Standardabweichung des Mittelwertes	Differenz der Mittelwerte der Normalreihe und der pathologischen Reihe D ($M_1 - M_2$)	Zufallswahrscheinlichkeit in Prozenten
1,1	0,092		
1,1	0,093		
1,68	0,121	0,5	über 10
0,074	0,0053	2,15	unter 1
P | N	P | N	P | N	P | N
2,17 | 3,24	0,626 | 0,268	1,88 | 0,6	2 | 10
0,15 | 1,02	0,01 | 0,085	1,96 | 1,2	>1 | 2
1,52	0,218	0,7	über 10
0,147	0,021	1,97	unter 1
6,28	0,884	0,53	50
3,2	0,46	0,7	50
0,37	0,062	0,5	10
0,57	0,095	0,77	10

D a n i e l c z y k und L o e b haben mit einem Dermatometer den
Gleichstromwiderstand der Haut nach dem Prinzip von R e g e l s
b e r g e r gemessen. Große Ausschläge weisen auf einen niedrigen
Hautwiderstand hin, was von R e g e l s b e r g e r als Zeichen einer
sympathicotonen Reaktion angesehen wurde. Niedrige Ausschläge zeigen hingegen einen hohen Hautwiderstand an, was entsprechend als
parasympathische Tonuslage gedeutet wird. Abbildung 2 zeigt die
Untersuchungsergebnisse. In 24 Körpersegmenten wurden auf beiden
Seiten die Widerstandswerte gemessen. Bei den normalen Versuchspersonen ergibt sich eine charakteristische Höhe im Kopfbereich, an
den oberen und unteren Extremitäten, hingegen niedrige Werte in den

Rumpfsegmenten. Dieses Ergebnis läßt sich dahingehend interpretieren, daß Kopf, obere und untere Extremitäten die Aktionsorgane des Organismus sind, die seine Umweltbeziehungen gestalten. In diesen Segmenten herrscht ein Praevalieren des Sympathicustonus, während der

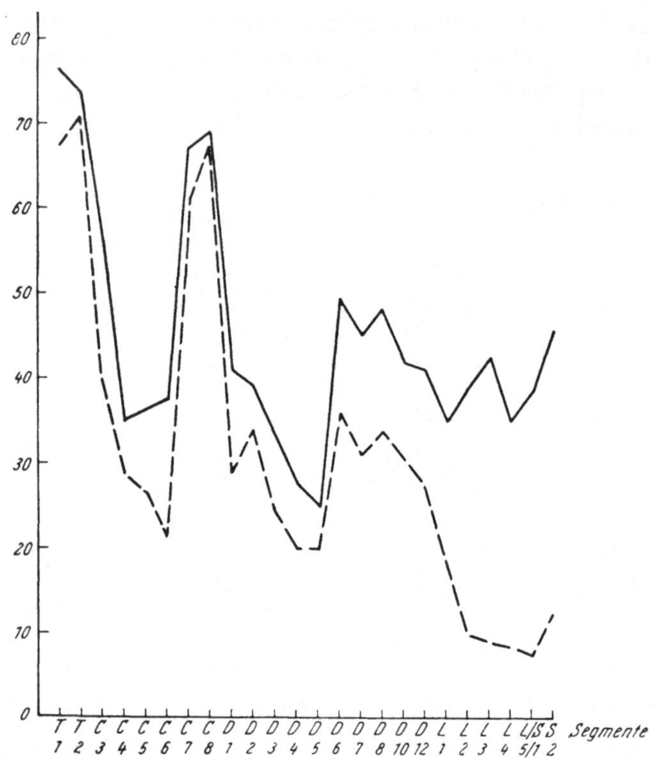

Abb. 2. Durchschnittswerte im Elektrodermatogramm bei 17 Paraplegien der unteren Extremitäten und bei 23 Fällen anderer Krankheitsbilder. ———— Kurve der Patienten ohne Paraplegien; - - - - - Kurve der Patienten mit Paraplegien. Die Kurven stellen die Durchschnittswerte der entsprechenden linken und rechten Segmente dar, insgesamt also bei 1920 Segmenten.

Rumpf als assimilatorische Energiezentrale eine ausgeprägte parasympathische Tonuslage aufweist. Bei 17 Fällen mit verschiedenartigen Paraplegien der unteren Extremitäten zeigen die Durchschnittswerte des Hautwiderstandes in den unteren Extremitäten niedrige Werte als Zeichen einer vorherrschenden parasympathischen Tonuslage. Zwischen peripheren und zentralen Lähmungen zeigt sich kein Unterschied. Es scheint sich um ein vegetatives Schaltphänomen zu handeln.

Tabelle 2. *Der erniedrigte Kapillar-Füllungs-Quotient (K. F. Q.) zeigt die insuffiziente vasomotorische Regulation bei Gefäßkranken*

Name	Alter	Diagnose	RR	K. F. Q.
G. F.	79 Jahre	Arteriosklerotische Demenz	130/70	2,2
R. R.	71 Jahre	Status lacunaris	190/100	0,8
Ch. H.	82 Jahre	Arteriosklerosis cerebri	170/80	1,0
W. A.	77 Jahre	Arteriosklerosis cerebri	190/85	0,08
B. M.	65 Jahre	Schizophrenie	130/80	0,6
S. A.	42 Jahre	Genuine Epilepsie	110/70	0,15
R. M.	73 Jahre	Chorea senilis	125/80	0,11
B. H.	55 Jahre	Hemiparesis sinistra	170/110	0,7
T. K.	47 Jahre	Endangitischer Prozeß	130/80	0,7
K. H.	67 Jahre	Arteriosklerosis cerebri, Schizophrenie	170/100	0,4
J. Fr.	72 Jahre	Hemiparesis sinistra	160/90	0,15
B. G.	86 Jahre	Arteriosklerotische Demenz	140/70	0,18
P. O.	57 Jahre	Spastische Hemiparesis dextra	170/100	0,4
Str. J.	71 Jahre	Hemiparese dextra, Encephalomalacie	165/75	1,2
L. L.	51 Jahre	Gefäßprozeß	130/70	0,14
H. L.	76 Jahre	Hemiparesis sinistra	145/90	0,36
K. A.	56 Jahre	Hemiparesis dextra, Thrombose	180/90	1,0
M. H.	52 Jahre	Hemiparesis sinistra	210/110	0,27
Pl. A.	63 Jahre	Hemiparesis sinistra, symptomatische Epilepsie	110/80	0,27
Kl. Th.	75 Jahre	Arteriosklerosis universalis	175/80	0,23
Au. R.	76 Jahre	Arteriosklerosis universalis	180/110	0,47
H. V.	72 Jahre	Hemiparesis dextra, arteriosklerotischer Parkinson	120/70	0,25
W. J.	65 Jahre	Multiple Encephalomalacien	150/90	0,057
D. O.	65 Jahre	Arteriosklerosis universalis	140/85	0,79
O. A.	79 Jahre	Hemiparesis dextra	130/90	0,27
F. J.	74 Jahre	Arteriosklerotischer Parkinson	110/70	0,43
H. Fr.	73 Jahre	Arteriosklerotischer Parkinson	120/80	0,12
L. J.	67 Jahre	Hemiparesis dextra, Aphasie	115/80	0,34
Fr. J.	63 Jahre	Hemiparesis dextra, cerebraler Gefäßprozeß	130/80	0,14
Tr. R.	69 Jahre	Hemiparesis sinistra Encephalomalacie	180/90	0,23

In freiwillig gewählter Ruhe oder neurogen erzwungener Unbeweglichkeit kommt eine Umschaltung auf den Parasympathicus als den Schongang zustande. Selbstverständlich ist ein Organismus in der parasympathischen Schonphase gegen Aggressionen der Umwelt gefährdeter, das gleiche gilt für ein auf Vagotonie umgeschaltetes Körpersegment.

Die zweite Regel, die eine gewisse Gesetzmäßigkeit beim Befall sekundärer Komplikationen zeigt, besteht in der allgemeinen Abnahme der trophisch-vegetativen Kapazität in oral-kaudaler Richtung. Das heißt, daß wir beispielsweise am Kopf nie einen Decubitus sehen, während die Fersen und das Kreuzbein im Allgemeinen sehr gefährdet sind. Das mechanische Moment spielt dabei keine entscheidende Rolle, da auch der Kopf beim völlig Gelähmten und darniederliegenden Patienten genau so schwer auf der Unterlage ruht wie die Ferse. Die klinische Erfahrung lehrt, daß es bei stagnierender Sekretion leicht zu ascendierenden Entzündungen kommt. Nach dieser Schablone entstandene Entzündungen kommen gehäuft als ascendierende Pyelitis zur Beobachtung, wogegen wir eine ascendierende Parotitis in den letzten zehn Jahren nur ein einziges Mal beobachtet haben.

Es kommt eben durch eine durch die neurologischen Ausfälle erzwungene Ruhigstellung allgemein zu einer Einschränkung der vegetativen Adaptationsleistungen, also auch zu einer verminderten Abwehrkraft und Resistenz und zusätzlich im neurologisch betroffenen Segment zu einer lokalen, vasculären und vegetativen „Inaktivitätsatrophie". Daraus müssen wir für den chronisch Nervenkranken wichtige Schlüsse ziehen: 1. ist eine optimale Aktivität anzustreben, 2. der vegetativen Resistenzverminderung ist durch ein Fernhalten sämtlicher Streßformen zu entsprechen und 3. der bevorzugte lokale Befall im neurologisch erkrankten Segment erfordert quasi eine segmentale Prophylaxe durch Lagerung, Massage, Hautpflege usw.

Komplikationen im Urogenitaltrakt

Unabhängig von der speziellen neurologischen Krankheit kann es durch Läsionen der neurogenen Regulationsbahnen zu Störungen der Harnentleerung kommen. Als Folge davon treten beim chronisch Kranken Infektionen der Harnwege ein, die als Cystitis, ascendierende Cystopyelitis, Pyelonephritis, Urosepsis, den fortschreitenden Weg einer Lebensgefährdung markieren. In der normalen Harnblase werden Empfindungen über die Dehnung der Wand, über Fasern des nervus pelvicus zum zweiten bis vierten Sacralsegment geleitet. Von dort laufen afferente Bahnen im ventralen tractus spino-thalamicus über den Thalamus zum lobulus paracentralis (H. H o f f). Die efferenten Bahnen der willkürlichen Blasenentleerung erreichen mit dem Pyramidenseitenstrang das Sacralmark. Von den parasympathischen Strukturen des Sacralmarkes laufen sie im nervus pelvicus zu den Ganglien in der Blasenwand. Die postganglionären Fasern ziehen zur Blasenmuskulatur. Der physiologische Reiz der Blasenentleerung entsteht durch Dehnung des musculus detrusor, der afferent zu den Zwischenneuronen des Rückenmarks geleitet wird. Von dort gelangen die Erregungen zu den parasympathischen Kernen des Sacralmarkes und efferent über den nervus pelvicus zu den Ganglienzellen der Blasenwand, wo eine Umschaltung erfolgt und der musculus detrusor zur Kontraktion und der musculus sphincter zur Erschlaffung gebracht wird. Der quergestreifte musculus sphincter externus ist willkürlich innervierbar, er kann die Harnentleerung vorübergehend blockieren, bei der Miktion erschlafft er. Bei einem Füllungszustand von 150 bis 200 ccm tritt normalerweise Harndrang auf, aber auch ein Inhalt von 450 ccm muß nicht zwangsläufig zu Schmerzen führen.

Je nach der Art und dem Ort der Läsion treten bei chronischen Nervenkrankheiten Störungen der Harnentleerung auf. Die sogenannte „Schock-Blase", die nach akuten Läsionen des Rückenmarkes und des Gehirns auftritt und in einer Lähmung der Blase mit retentio urinae besteht, kommt bei den chronischen Nervenkrankheiten sehr selten zur Beobachtung. Ein Unterschied der Blasenstörungen bei akuten Verletzungen und bei chronischen Nervenkrankheiten liegt darin, daß bei letzteren eine Rückbildung in vollem Umfang nicht zustande kommt und daher alle Methoden zur Aktivierung der Blasenfunktion in Form eines Trainings vergebliche Mühe bedeuten. Das erste Zeichen einer Funktionsstörung der Harnentleerung beim chronisch Nervenkranken besteht im sogenannten imperativen Harndrang. Die Kranken geben an, sofort nach dem Verspüren des Harndranges den Harn entleeren zu müssen, da sie ihn nicht zurückhalten können. Meist sind es Patienten, die noch herumgehen können und bei Kino- und Theaterbesuchen jedesmal zittern, daß ihnen etwas passiert. Noch unangenehmer ist die manchmal vorhandene incontinentia alvi, die solche Patienten dazu führt, sich vorzeitig gesellschaftlich abzusondern. Für Stunden helfen bei diesen Störungen parasympathicolytische Medikamente wie Atropin, Papaverin oder *Bete* (Benzilsäuretropinesterhydrochlorid).

Anschließend an diesen imperativen Harndrang werden Beschwerden in der Form angegeben, daß die Patienten über eine Erschwerung der Harnentleerung klagen. Sie müssen lange warten bis die Harnentleerung in Gang kommt, lange Zeit pressen oder verschiedene Tricks anwenden wie Anbeugen der Oberschenkel. Auch diese Form wird vom Kranken noch nicht besonders tragisch empfunden.

Die daraus resultierende inkomplette Harnentleerung ist aber schon die erste Wurzel der folgenden Komplikationen, denn jede Stagnation führt unweigerlich einmal zur Infektion. Die zeitlich folgende sogenannte „Reflex-Blase" (W. S c h e i d) wird auf Läsionen cranial vom sacralen Blasenzentrum zurückgeführt und geht mit intermittierender oder permanenter Inkontinenz einher. Bei einer gewissen Füllungskapazität entleert sich der Harn unwillkürlich, ohne daß der Kranke den Harnfluß stoppen kann. Sind die Strukturen der Blasenentleerung im Sacralmark direkt betroffen, dann resultiert die „autonome Blase", bei der je nach dem Füllungszustand der musculus detrusor unabhängig von höheren Kontrollen eine Entleerung intendiert, ohne daß die Empfindung des Harndranges oder das Abträufeln des Harnes subjektiv bemerkt wird. Wenn die Sensibilität der Haut erhalten ist, dann spürt der Kranke erst durch den Wärmereiz oder Flüssigkeitsreiz auf der intakten Haut den Harnabgang. Während diese autonome Blase eine Koordination auf peripherster Ebene darstellt, ist die sogenannte Ischuria paradoxa die schwerste Läsion, da bei ihr nur ein Abträufeln des Überschußharnes erfolgt, und die Harnblase gefüllt bleibt. Bei der Ischuria paradoxa führt der Füllungsreiz zu keiner reflektorischen Kontraktion des musculus detrusor und Öffnung des Sphincter, sondern die eine bestimmte Blasenkapazität übersteigende Harnmenge träufelt ab. Diese Blasenkapazität ist bei der spastischen Schrumpfblase sehr gering, bei der atonischen Blase des Tabikers sehr groß. Bei der Ischuria paradoxa ist die Harnblase ein neurogen unreguliertes Gefäß, dem jede Koordinationsleistung abhanden gekommen ist.

Ist einmal eine Retenz durch Katheterisieren festgestellt und die Restharnmenge über 100 ccm, dann ist ein tägliches Katheterisieren angezeigt. Auch bei sterilster Handhabung ist es nur eine Frage der Zeit, bis die erste Infektion der Harnblase auftritt. Es ist daher nötig, fortlaufend ein Sulfonamid oder Antibioticum zu verabreichen. Besteht eine permanente Inkontinenz, dann ist die Anlegung eines *Dauerkatheters* notwendig, um die Hautreizung und den darauffolgenden Decubitus zu verhindern. Dieser erste Dauerkatheter soll abgestöpselt und nur von Zeit zu Zeit abgelassen werden, um die stets drohende Schrumpfblase zu verhüten. Erst wenn sich beim Entfernen des Stöpsels kein Harnabfluß einstellt, oder wenn der Harn neben dem Dauerkatheter herausträufelt, ist der Stöpsel zu entfernen und der Harn permanent über den Katheter in eine am Bett befestigte tieferliegende Harnflasche zu entleeren. Dadurch wird zunächst eine Restharnbildung und damit eine ascendierende Infektion verhindert, das Entstehen einer Schrumpfblase aber gefördert.

Als langfristige Verweilkatheter haben sich uns Pezzer und Kaspar-Katheter bewährt; bei Männern eventuell Ballonkatheter, die bei Frauen oft nicht halten. Man beginnt mit einem dünnen Lumen (18 Chariere); nach dem Setzen des Katheters muß sich der Arzt von dessen Sitz überzeugen; rutscht der Katheter nach einiger Zeit heraus, oder fließt Harn neben diesem ab, dann muß ein stärkeres Lumen (20 bis 25 Ch.) gewählt werden. Bei längerem Sitz des Katheters kommt es zur Inkrustation und damit zur Verlegung des Lumens. Eine solche Inkrustation verhindern bzw. verringern wir nach W. P. H e r b s t, wenn wir dem Patienten 3mal täglich 2 Kaffeelöffel folgender Lösung geben, die von unseren Patienten auch bei vielmonatiger Gabe gut vertragen wird:

Natr. phosphor. dibasic.	5,35
Natr. phosphor. monobasic.	2,65
Kalii phosphor. dibasic.	5,35
Kalii phosphor. monobasic.	2,65
aqu. dest. ad	240,00

Daher wird bei uns einmal wöchentlich ein Wechsel durchgeführt, wobei wir immer eine eintägige Katheterpause einschalten. Länger als zwei Wochen sollte der Dauerkatheter nicht ohne Auswechseln liegen gelassen werden. Es ist zweckmäßig, nach dem Setzen des Dauerkatheters sofort prophylaktisch Furadantin (Fa. C. F. Boehringer) zu geben und nicht erst abzuwarten, bis sich eine Harninfektion ausgebildet hat. Das erste Setzen eines Dauerkatheters wird besonders bei Frauen als eingreifendes seelisches Trauma erlebt, das im subjektiven Erleben das Auftreten einer Extremitätenlähmung bei weitem übersteigt. Scheinbar ist der erste Einbruch in die Ich-nahe vegetative Funktionssphäre ein schwereres Trauma, als die Beeinträchtigung einer cortiko-spinalen Funktion. Die darauf einsetzende reaktive Depression

zwingt uns manchmal gegen die medizinische Vernunft den Dauerkatheter wieder zu entfernen. Durch das jahrelange Liegen eines Dauerkatheters kommt es zu äußerst schmerzhaften Schwellungen und Öde-
men, auch am orificium externum und nicht so selten zum Schleim-
hautdecubitus mit Uretrovaginalfisteln. Ist die Haut trophisch in halbwegs gutem Zustand, entschließen wir uns oft, den Dauerkatheter zu
entfernen und lassen den Harn in Zellstoffvorlagen träufeln oder
legen die Patienten dauernd auf eine Plastikleibschüssel, Männer bekommen eine Harnflasche.

Das dauernde Liegen auf der Leibschüssel schafft selbstverständlich
eine Decubitusgefahr, selbst am Penis sehen wir bei allgemeiner Erschöpfung Decubitusgeschwüre an der Auflagestelle des Flaschenhalses.
Man muß also die Mittel, die zur Aufnahme des Harnes dienen, oft
wechseln, um nicht immer dieselbe Hautpartie der Gefahr eines Decubitus auszusetzen. Der Schmerzreiz durch den Dauerkatheter fördert
gelegentlich eine Detrusorkontraktur und eine Zunahme der Schrumpfblase. Anfangs helfen dagegen parasympathicolytische Medikamente,
etwa Buscupan comp. (C. F. Boehringer) oder Spasmo-Inalgon Suppositorien (Dr. Kutiak). Durch den chronischen Entzündungsreiz kommt
es im Laufe der Jahre zu einer Bindegewebewucherung, die die Dehnbarkeit der Blase völlig inhibiert, und gegen die selbstverständlich auch
jedes krampflösende Medikament wirkungslos ist. Bei so einer
Schrumpfblase ist das Setzen eines Katheters technisch schwierig und
vor allem sehr schmerzhaft.

Eine beginnende Cystitis markiert sich durch Schmerzen und Bren-
nen beim Urinieren und vermehrten Harndrang. Der Harn ist dabei
alkalisch, hochgestellt (spez. Gewicht 1020) und zeigt im Sediment
Leukozyten und Bakterien. Im Gegensatz zur banalen Cystitis der
Urologen fehlt beim chronisch Nervenkranken das Fieber immer.
Er kann keine vermehrte Abwehrkraft mit Fieber entwickeln. Auch die
übliche Resistenzbestimmung der Harnkeime führt beim chronisch Nervenkranken zu keinem praktischen Ergebnis, da meist eine Resistenz
gegen alle getesteten antibakteriellen Stoffe gefunden wird. Es hat daher keinen Sinn, Zeit mit einer nicht verwertbaren Resistenzbestimmung verstreichen zu lassen. Wir geben bei den ersten cystitischen Attacken immer Urolocosil (Lundbeck), 5 × 2 Tbl. tgl., eine Woche hindurch, dann erfolgt eine Harnkontrolle. Schon ohne Laboratoriums-
befund erkennt man am Klarerwerden des Harnes eine Besserung. So
wie bei den antibiotischen Medikamenten müssen wir in den letzten

Jahren auch die Sulfonamide immer wechseln. Von den neueren Präparaten hat sich bei uns Furadantin am besten bewährt (2 × tgl. 1 Tbl.). Selbstverständlich wurden fallweise auch Lederkyn, Bayrena, Orisul und Madribon verwendet, ohne daß wir allerdings diesen letzteren Präparaten eine besondere Wirksamkeit bei unseren Fällen von chronischer Cystitis nachsagen können. Nach Furadantin treten bei manchen Patienten Magenbeschwerden, Appetitlosigkeit, Übelkeit und Dyspepsien auf; dann werden zusätzlich Hylaktropfen (Merckle) oder Acidophilus Zyma zur Stützung der bakteriellen Darmflora verabreicht. Manche Patienten allerdings vertragen Furadantin ohne Beschwerden monatelang. Sind die Beschwerden abgeklungen und der Harn makro- und mikroskopisch saniert, dann wird die Therapie abgebrochen. In den ersten Krankheitsphasen, in denen die Resistenz des Organismus noch weitgehend gegeben ist, gelingt diese Sanierung in der Regel. Bei einer durch die chronische Krankheit verminderten vegetativen Abwehrkraft kommt es hingegen häufig zum Auftreten einer ascendierenden Cystopyelitis. Diese Komplikation zeichnet sich stets durch Fieberanstieg und subjektives Krankheitsgefühl ab. Der konventionell geforderte Schüttelfrost kommt bei unseren Kranken fast nie zur Beobachtung. Objektiv ist das sicherste Zeichen eine Druckschmerzhaftigkeit der Nierenlager. Gelegentlich findet man im i. v. Urogramm einen ureteralen Reflux. Jetzt müssen sofort Antibiotica verabreicht werden. Im Laufe der Jahre mußten wir selbstverständlich die Präparate immer wechseln, was auch für die Zukunft so bleiben wird. Derzeit beginnen wir meist mit Combiotic, Pfizer (300.000 E Procain-Penicillin G, 100.000 E Kalium-Penicillin G, 0,5 g Dihydrostreptomycin Sulfat) und zwar 2 × tgl. 1 Flasche. Als gleichermaßen gut wirksam erwiesen sich uns Superpen der Fa. Biochemie, Kundl, das pro Fläschchen 300.000 E Procain-Penicillin G und 0,5 g Dihydrostreptomycinsulfat enthält und Strepto-Penicillin „Novo" mit 400.000 E Procain-Penicillin G und 0,5 g Dihydrostreptomycinsulfat pro Fläschchen. Diese Medikation wird fortgesetzt bis das Fieber verschwunden und der Harn geklärt ist. Das Medikament wird bei uns drei Tage über das Abklingen der akuten Phase hinaus verabreicht. Geht das Fieber nicht zurück, dann gehen wir nach einigen Tagen auf Tetracyclin und Chloramphenicol über. Als derzeit wirkungsvollstes Medikament verwenden wir Ambrasynth (Le Petit), und zwar entweder als Kapseln oder als intramuskuläre Injektionen. Die Kapseln enthalten außer Tetracyclin und Chloramphenicol Vit. C, Vit. B 1,

B 2, B 6, B 12, Vit. K und Folsäure. Diese Kapseln werden sechsstündlich gegeben. Noch wirksamer sind die intramuskulären Injektionen, von denen achtstündlich ein Fläschchen injiziert wird. Diese Medikation wird je nach der Intensität des Fiebers, den Allgemeinerscheinungen und nach der Beschaffenheit des Harnes mehrere Wochen fortgesetzt. Entsteht nach Absetzen wieder Fieber, muß die Therapie sofort wieder einsetzen. Bei einzelnen Fällen ist eine monatelange Applikation notwendig. Trotz der Kostspieligkeit dieser Therapie ist sie notwendig, da wir oft nach Beherrschung dieser Infektion ein monatelanges Intervall mit Beschwerdefreiheit sehen.

Eine Urämie konnten wir in den letzten 10 Jahren nur einmal beobachten. Der Rest-N steigt allerdings manchmal geringgradig an (bis zu 50 mg%), dann geben wir Lespenephryl-Tropfen (Labor. Fraysse u. Cie.) und 500—1000 ccm einer Infusion von tgl. Natriumbicarbonicum Sol. 0,85% und phys. NaCl zu gleichen Teilen s. c. so lange, bis der Rest-N zurückgeht.

In den späteren Krankheitsphasen treten fast immer haemorrhagische Cystitiden auf. Es sind oberflächliche Schleimhautarrosionen, die zu dauernden Blutungen führen und den Organismus weiterhin schwächen. Neben der cystitischen Therapie werden Stryphnon-Spülungen gemacht und Calcium, Clauden (Luitpold-Werk), Tachostyptan (Hormon-Chemie) und Stryphnon (Chemosom-Union) intravenös gegeben. Sehr häufig kommt es auch zu massiven Ausgußsteinen im Nierenbecken, die mit der Schleimhaut fest verklebt sind. Eine erfolgreiche Therapie haben wir bis jetzt noch nicht gefunden. Die Kranken leben erstaunlicherweise oft jahrelang mit solchen massiven Ausgußsteinen, die dann nicht einmal der Pathologe aus dem Nierenbecken ohne Verletzung des Parenchyms entfernen kann. Bei einer Patientin hat sich kurioserweise ein Teil des Konkrementes einen Weg durch die Rückenmuskulatur gebahnt und durch eine Hautfistel entleert, die nachher wieder reaktionslos zuheilte.

Neben der gezielten antibiotischen Therapie ist selbstverständlich auch auf reichliche Flüssigkeitszufuhr zu achten. Bei toxischem Fieber hat sich vor allem die intravenöse Periston-N-Infusion (Farbenfabriken Bayer) sehr gut bewährt. In neuester Zeit sehen wir von Elo-Mel (Leopold-Graz) sehr gute Erfolge. Es ist dies ein Präparat, in dem verschiedene Ionen (Natrium, Kalium, Calcium, Magnesium und Chlor) in phys. Abgestimmtheit enthalten sind. Das Präparat wird als s. c. Infusion verabreicht. Neben dieser gezielten Therapie hat natürlich immer wieder eine allgemein unterstützende Therapie mitzulaufen. Die gelegentliche Bluttransfusion muß als bestes biologisches Stimulans immer wieder erwähnt werden. Selbstverständlich ist eine je nach der Lage des Falles verschieden intensive Kreislauftherapie.

Komplikationen im Magen-Darmtrakt

Für die Komplikationen im Bereich des Abdomens gelten ähnliche Voraussetzungen wir für die Störungen im Bereich des Urogenitaltraktes. Durch eine allgemeine Ruhigstellung des Organismus — sei es im Alter oder durch eine Lähmung — wird die Peristaltik und Sekretion im Magen-Darm-Bereich gehemmt. Die Appetitlosigkeit durch mangelnde Bewegung, die Obstipation durch freiwillige oder erzwungene Bettruhe, sind geläufige Erfahrungen. Über diese allgemeinen Faktoren der Immobilität hinaus treten beim chronisch Nervenkranken segmentale Faktoren hinzu, die zu einer intestinalen Koordinationsstörung führen. Abgesehen von Multiple-Sklerose-Kranken, deren sacrale Entleerungszentren lokal betroffen sind, können bei allen Syndromen, die zu einer Lähmung der unteren Extremitäten und des Stammes führen, Obstipationen auftreten. Auch bei den spinalen Formen der Neuro-Lues oder bei Hinterstrangsyndromen anderer Genese kommt es zu intestinalen Dyskinesien. Bemerkenswert ist, daß eine incontinentia alvi bei allen chronischen Nervenkrankheiten viel seltener auftritt als eine Retenz. Andrerseits rufen diese Stuhlretentionen weit seltener lebensbedrohende Komplikationen hervor als die Retentionen im Urogenitalsystem. In den letzten 10 Jahren sind 36 Patienten an Komplikationen im Magen-Darmbereich gestorben, das entspricht nicht einmal 4% der gesamten Sterberate.

Solange die Patienten gehfähig sind, sehen wir praktisch kaum Störungen der Darmentleerung. Sind sie durch das Fortschreiten des Prozesses oder durch eine interkurrente Erkrankung ans Bett gefesselt, so tritt als erste abdominelle Dekompensation eine Obstipation auf. Wie im Kapitel über die Organisation schon erwähnt, werden diese obstipierten Patienten an zwei sogenannten Stuhltagen pro Woche pharmakodynamisch oder mechanisch entleert. Neben den diversen Purgativa werden Einläufe mit Rindergalle bzw. Schmierseife verabreicht, in Fällen von Koprostase müssen die verhärteten Kotmassen manuell ausgeräumt werden. Die Patienten sind an diesen Stuhltagen sehr erschöpft, was man an der depressiven Stimmung und am verfallenen Aussehen feststellen kann. Diese leichte Dekompensation betrifft demnach den gesamten Organismus.

Die zweithäufigste Komplikation an unserer Abteilung stellen Blutungen im Magen-Darmbereich dar. Magenblutungen beginnen mit Übelkeit, kaffeesatzartigem Erbrechen, Kollaps, verfallenem, blassem Aussehen, eine défense musculaire fehlt. Sie werden sofort erkannt. Die Darmblutungen erkennt man erst später am schwarzen, benzidinpositiven Stuhl, an der Anämie und ebenfalls an allgemeinen Verfallserscheinungen. Pathologisch-anatomisch entstehen diese Blutungen äußerst selten aus echten Ulcera, sondern meist aus oberflächlichen Schleimhauterosionen. Mangels anderer erkennbarer Ursachen haben wir vagotone Ruhigstellung als Ursache der gesteigerten Blutungsneigung angesprochen. Die Therapie besteht in Haemostyptica, Calcium, Clauden, Tachostyptan, eiskalten Getränken, ev. Bluttransfusionen oder subcutanen Infusionen mit physiologischem Kochsalz, als Kreislaufstimulierung nur Effortil, keinesfalls Coffein oder Strychnin.

Die dritthäufigste Komplikation stellt der Ileus bzw. Subileus dar. Es handelt sich fast nie um einen totalen paralytischen Ileus, wie er nach Operationen auftritt. Meist liegt als Ursache eine Koprostase zugrunde, die zur intestinalen Dyskinesie führt, bei der einerseits verstärkte Spasmen, andrerseits paralytische Darmabschnitte abwechseln, und vor allem die normale intestinale Koordination versagt. Klinisch haben diese Patienten einen meteoristisch aufgetriebenen Bauch, anfänglich mittelmäßige Schmerzen, die später ganz verschwinden. Es besteht eine Dyspnoe, fallweise Erbrechen, bei der Palpation eine diffuse Druckschmerzhaftigkeit, jedoch keine défense musculaire. Die Patienten sehen verfallen aus, der Blutdruck sinkt ab, der Puls steigt an, kein Fieber, keine Leukozytose. Dieses Bild einer abdominellen Dekompensation erfordert eine rasche und intensivste therapeutische Bemühung. Zunächst wird mit dem Einführen eines Darmrohres versucht, Winde zum Abgang zu bringen. Dann erfolgen hohe Einläufe mit Rindergalle und Schmierseife, gleichzeitig Heißluftkasten und leichte manuelle Bauchmassage. Als nächste Maßnahme wird eine Trias von Pituisan, Prostigmin und C. C. C. (Carbaminoyl-Cholinchlorid, Bertalanffy) gegeben.

Zur Entgiftung werden Periston-N-Infusionen gegeben oder subcutane-Kochsalzinfusionen und gleichzeitig Kreislaufstimulierung. Selbstverständlich werden bei allen diesen Fällen Chirurgen zu Rate gezogen; die spezielle Erfahrung der Abteilungsärzte, die den Kranken ja seit Jahren kennen, bietet jedoch mehr Aussicht einer Diagnosestellung. Die Patienten sind ja meist in einem so schlechten Allgemeinzustand, daß eine Operation nicht mehr in Betracht gezogen werden kann; in den meisten Fällen gelingt es auch mit unserer konservativen Therapie diese intestinalen Dyskinesien zu beseitigen. In den letzten 10 Jahren haben wir vier Kranke mit Ileus verloren, es waren zwei M.S.-Kranke, ein Parkinson-Kranker und ein Fall mit Lues cerebrospinalis.

Der Häufigkeit nach stehen die Ulcera an der nächsten Stelle. Während Magenulcera kaum zur Beobachtung kommen erkranken Parkinson-Kranke relativ häufig an Duodenalgeschwüren. Sie werden klinisch und röntgenologisch in typischer Weise erkannt, pathogenetisch machen wir dabei die permanente anticholinergische Therapie der Parkinsonkranken verantwortlich. Von den in den letzten Jahren in den Obduktionsbefunden angegebenen Ulcera handelt es sich in sechs Fällen um Parkinson-Kranke, in 5 Fällen um luetische Erkrankungen des Nervensystems und um zwei chronische Alkoholiker. Während bei den Parkinson-Kranken die Ulcera klinisch diagnostiziert wurden, waren bei den Patienten mit Neuro-Lues die abdomina stumm, da durch die krankheitsspezifische Afferenzblockade keine intestinale Symptomatik aufschien. Bei allen 5 Neuro-Lues-Kranken kam es zur Perforation mit Peritonitis, die ohne klinische Symptomatik unter dem Bild eines Kreislaufversagens ad exitum führte. Nicht erst diese 5 Todesfälle von Tabes dorsalis und Lues cerebro-spinalis alarmierten unser Interesse für abdominelle Komplikationen. Es war uns schon immer aufgefallen, daß abdominelle Funktionsstörungen im Rahmen neuro-luetischer Erkrankungen praktisch symptomlos verliefen. Es geht daraus hervor, daß zur Allgemein-Reaktion eines Organismus auf eine lokale Entzündung die neurologische Intaktheit vor allem der afferenten Systeme notwendig ist, da erst durch deren Erregung die allgemeine Abwehrreaktion in Gang gesetzt werden kann.

Jedenfalls verliefen bei allen fünf an Perforation und Peritonitis verstorbenen Neuro-Lues-Kranken die Krankheitsbilder ohne abdominale und allgemeine Symptomproduktionen. Selbstverständlich denken wir bei schlechtem Appetit und schlechtem Allgemeinzustand bei solchen Kranken an eine abdominelle Ursache und versuchen mit Kreislauf- und antibiotischer Therapie Komplikationen abzuschirmen. Es ist dies aber keine gezielte Therapie, sondern mehr ein Tasten im Dunkeln. Bei 4 Parkinson-Kranken wurde klinisch Peritonitis diagnostiziert. Wegen des schlechten Allgemeinzustandes konnten die Patienten aber nicht mehr gerettet werden.

Zusammenfassend kann über die abdominellen Komplikationen gesagt werden:

Sie werden durch die allgemeine Ruhigstellung und lokale Immobilität begünstigt, sie zeigen eine larvierte Symptomatik, die bei der Neuro-Lues zur Symptomfreiheit führt. Therapeutisch sind Magen-Darmblutungen meist erfolgreich zu behandeln, die intestinalen Dyskinesien, die zum Bild eines Subileus führen, sind konservativ meist behebbar. Die Perforations-Peritonitis ist das Resultat eines völlig darniederliegenden Abwehrsystems und ist therapeutisch kaum mehr beeinflußbar. Das gleiche gilt für die wenigen Fälle von Mesenterialvenenthrombose (zwei Fälle) und Beckenvenenthrombose mit Lungenembolie (ebenfalls 2 Fälle).

Decubitus

Die örtliche Nekrose ist einerseits Zeichen einer generellen biologischen Dekompensation, andrerseits Zeichen einer lokalen Irritation. Bei mangelnder häuslicher Pflege, bei der der häufige Lagerungswechsel des gelähmten Patienten, das ständige Spannen des Leintuchs und auch die notwendige Reinlichkeit fehlten, steht die lokale Irritation im Vordergrund, und die meisten Patienten, die aus häuslicher Pflege an unsere Abteilung kommen, weisen einen Decubitus als Zeichen einer mangelnden und zweckmäßigen Pflege auf. Die Kriterien eines generellen Darniederliegens fehlen bei diesen Fällen, so daß dieser initiale Decubitus meist erfolgreich behandelt werden kann. Aber auch bei der intensivsten Pflege an unserer Abteilung kommt es beim chronisch Nervenkranken zu einem allgemeinen Kräfteverfall, und es genügt dann ein minimaler Streß, um eine biologische Dekompensation auszulösen, als deren Lokal-Symptom sich an den mechanisch traumatisierten Körperstellen ein Decubitus einstellt. Prophylaktisch wird durch die tägliche Kampferspiritusabreibung und oberflächliche Streichmassage der gefährdeten Stellen und durch häufigen Lagerungswechsel dafür gesorgt, daß die Durchblutung und Trophik der Haut des dauernd liegenden Patienten funktionstüchtig bleibt. Auch die Verwendung von Schaumgummi-Matratzen gehört zu den vorbeugenden Maßnahmen, wenngleich sie in den Sommermonaten wegen der schlechten Wärmeleitung zum Dunsten führen. Trotz der vorbeugenden Maßnahmen entdeckt man plötzlich an den besonders gefährdeten Stellen der Fersen, der Trochanteren, des os sacrum, seltener auch zwischen den Schulterblättern und am Ellbogen, Rötungen der Haut. Diese

Symptome erfordern zunächst einen Schutzverband um die gefährdeten Regionen und das Anlegen von Fersenringen aus Schaumgummi bzw. von Luftkissen oder Wasserkissen. Jede zusätzliche Beanspruchung der vegetativ-trophischen Kapazität des chronisch kranken Organismus — etwa eine Grippe, eine Pneumonie, eine Cystopyelitis oder ein psychischer Stress — mit einer reaktiven Depression — schwächen die allgemeine Resistenz des Organismus, und über Nacht sieht man bei der nächsten Visite einen massiven Decubitus an schon vorher gefährdeten Stellen.

Wir unterscheiden im Allgemeinen einen benignen und einen malignen Decubitus. Beim benignen Decubitus besteht in der Umgebung der örtlichen Nekrose eine gut durchblutete Haut ohne Oedeme und eine gute Demarkationstendenz (Abb. 3). Der maligne Decubitus ist bläulich verfärbt, gegen das gesunde Gewebe nicht abgrenzbar, zeigt gelegentlich Blasenbildungen, und in der Umgebung besteht ein derbes, teigiges Oedem (Abb. 4). Bei diesem malignen Decubitus hat man oft den Eindruck, daß sich in dem nekrotischen Gewebe — das aber noch nicht demarkiert und abgestoßen ist — eine fudroyante Infektion ausbreitet, die unter hohem Fieber zur Abszedierung führt. Beherrscht man das Fieber nicht innerhalb weniger Tage, ist die Prognose infaust. Nicht immer kommt es sofort zum Auftreten einer Hautnekrose, sondern man tastet unter der geröteten Haut einen Gewebszerfall, der erst später nach außen durchquillt. Der trockene Decubitus, einer trockenen Nekrose vergleichbar, sagt nichts über die Bösartigkeit aus. Er ist meist gut demarkiert und stößt sich im Verlauf der Therapie ab. Wichtig ist, daß er nicht feucht mit irgendwelchen Salben behandelt wird. Die leichteste Form eines Decubitus stellt eine oberflächliche Hauterosion

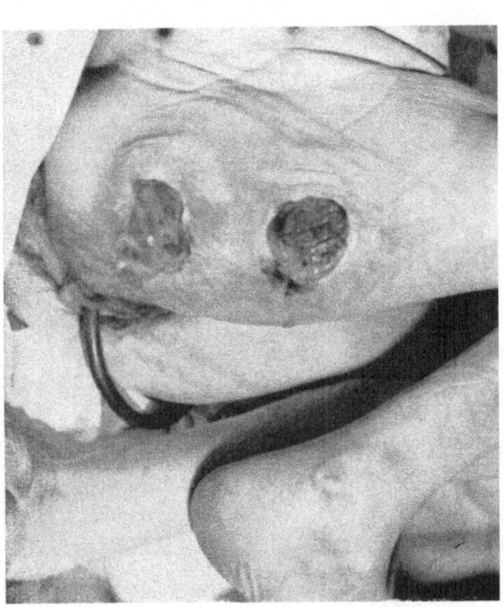

Abb. 3. Benigner Decubitus, klare Begrenzung, normal durchblutete Umgebung.

dar. Diese Form ist meist sehr schmerzhaft und spricht auf Bepanthen-Salbe und Höhensonnenbestrahlung gut an. Beim tiefgreifenden Decubitus, bei dem es häufig auch zu ausgedehnten Taschenbildungen gekommen ist, ist der Prozeß sehr langwierig. Als oberstes therapeutisches Ziel ist die Demarkierung, Einschmelzung und Abstoßung bzw. Entfernung der nekrotischen Gewebsmassen anzustreben. Diese Vorgänge werden durch tägliche Decubitusbäder mit Kalium-Permanganat-Zusatz gefördert. Zur Förderung der Abstoßung geben wir Trypto-

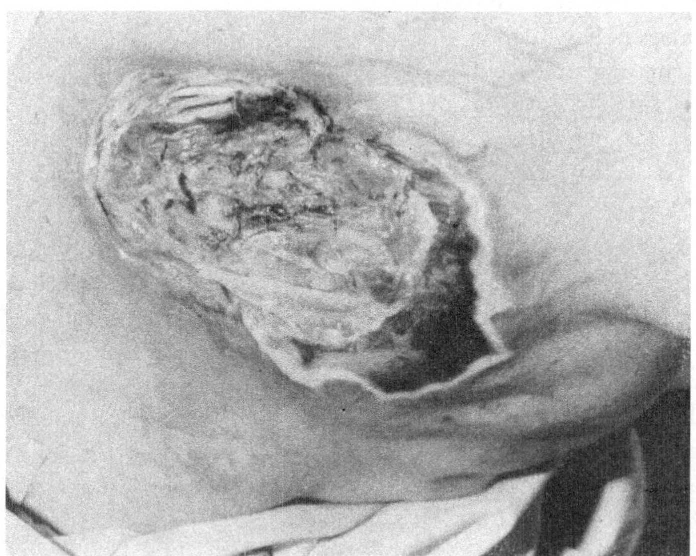

Abb. 4. Maligner Decubitus, unscharfe Begrenzung, ödematöse und succulente Umgebung.

digest (Sanabo) oder Albothyl-Lösungen (Byk-Gulden), lose haftende nekrotische Gewebsreste werden mit der Schere entfernt. Die Demarkierung und die beschleunigte Abstoßung sind biologisch insoferne wichtig, als man eine Resorption der toxisch wirkenden Eiweiß-Abbau-Produkte auf jeden Fall verhindern muß. Diese Toxine und auch bakterielle Einschwemmungen in den Organismus führen zur allgemeinen Reaktion des Fiebers mit neuerlicher Schwächung des Organismus.

Bei oberflächlichem Decubitus verwenden wir zur Förderung der Demarkierung Baneocin-Salbe (Biochemie), die lokal antibiotisch und hyperämisierend wirkt oder auch Planativ-Puder (Sanabo), ein Gemisch von Placenta und Sulfonamiden. Zur Beschleunigung der Abstoßung wird die Zerfallshöhle täglich mit Wasserstoff-Superoxyd gespült, ferner mit Terra-Cortryl-Spray (Pfizer) ausgesprüht oder bei feuchtem Belag mit Delmeson-Schaum (Hoechst) gedeckt. Es sind dies Gemische von antibiotischen Substanzen und Prednisolon, deren lokale Wirkung ausgezeichnet ist. Bei Taschenbildung — deren Abfluß-retention durch einen Fieberanstieg erkennbar ist — werden die Taschen sondiert und mit einer Alexander-Spritze Wasserstoff-Superoxyd-Spülungen gemacht und Biothricin (Biochemie) eingespritzt oder bei größeren Öffnungen die Taschen mit getränkten Tupfern ausgefüllt. Daneben ermöglicht eine Abdeckung mit fettgetränkten Leinentüchern die Blockierung des Flüssigkeits- und Wärmeverlustes.

Neben dieser lokalen Therapie läuft eine generelle Kreislauf-Aktivierung, nach unserer Erfahrung am besten mit $^1/_4$ mg Strophantin, Gilutensin (Giulini), Effortil (Boehringer), Novadral (Diwag), wäßrigem Percorten (Ciba) täglich. Bluttransfusionen einmal wöchentlich steigern den allgemeinen Biotonus. Bei Austrocknungserscheinungen werden täglich subcutane Kochsalzinfusionen (300 ccm) oder 5%ige Traubenzuckerinfusionen mit Vit. C, Vit. B-Komplex, Vit. K und Leber-Präparaten gegeben. Die Kreislaufmittel werden dann der Infusionsflüssigkeit zugesetzt. Grobklinisch sieht man die Austrocknung an der schlaffen, spannungslosen Haut, die sich leicht von der Unterlage abheben läßt. Der Patient klagt über ständiges Durstgefühl. Das im Verlauf eines Decubitus auftretende Fieber ist in späteren Phasen meist durch Eiweißabbau-Produkte ausgelöst. Zur physikalischen Absorption der toxischen Stoffe haben sich Periston-N-Infusionen — tgl. 250 cc i. v. — sehr bewährt. Die Patienten fühlen sich danach frischer und kräftiger, der allgemeine Verfall wird dadurch zweifellos aufgehalten. Neben der Toxineinschwemmung und dem Flüssigkeits-verlust ist aber auch der Wärmeverlust durch die offene Hautstelle des Decubitus besonders zu beachten, der natürlich im Fieber besonders ansteigt. Heizkissen oder Wärmeflaschen helfen dabei und werden wohltuend empfunden.

Ein Decubitus-Kranker erfordert eine Intensivst-Pflege. Nach erfolgreichem Abschluß resultiert daraus sehr oft die Verlängerung des Lebens um Jahre. Diese Intensivst-Pflege muß nach unserer Erfahrung vier bis acht Wochen durchgeführt werden. Erst dann kann man sehen, ob der gesamte Einsatz der medizinischen und pflegerischen Maßnahmen erfolgreich oder frustran war. Kommt es nach dieser Zeit zu keiner eindeutigen Besserung, dann ist unserer Erfahrung nach der weitere therapeutische Maximaleinsatz nicht mehr erfolgversprechend. Schmerzen treten bei einem Decubitus nur am Beginn auf, so lange intaktes Hautgewebe vorhanden ist. Später bereiten auch grobe Manipulationen in der Zerfallshöhle keine Schmerzen; erst nach vollständiger Reinigung und bei beginnender Granulation in der Tiefe sind die granulierenden Partien wieder extrem schmerzempfindlich. Im Allgemeinen zeigt der schmerzhafte Decubitus eine bessere Prognose. Die Frage der Verlegung auf ein Wasserbett ist für den behandelnden Arzt von großer Wichtigkeit. Allgemein kann man sagen, daß ein schwerer Decubitus — der nach wochenlanger Intensivst-Pflege keine Heilungstendenz zeigt — auch im Wasserbett nicht mehr heilen wird. Die Qualen werden jedoch für den Kranken wesentlich erleichtert, und er stirbt praktisch schmerzfrei. Die Verlegung ins Wasserbett bedeutet jedoch eine zusätzliche Kreislaufbelastung, und eine dauernde Kreislaufstützung im Wasserbett ist rein technisch wesentlich schwieriger. Eine Verlegung ins Wasserbett ist somit angezeigt bei gutem Allgemeinzustand, bei intaktem Kreislauf und bei gutartigem Decubitus im Initialstadium oder erst im terminalen Stadium, um die Qualen des Patienten zu erleichtern. Die Dauer eines Aufenthaltes im Wasserbett muß allerdings so lange ausgedehnt werden, bis der Decubitus nicht nur zugeheilt ist, sondern auch die Hautbeschaffenheit normal ist, da sonst nach wenigen Tagen im Trockenbett die vulnerable Haut wieder aufbricht. Da in unserem Krankengut beispielsweise 27,2% der Multiple-Sklerose-Kranken an Decubitus sterben, geht daraus die Wichtigkeit einer Intensivst-Pflege einleuchtend hervor.

Es besteht ein wesentlicher Unterschied in der Decubitus-Prophylaxe beim chronisch Nervenkranken und bei akuten traumatischen Querschnittsläsionen. Bei letzteren haben sich das Drehbett und die Anti-Decubitus-Matratze, bei der jeweils benachbarte Luftrippen aufgeblasen werden, zweifellos bewährt.

Wir haben an unserer Abteilung immer einige solcher Querschnittsverletzten. Diese Kranken stellen uns bezüglich der Decubitus-Prophylaxe und auch der Decubitus-Therapie vor keine unlösbaren Aufgaben. Da es sich ja — mit Ausnahme des einmaligen neurologischen Defektzustandes — um somatisch gesunde Menschen handelt, sind bei diesen Fällen unsere therapeutischen Maßnahmen so erfolgreich, daß die meisten dieser Kranken unsere Abteilung in einem optimal rehabilitierten Zustand verlassen. Im Gegensatz zu diesen akuten traumatischen Fällen sind die chronisch Nervenkranken trotz Prophylaxe alle Decubituskandidaten, die dann trotz Intensivst-Pflege häufig am Decubitus zugrunde gehen.

Therapie-Schema

1. Bei Rötung der Haut an gefährdeten Stellen Nobecutan-Spray (A. B. Bofors Nobelkrut), hyperämisierende Salben (Direktan-Salbe, Gerot-Pharmazeutica) und Schutzverbände bzw. Schaumgummi-Unterlagen.

2. Bei oberflächlichen Erosionen Bepanthen-Salbe (Hoffmann La-Roche), Höhensonnen-Bestrahlung.

3. Bei nicht abgegrenzten Zerfallshöhlen: Baneocin-Salbe (Biochemie), oder Planativ-Puder (Sanabo).

4. Zur Reinigung der Zerfallshöhle tgl. Decubitusbäder mit Kalium-Permanganat-Zusatz, dann Terra-Cortryl-Spray (Pfizer), Delmeson-Schaum (Hoechst).

5. Zur Beschleunigung der Abstoßung nekrotischer Massen Spülung mit Wasserstoff-Superoxyd, dann Tryptodigest (Sanabo) oder Albothyl-Lösung (Byk-Gulden-Lomberg).

6. Bei Taschenbildung Öffnung der Taschen mit der Schere, Spülen mit Wasserstoff-Superoxyd und Auslegen mit Biotricin-getränkten Tupfern.

7. Allgemeine Kreislauftherapie mit Strophantin, Effortil, Novadral, Gilutensin, Micoren, eventuell auch Aramine (Merck Sharp & Dohme) und wäßrigem Percorten.

8. Flüssigkeitsersatz durch tägliche Infusionen von phys. NaCl oder 5%ige Traubenzuckerlösung mit Zusatz von Vit.-B-Komplex, C, K und Leber.

9. Schutz vor Wärmeverlust durch Abdecken des offenen Decubitus und zusätzliche Heizkissen.

10. Bluttransfusionen zur Kräftigung und Periston-N-Infusionen zur Entgiftung.

Literatur

Birkmayer, W., Dtsch. Zschr. Nervenhk. *164* (1950), 76. — Birkmayer, W., Wien. klin. Wschr. *66* (1954), 493. — Birkmayer, W., V. Rohr und H. Werner, Wien. klin. Wschr. *71* (1959), 440. — Birkmayer, W., und E. Neumayer, Wien. klin. Wschr. *73* (1961), 376. — Danielczyk, W., und L. Loeb, Acta neuroveget., Wien, *XIX* (1958), 84. — Hoff, H., und G. Osler, Neurologie. W. Maudrich, Wien-Bonn, 1957. — Scheid, W., Lehrbuch der Neurologie. G. Thieme, Stuttgart, 1963. — Wieck, H., Schweiz. Arch. Neurol. *88* (1961), 409.

Vegetative Funktionsstörungen

Das vegetative System hat einerseits die Aufgabe, die gesamten Stoffwechselvorgänge des Organismus zu regulieren, andrerseits die Adaptation des Organismus an alle Umwelterfordernisse zu ermöglichen, bzw. die Energien, die zu dieser Adaptationsleistung nötig sind, zur Verfügung zu stellen. In der Embryonalphase treffen keinerlei Umweltreize den werdenden Organismus, es werden somit keine Energien zur Adaptation benötigt. Die Leistungen des vegetativen Systems in dieser Lebensphase bestehen ausschließlich in der Regulierung der Assimilation, der Entwicklung, der Ausreifung. Mit der Geburt ändert sich diese Situation schlagartig; plötzlich hat das vegetative System neue Aufgaben. Es muß den Organismus an die wechselnde Außentemperatur anpassen, den notwendigen Sauerstoff durch aktive Muskeltätigkeit aufnehmen und das gesamte orale, intestinale, anale und genitale Funktionssystem in Gang setzen. Je mehr Funktionssysteme in Aktion sind, um so störungsanfälliger wird das System. Die mütterliche und familiäre Nestwärme schützt den jungen Organismus noch immer vor allzu aktiven Stressoren der Umwelt. Die gesamte Reifungsphase eines Menschen ist assimilatorisch orientiert, d. h. die Leistungen zur Bewältigung der Umwelterfordernisse treten gegenüber der Energieanlagerung zur morphologischen und funktionellen Reife in den Hintergrund. Erst etwa mit dem 20. Lebensjahr beginnt die Leistungsphase des Menschen, die unter der Vorherrschaft des Sympathicus steht. In der Involutionsphase des Alters kommt es zu einem Spannungsverlust der gesamten vegetativen Kapazität. Nicht nur die Kreislauffunktion, sondern auch die intestinale Funktion wie die gesamte vegetative Infektabwehr sind beim alten Menschen und auch beim chronisch Kranken insuffizient, woraus sich eine reduzierte Belastbarkeit ergibt.

Der menschliche Intellekt hat die kollektive Eigenheit, Phänomene in ein Koordinatensystem einzuordnen und damit Kriterien für ein stabiles Bezugssystem zu schaffen. Im vegetativen System war es naheliegend, das sympathisch-ergotrope Leistungssystem dem parasympathisch-trophotropen Aufbausystem gegenüberzustellen. Die Grundkonzeption von E p p i n g e r und H e s s von der Vagotonie und Sympathicotonie als konstitutionellen Verhaltensweisen entspricht obigem Konzept. Die Annahme eines absoluten Antagonismus zwischen sympathischem und parasympathischem System ist heute weder vom morphologischen noch vom pharmakologischen und schon garnicht vom klinischen Gesichtspunkt aus aufrecht zu erhalten. Ein echtes Antagoni-

stenverhältnis im Sinne einer reziproken Innervation von S h e r r i n g-
t o n würde erfordern, daß eine Aktion des Sympathicus reflektorisch
mit einer Hemmung des Parasympathicus einhergeht. Dies trifft nun
keineswegs zu; die meisten biologischen Leistungen werden von beiden
Systemen vollzogen. Nicht einmal im Schlaf, als einer exquisit-para-
sympathischen Phase, ist der Vagus Alleinherrscher. Kreislauf, Atmung
und motorische Vollzüge zeigen sympathische Intentionen an. Die beiden Systeme haben nach W. R. H e s s bestimmte Funktionsziele zu
erfüllen, denen sie in gemeinsamer Aktion entsprechen. Im Krieg liegt
das Funktionsziel in der Niederringung des Gegners. Die aggressiven
Potenzen als Soldat, als Gewehr, als Kanone, als Panzer, als Rakete
usw. sind quasi Überträgerstoffe einer Sympathicusaktion. Diese allein
wäre aber ohne die Tätigkeit der nahrungschaffenden Bauern und der
waffenproduzierenden Arbeiter als parasympathische Aktion hilflos.

In der extremen Situation eines Krieges als einer maximalen Energieentfaltung eines Kollektivs müssen die beiden Systeme des energie-
verbrauchenden Sympathicus und des energieproduzierenden Parasympathicus zusammenarbeiten. Wir haben schon früher postuliert, daß
Sympathicus und Parasympathicus nicht nach dem „Entweder-Oder",
sondern nach dem „Sowohl-als auch"-Prinzip funktionieren (B i r k-
m a y e r-W i n k l e r). In allen Lebenssituationen scheint ein Praevalieren eines vegetativen Arbeitsganges auf, es kommt aber nie zu einer
völlig einseitigen Aktion. Ein solches Praevalieren des parasympathischen Arbeitsganges ist in der Embryonalphase augenscheinlich und
hält mit verminderter Tension während der gesamten Reifungsperiode
des Kindes an. Die Leistungsphase des Menschen steht — wie schon
betont — unter einer erhöhten Tension des Sympathicus, und das Alter
schließlich ist charakterisiert durch ein Absinken der gesamten vegetativen Tonuslage. Auch zwischen den Geschlechtern läßt sich ein Unterschied in der vegetativen Tonuslage aufzeigen. Die Frau mit der
Funktion der Konzeption, der Schwangerschaft, des Gebärens, des
Schaffens einer behaglichen Familienatmosphäre mit der Bevorzugung
der Stabilität, mit dem eher introvertierten, affektiv-emotionalen Verhalten, ist vorwiegend parasympathisch orientiert. Beim Mann, als dem
Leistungstyp mit seiner größeren motorischen Aktivität, seiner extro-
vertierten Umwelterfassung und -gestaltung, seiner dynamischen Emo-
tionalität, praevaliert der Sympathicus. Selbstverständlich bietet sich
dem Kliniker der „Vagotoniker" auch als Konstitutionstyp an. Der
Typ, der gern und lange schläft, zur Körperfülle neigt, in seinen moto-

rischen Leistungen keine Spitzen, wohl aber eine große Tenazität im Durchhalten hat, der lange Anlaufszeiten bei der geistigen und körperlichen Arbeit aufweist, der die ruhige Beschaulichkeit der dynamischen Umweltgestaltung vorzieht, entspricht einem Praevalieren der parasympathischen Tonuslage. Im pathologischen Bereich neigt er zur Adipositas, zur Arthrose, zur Thrombose, zur Steinbildung, zum Asthma und zu spastischen Zuständen im Intestinaltrakt. Der Sympathicotoniker ist wendig, aktiv, dynamisch, paßt sich allen Milieuveränderungen rascher an, reagiert motorisch und affektiv rascher und intensiver. Pathologisch tendiert er zur Hypertonie, Herz- und Kreislaufstörungen. In der Weltgeschichte und Wissenschaft ist er der Eroberer, während der Vagotoniker den Bewahrer und Erhalter eines statischen Prinzipes darstellt.

Auch in den einzelnen Körpersegmenten läßt sich ein Praevalieren des Sympathicus bzw. des Parasympathicus aufzeigen. Im Kopfsegment, in den Armen und Beinen als den Aktionsorganen, besteht eine erhöhte Sympathicustension gegenüber dem Rumpf, der sich als Energieproduzent vorwiegend vagoton präsentiert. Diese Regel konnten wir auch — wie schon erwähnt — mit der Messung des elektrischen Hautwiderstandes bzw. der Kapillarfunktion demonstrieren (D a n i e l c z y k - L o e b , B i r k m a y e r - W e r n e r). Dementsprechend treten am Rumpf Irritationsphänomene des Vagus in Form diverser Spasmen gehäuft auf, während Sympathicusirritationen in diesem Bereich äußerst selten sind. Analog sind Gefäßspasmen an Extremitäten und Kopf als sympathische Irritationsphänomene eine geläufige klinische Erfahrung.

Sympathicus und Parasympathicus arbeiten bei allen biologischen Aufgaben Hand in Hand. Je nach der individuellen Konstitution und der jeweils zu bewältigenden Aufgabe kommt es zu einem Praevalieren eines Arbeitsganges. Diese Steuerungen vollziehen sich nach Regelkreisprinzipien, bei denen ein Fühler bzw. Rezeptor die Abweichung vom normalen Pegelstand registriert und afferente Erregungen einem Regulierungszentrum zugeleitet werden, von wo Efferenzen die Wiederherstellung der Homoeostase bewerkstelligen (R. W a g n e r).

Diese Homoeostase ist ein dauerndes Oszillieren um einen mittleren Pegelstand und keine echte Stase. Eine völlige Stabilität würde eine Steuerungsmöglichkeit ausschließen. Die vegetativen Steuerungen nach dem Regelkreisprinzip vollziehen sich, wie W. R. H e s s zeigen konnte, in verschiedenen Stufen. Bei den meisten Irritationen, die das vegetative System treffen, vollziehen sich die Regulationen im peripheren Feld. Kann in diesem Feld die Homoeostase durch eine Reaktion nicht wieder hergestellt werden, dann erfolgt die Einschaltung einer höheren Organisationsstufe (spinale Regulation). Gelingt der Ausgleich auch in dieser Stufe nicht, dann werden die obersten Integrationsfelder im Hirnstamm alarmiert. In dieser Region bestehen innige morphologische und funktionelle Conjunktionen zwischen vegetativen, affektiven und motorischen Strukturen. Während die Kompensationsvorgänge der unteren Stufen unser Bewußtsein nicht tangieren, affizieren Regulationen auf der obersten Stufe durch Irradiation in den affektiv-emotionalen Bereich unser Bewußtsein, wodurch eine zusätzliche biologische Alarmreaktion ausgelöst wird. Eine aus verschiedenen Ursachen aufgetretene Tachycardie, die im peripheren Feld nicht kompensiert wird und in der diencephalen Ebene in den affektiven Bereich irradiiert, geht mit dem bewußten Affekt der Angst einher und stellt ein klinisches Beispiel dieser Stufenfunktion dar. Über die Regelkreisstrukturen im Hirnstamm sind wir durch die Arbeiten von M a g o u n und M o r u z z i unterrichtet (Abb. 5). Jede afferente sensible oder sensorische Erregung führt an der spezifischen cortikalen Hirnregion zur bewußten Empfindung. Im Hirnstamm zweigen von diesen afferenten Projektionsbahnen Kollaterale zum retikulären System ab, deren Erregung am Cortex eine unspezifische Aktivität auslöst (arousal reaction).

Neben dieser cortikalen Weck-Reaktion entsteht durch die retikuläre Irritation auch eine affektive arousal reaction, außerdem eine vegetative arousal reaction und über descendierende reticulo-spinale Bahnen eine Stimulierung der Gamma-Schleife mit Erhöhung des Muskeltonus (spinale arousal reaction). Ein praktisches Beispiel kann diese Zusammenhänge veranschaulichen: Bei einer nächtlichen Wanderung im Wald ertönt plötzlich ein Schuß. Der Wanderer hört durch die Reizung der Rezeptoren in der Schnecke und Erregungsübermittlung zur H e s c h e l'schen Querwindung bewußt dieses physikalische Phänomen. Gleichzeitig kommt es über das retikuläre System zu einer cortikalen arousal reaction, unser Wanderer ist plötzlich hell wach in seiner Bewußtseinslage, er bekommt eine Tachycardie (vegetative a. r.), daneben Angst (affektive a. r.), und sein Muskeltonus spannt sich zum Kampf oder zur Flucht an (spinale a. r.). Das retikuläre System stellt somit die morphologische Struktur jenes umfassenden Regelkreismechanismus dar, der den corticalen, vegetativen, affektiven und Muskeltonusbereich aufeinander abstimmt. Abb. 6 zeigt in einem Schema diese biologischen Konjunktionen in Form kommunizierender Gefäße. Der mittlere Pegelstand im cortikalen, affektiven, vegetativen und spinalen Bereich wird durch die Kommunikation des retikulären Systems einheitlich eingestellt. Kann in einem Funktionsbereich (z. B. im vegetativen) der mittlere Pegelstand nach einer Irritation nicht selbsttätig wieder hergestellt werden, dann kommt es über eine retikuläre Stimulierung zur Verschiebung des Pegelstandes in mehreren oder allen

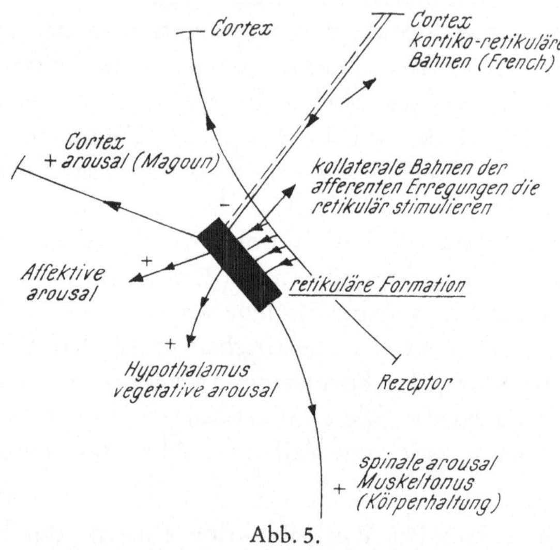

Abb. 5.

Funktionssystemen. Das retikuläre System wird damit zu einem integrierenden Faktor jeder biologischen Adaption.

Warum erweitern wir mit der Einbeziehung der retikulären Funktion unsere Ausführungen über die vegetativen Regulationsstörungen? Jeder Arzt wird sich schon oft die Frage vorgelegt haben, wieso sich Kranke mit sogenannten organischen Leiden selten zum Arzt begeben, und wieso Kranke mit dem Syndrom der vegetativen Dystonie ungezählte Fachärzte überlaufen. Die Antwort ist einfach: beim Syndrom der vegetativen Dystonie ist der Organismus nicht imstande, vegetative Fehlhaltungen im stillen Ausgleich zu kompensieren und einen mittleren Pegelstand herzustellen. Durch Irritation der obersten Integrationsstufe kommt es zur retikulären Stimulierung und damit zum Irradiieren in den affektiven Bereich. Erst diese affektive Beteiligung gibt der vegetativen Funktionsstörung den subjektiven Krankheitswert und beeinflußt Wohlbefinden und Leistungsfähigkeit. Erst die nicht bewältigte vegetative Dekompensation führt über eine retikuläre Stimulierung zu jener Verschiebung des mittleren Pegelstandes, die wir *vegetativ-affektives Reizsyndrom* nennen.

Das vegetative System als permanent regulierendes Organ spielt bei allen Krankheiten eine entscheidende Rolle. Wenn etwa bei einer einfachen Angina Fieber, eine Leukozytose und eine Erhöhung der Blutsenkungsgeschwindigkeit auftreten, dann sind diese vegetativen Reaktionen neben der lokalen Entzündung im Hals nicht Krankheitssymptome des vegetativen Systems, sondern Ausdruck einer besonderen Lei-

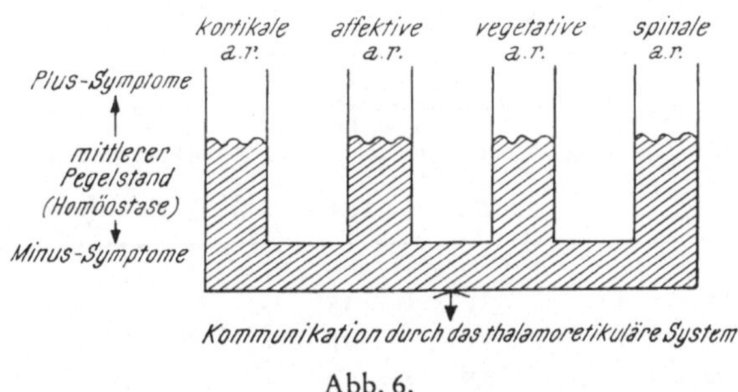

Abb. 6.

stung zur Bewältigung der Infektabwehr (F. H o f f). Wir haben daher darauf hingewiesen, daß das vegetative System als Hintergrundfunktion bei allen Krankheiten eine entscheidende Rolle spielt. Krankheiten des vegetativen Systems im engeren Sinn basieren auf einer Insuffizienz der verschiedenen Adaptationsleistungen.

Solche fehlerhaften Anpassungsleistungen des vegetativen Systems zeigen eine charakteristische Symptomatik, die entweder durch eine generelle Irritation *(vegetativ-affektives Reizsyndrom)* oder als eine generelle Erschöpfung *(vegetativ-affektives Erschöpfungs-Syndrom)* in Erscheinung tritt. Als drittes klinisches Syndrom, das der Häufigkeit nach weitaus zurücksteht, konnten wir eine Korrdinationsstörung der Regulationen aufzeigen, die wir *vegetative Ataxie* bezeichneten (B i r k m a y e r).

Was ist nun ein Symptom? Das Symptom stellt eine Reaktion des Organismus auf einen Reiz dar, der im stillen Ausgleich nicht bewältigt werden konnte. Es ist eine aktive Leistung des Organismus bzw. des vegetativen Systems. Wegen der insuffizienten vegetativen Kapazität im Alter reagiert der alte Organismus auf jeden Streß mit einer Mikrosymptomatik. Das Symptom ist eine objektiv wahrnehmbare Abweichung vom mittleren Pegelstand. Diese Abweichung kann nach oben als Reizsymptom erfolgen, was von uns als *Plus-Symptom*, oder nach unten, was wir entsprechend als *Minus-Symptom* bezeichnen. Bei der Klinik der vegetativen Fehlhaltungen liefern subjektive Beschwerden und objektive Kriterien gleichwertige Anhaltspunkte zur Diagnose. Schon daraus geht der überragende Wert einer ausführlichen Anamnese hervor.

Tabelle 3. *Affektiv-vegetatives Belastungsdiagramm bei einem affektiv-vegetativen Reizsyndrom*

Testsubstanz: 10 mg Amphetamin s. c.

Zeit	RR	Puls	Atmung	Motorische Reaktionsfähigkeit (Fallgewicht nach S c h u l t e) *		Affektive Stimmungslage (Assoziationstest nach H u y e r) **		
				Fehler	Treffer	negative Wortwahl	positive Wortwahl	
Ausgangs- wert	110/70	74	12	23	18	30	5	
15'	110/70	74	16	23	18	30	5	
30'	120/70	76	20	22	18	20	8	agitiert
60'	170/90	80	22	21	20	15	20	gespannt
90'	150/80	78	20	8	58	18	25	angstlich, unruhig
120'	140/80	76	18	—	—	10	30	verkrampft

* Die Zahl der Treffer zeigt die Reaktionsfähigkeit   25   15   ausgeglichen.

** Aus einer Liste von 150 Worten werden die der jeweiligen Stimmung adäquaten angehakt.

negative Wortwahl = inaktive, entspannte, ruhige Stimmungslage.
positive Wortwahl = aktive, gespannte bis verkrampfte, ängstliche Stimmungslage.

Plus-Symptome: Helle Bewußtseinslage, Hyperagilität, Übereifer, Unrast, geistige Beweglichkeit, gesteigerte Assoziationsfähigkeit, Ideenflucht, gesteigerter Antrieb, Unruhe, gereizte Stimmungslage, Erregtheit, Hemmungslosigkeit, Kritiklosigkeit, Ärger, Angst, Schlaflosigkeit, Tachycardie, Schweißausbruch, Grundumsatzsteigerung, Hypertonie, Reflexsteigerung, Steigerung des Muskeltonus, überstraffe Körperhaltung, gespannter Gesichtsausdruck, gesteigertes Kontaktbedürfnis.

Minus-Symptome: Mangel an Bewegung, an Betätigungsdrang und Entschlußkraft, Zaudern, Mangel an Schwungkraft, Müdigkeit, Hemmung, Depression, Benommenheit, eingeengte Bewußtseinslage, Sopor, Stupor, Schlafsucht, Bradycardie, Hypotonie, reduzierter Muskeltonus, reduzierte Sehnenreflexe, vasomotorischer Schwindel, verlangsamter Gedankenablauf, Unfähigkeit, Zusammenhänge zu übersehen, mangelndes Selbstvertrauen, reduzierte Konzentrationsfähigkeit, Apathie, müder Gesichtsausdruck, schlaffe Körperhaltung, kraftlose und klanglose Sprachstimme, Arbeitsunlust, Freud- und Interesselosigkeit.

Um das Symptombild vom subjektiven Eindruck des Klinikers unabhängig zu machen und zu objektivieren, haben wir eine Belastungsmethode entwickelt, die wir „vegetativ-affektives Belastungsdiagramm" nennen (B i r k m a y e r - D a n i e l c z y k). Es werden dabei Puls, Blutung und Atmung (vegetativ), die motorische Chronaxie und

Tabelle 4. *Affektiv-vegetatives Belastungsdiagramm bei affektiv-vegetativem Erschöpfungssyndrom*

	Puls	RR	Atmung	Schlaf-Wachzustand	Motorik	Affektlage (Stimmung)
Leerwert	80	100/80	14	±	—	depressiv-lustlos
15'	84	100/70	14	±	±	
30'	78	95/60	16	±	±	—
60'	80	105/65	15	±	—	—
90'	86	100/70	16	±	—	—
120'	82	105/80	14	schläfrig	—	—

Tab. 1 : 1 mg Adrenalin s. c. Zeit: 12. 9. 1957, 8 Uhr früh.

Fallgewicht nach Schulte (motorische Reaktionsfähigkeit), die affektive Stimmungslage mit dem Assoziationstest nach H u y e r und ein EEG registriert. Die Verschiebung der Ausgangswerte wird nach Verabreichung eines retikulären Stimulators (Coffein, Amphetamin, LSD) bzw. eines retikulären Blockers (Phenothiazin) 3 Stunden hindurch registriert. Puls und Blutdruck benötigen keine weitere Erklärung, sie steigen selbstverständlich bei einem retikulären Stimulator an und sinken nach einem retikulären Blocker. Die Atmung ist stets eng mit der affektiven Stimmungslage korreliert, d. h. kommt es zur Steigerung der Atemfrequenz, dann tritt gleichzeitig eine Aktivierung der Stimmungslage auf. Die motorische Chronaxie wird bei Sympathicusirritation niedriger, eine hohe Chronaxie ist Ausdruck einer parasympathischen Reaktion. Beim Fallgewicht nach S c h u l t e wird ein Metallröhrchen senkrecht mit der linken Hand gehalten und ein Metallbolzen mit der rechten Hand oben hineingeschoben. Den herunterfallenden Bolzen muß die rechte Hand am Ende des Röhrchens auffangen, Treffer und Fehler werden dabei registriert. Bei der Affekt-probe streicht die Versuchsperson aus einer Liste von 72 Worten ohne nachzudenken diejenigen an, die seiner Stimmung entsprechen. Im EEG werden die arousal reaction und der Alpha-Effekt beurteilt. Tab. 3 zeigt ein Diagramm nach Amphetamin. Es handelt sich dabei um ein Weckamin. Dieser Fall zeigt nach dieser retikulären Stimulierung eine generelle Plus-Symptomatik, bei der erst nach mehreren Stunden die Ausgangslage wieder erreicht wird. Das lange Persistieren der Plus-Symptomatik und das Irradiieren in alle Bereiche ist für das vegetativ-affektive Reizsyndrom charakteristisch. Durch die erniedrigte retiku-läre Reizschwelle kommt es zu einem dauernden gegenseitigen Auf-schaukeln von Affekt und Vegetativum. Der Kranke kommt durch minimale Reize aus dem Bereich des mittleren Pegelstandes, reagiert mit einer generellen Plus-Symptomatik und kommt lange Zeit nicht zur Ruhe. Beim vegetativ-affektiven Erschöpfungssyndrom kommt es überhaupt zu keiner oder nur zu einer verminderten Reaktion. Tab. 4 zeigt die fehlende Reaktion eines Kranken auf 1 mg Adrenalin. Die Verschiebung der Ausgangswerte ist dabei minimal. Wir haben dieses Verhalten als „vegetativ-retikuläre Starre" beschrieben und sehen sie beim chronisch Nervenkranken wie beim alten Menschen an sich.

Beim Syndrom der vegetativen Ataxie kommt es zur Dissoziation, d. h. zum Auseinanderfallen der einheitlichen Reaktion, Puls und Blut-druck reagieren etwa mit Plus-Symptomen, Atmung und Affektivität mit Minus-Symptomen, und die Motorik zeigt keine Verschiebung der Ausgangswerte. Ein solches Verhalten tritt nach traumatischen, toxi-schen und infektiösen Läsionen der Hirnstammareale auf, wie wir sie insbesondere nach Schädel-Hirn-Traumen und nach Fleckfieber-Ence-phalitis demonstrieren konnten (B i r k m a y e r).

Prozentuell sehen wir etwa 30% vegetativ-affektive Reizsyndrome (Manager), 60% vegetativ-affektive Erschöpfungssyndrome (chron. Nervenkranke) und 10% vegetative Ataxien (dzt. besonders nach Ver-kehrsunfällen). Diese vegetativ-affektiven Syndrome sind Ausdruck einer biologischen Adaptationsstörung, die durch verschiedene Stresso-ren des äußeren und inneren Milieus verursacht werden. Jeder per-manente Afferenzstrom führt zu einer retikulären Irritation und damit zu einer generellen arousal reaction. Die retikuläre Erregung geht mit einer Senkung der Reizschwelle in allen Funktionssystemen einher, so daß an sich unterschwellige Reize sowohl das Vegetativum wie den Affekt irritieren, d. h. den Organismus aus dem Bereich des mittleren

Pegelstandes drängen. Diese Hyperreflexie führt zur Persistenz der Fehlhaltung.

Einige Milieufaktoren, die kollektiv unser Adaptationssystem überlasten, seien kurz angeführt: Die optisch-akustische Reizüberflutung in der Großstadt. Das enge Zusammenleben vieler Menschen auf engem Wohn- und Arbeitsraum führt durch die affektiven Reibungsflächen zu einer gesteigerten retikulären Irritation. Die Existenzangst des modernen Menschen verursacht durch den Verlust einer beständigen Wertskala (Besitz, Währung, politische Positionen, Lebenssicherheit, Sicherheit für das Alter) eine maximale affektive Afferenz, die zum Reizsyndrom führt. Lebens- und Arbeitstempo und damit die Produktivitätssteigerung können nur durch eine besondere Tension des Sympathicus aufrecht erhalten werden, die in allen Funktionskreisen zur Plus-Symptomatik führt. Als individuelle Faktoren treten fallweise affektive Spannungen aus dem Familien- oder Arbeitsmilieu hinzu. Auch die Ekphorierung affektiver Engramme aus der frühkindlichen Phase kann einem permanenten Erregungsstrom mit Irradiation in die vegetativen Bereiche produzieren. Chronische Infektionskrankheiten oder fokale Störfelder bewirken ebenfalls durch permanente vegetative Afferenzen ein allgemeines Reizsyndrom mit Plus-Symptomatik.

Das vegetativ-affektive Reizsyndrom

Subjektive Beschwerden: Schlaflosigkeit oder kurzer Schlaf mit lebhaften, angstbetonten Träumen. Erhöhte Reizbarkeit gegen optische, akustische, taktile und psychische Reize, daher erhöhte Schmerzempfindlichkeit, Ruhelosigkeit; ferner Appetitlosigkeit, Obstipation, erregte Stimmungslage, Angst, Hast, Kopfschmerzen, Trockenheit im Mund und Rachen, Globusgefühl im Halse, Anfälle von Atemnot und Beklemmung, Herzklopfen, Schweißausbrüche, kalte Füße und Hände, Potenzstörungen.

Kaffee steigert die Beschwerden, Alkohol wird manchmal als beruhigend empfunden. Sonnenbestrahlung und Hitze steigern die Beschwerden.

Objektiv: Glanzaugen, Lid- und Fingertremor, Hyperhidrose der Hände, blasse Hautfarbe, ängstlich gespannter Gesichtsausdruck, Muskeltonus leicht erhöht, Sehnenreflexe lebhaft, erhöhte psychische Erregbarkeit, gereizte Stimmungslage. Der Blutdruck kann mäßig erhöht sein. Im Röntgen Gastro-Enteroptose. Nach Belastung mit einem retikulären Stimulator generell verstärkte und verlängerte Plus-Symptomatik.

Das vegetativ-affektive Erschöpfungssyndrom

Dieses läuft unter verschiedenen Namen und Beschreibungen. Einige Beispiele: Relative Nebenniereninsuffizienz (K a p p e r t), Addisonismus (T h a d d e a), Hypocortikose (V. F r a n k l), Hypophysäre Adynamie (H e n i, J o r e s), Kreislaufhypotonie (K l e m p e r e r, S i e d e k), asthenisch-adynamisches Syndrom (B a n s i), vegetative Depression (L e m k e), Erschöpfungsdepression (K i e l h o l z). Die verschiedenartigen Bezeichnungen stammen daher, daß die einzelnen Beschreiber es mit ihrer speziellen Methodik ihres Fachgebietes untersucht und beschrieben haben. Als Kernsymptom wird von allen Patienten die hochgradige Müdigkeit und Erschöpfung angegeben. Wesentlich ist der Unterschied zwischen Müdigkeit und Ermüdung. Ermüdung ist ein physiologisches Phänomen nach einer Leistung, Müdigkeit ist eine psychische Stimmungslage ohne vorangegangene Leistung (H. S c h a e f e r). Diese Müdigkeit ist beim Erschöpfungssyndrom schon in den Morgenstunden vorhanden, ferner ein Schwindel im Sinne einer allgemeinen Unsicherheit mit dem Gefühl auf schwankendem Boden zu gehen oder das Bewußtsein zu verlieren. Außerdem benommener Kopf, Unfähigkeit klar zu denken, keine Konzentration, Niedergeschlagenheit, Interesselosigkeit, Mangel an Initiative, Unlust zu Entscheidungen und zu Zerstreuungen. Daneben häufig allgemeines Kältegefühl, besonders an den Akren, starke Vergeßlichkeit, vermehrtes Schlafbedürfnis, Verlust der Libido und Potenz. Durch Alkohol werden die Beschwerden verschlechtert, Kaffee wirkt fallweise vorübergehend stimulierend. Objektiv: Ein erniedrigter Blutdruck besteht häufig, fast immer ein müder Gesichtsausdruck mit halonierten Augen. Psychiatrisch alle Zeichen der vitalen Unlust, allerdings ohne motorische Hemmung. Die Extremitäten fühlen sich kühl an, der Muskeltonus und die Sehnenreflexe sind herabgesetzt, der Grundumsatz ist erniedrigt oder normal. Charakteristisch ist aber das Fehlen eines Ansteigens nach Eiweißbelastung. Die gleiche Regulationsstarre sieht man nach einem retikulären Stimulator. K i e l h o l z, der als Psychiater dieses Syndrom exakt herausgearbeitet hat, sieht als ursächliche Faktoren bei Männern häufig ungenügende berufliche Anerkennung, ungünstiges Arbeitsklima, Nicht-Gewachsensein den beruflichen Anforderungen, finanzielle Schwierigkeiten, eheliche Spannungen, unbefriedigte Sexualität. Bei den Frauen eheliche Zerwürfnisse, Alkoholismus des Ehepartners, emotionelle Überforderung durch die Doppelbelastung von Haushalt und Beruf, finanzielle Sorgen durch

Ratengeschäfte, Erziehungsprobleme, langdauernde Krankheiten der Kinder, Vereinsamung, Isolierung, Entwurzelung bei ledigen Frauen. Im Gegensatz zur Melancholie bestehen bei diesen Kranken keine hereditären Belastungen und keine Tagesschwankungen. Diese pathogenetischen Faktoren wirken jahrelang vor dem in Erscheinungtreten der Krankheit.

Diesen von K i e l h o l z analysierten pathogenetischen Faktoren haben wir die chronischen Nervenkrankheiten generell als causale Faktoren des Erschöpfungssyndroms anzuschließen.

Die vegetative Ataxie

Es ist dies eine Koordinationsstörung, die dadurch zustande kommt, daß die Regulationszentren auf afferente Erregungen aus dem vegetativen, affektiven und sensorischen Bereich quantitativ unzureichend oder zeitlich verspätet reagieren. Die Folge ist ein Verlust der retikulären Selbstregelung, ein Verlust des einheitlichen biologischen Pegelstandes.

Subjektive Beschwerden: Nach minimalen Belastungen treten schon Beschwerden auf. Wetterveränderungen führen zu Kopfschmerzen, dysphorischer Verstimmung, Arbeitsunfähigkeit. Kaffee und Alkohol führen schon in geringen Mengen zu Intoleranzerscheinungen. Kleine Verschiebungen der Milieutemperatur werden als unerträglich empfunden. Ferner Kopfschmerzen, Schwindel, Niedergeschlagenheit, Müdigkeit, Nachlassen der Spannkraft, Gereiztheit und Unbeherrschtheit.

Objektiv: Im Belastungsdiagramm entsteht nach einem retikulären Stimulator oder Blocker eine Dissoziation. Es besteht eine Adaptationsunfähigkeit des Organismus auf sämtliche Milieureize, sensorisch (Licht, Lärm), affektiv (familäre oder berufliche Streß-Situationen), toxisch (Alkohol, Nikotin, Kaffee), vegetativ (fokale Störfelder, Infektionen).

Die allgemeine cerebrale Leistungsfähigkeit ist reduziert, Merkfähigkeit, Konzentration, Abstraktionsfähigkeit, Willensanspannung und Initiative erleiden beträchtliche Einbußen. Affektiv besteht sowohl eine Abflachung wie eine Affektinkontinenz. Im einzelnen Fall wechseln Agitiertheit und Inaktivität, Dranghaftigkeit und Apathie. Die vegetative Kapazität ist durch die Koordinationsstörung reduziert, woraus eine erhöhte Infektanfälligkeit resultiert. Das gesamte Leben kann nur in einem „vegetativen Schongang" relativ beschwerdefrei ablaufen.

G. E w a l d prägte den Begriff des Biotonus als integrale Kapazität der vegetativen, affektiven, humoralen und hormonalen Sphäre. Dieser Biotonus als biologischer Pegelstand kann durch assimilatorische Prozesse aufgeladen werden, durch dissimilatorische Prozesse wird er gesenkt. Beim chronisch Nervenkranken führen zwei pathogenetische Faktoren zur allgemeinen Senkung der biologischen Kapazität, die klinisch als vegetativ-affektives Erschöpfungssyndrom in Erscheinung tritt. Den ersten Faktor stellt der permanente Streß eines Krankheitsprozesses dar, wie etwa bei einer M.S. oder einer Lues. Durch einen solchen Krankheitsprozeß wird die vegetative Abwehrkraft des Organismus dauernd beansprucht, schließlich überfordert, was zum Erschöpfungssyndrom führt. Neben solchen Krankheiten, die den mesenchymalen Apparat des Organismus irritieren und schließlich erschöpfen, und erst sekundär zu neurologischen Funktionsausfällen führen, gibt es Nervenkrankheiten, bei denen durch eine Enzymopathie die Stoffwechselvorgänge des Neurons an sich gestört sind. Diese sogenannten Systematrophien führen zu neurologischen Ausfallserscheinungen, ohne daß primär der Organismus in seiner vegetativen Potenz in Mitleidenschaft gezogen wird.

Sie führen aber zu einer Einengung des biologischen Wirkfeldes, und durch die mangelnde Bewegung und die fehlenden Empfindungen entsteht eine insuffiziente retikuläre Aufladung. Jede somatische, psychische und geistige Aktivität führt über die retikuläre Konjunktion zu einer generellen arousal reaction und damit zur Hebung des Biotonus. Die mangelnde Aktivität des chronisch Nervenkranken führt im Laufe der Jahre zu einer biologischen Inaktivitätsatrophie, die nicht nur die Muskulatur, sondern auch die affektiv-emotionale Reaktionsfähigkeit und die vegetative Anpassungsfähigkeit einschließt. Das vegetativ-affektive Erschöpfungssyndrom des chronisch Nervenkranken erfordert demnach neben einer spezifischen Therapie gegen den isolierten Funktionsausfall eine generelle Unterstützungstherapie, die den vegetativen Hintergrund erfaßt. Allgemein muß zur biologischen Stimulierung eine optimale motorische Aktivierung gefordert werden. Schon das Setzen in einen Krankenstuhl aktiviert den Biotonus des schwergelähmten Kranken. Ferner muß eine verstärkte affektive Kontaktförderung angestrebt werden. Hierher gehören die Anregungen und aufrichtigen Aussprachen zwischen Ärzten und Pflegern mit dem Kranken, ferner die Förderung des zwischenmenschlichen Kontaktes zwischen den Kranken im Tagraum, bei Ausflügen usw. Schließlich kann der Biotonus auch durch langzeitige Vitaminzufuhr und Medikation von anabolen Hormonen sowie durch Bluttransfusionen gehoben werden. Im Extremfall des dramatischen Absinkens des Biotonus, etwa im Rahmen einer Kreislaufdekompensation oder eines Schubes, sind auch maximal stimulierende Medikamente, wie Weckamine, für längere Zeit notwendig und lebensrettend. Im einzelnen wird in den folgenden Kapiteln auf diese therapeutischen Maßnahmen eingegangen.

Literatur

B a n s i, H., Schweiz. med. Wschr. *79* (1949), 403. — B i r k m a y e r, W., und W. W i n k l e r, Klinik und Therapie der vegetativen Funktionsstörungen. Springer, Wien, 1951. — B i r k m a y e r, W.: Hirnverletzungen. Springer, Wien, 1951. — B i r k m a y e r, W., Hdb. d. Neurosenlehre u. Psychotherapie. Urban & Schwarzenberg, München-Berlin, Bd. II, S. 64 (1959). — B i r k m a y e r, W., Ciba-Symp., Summit, *4* (1956), 156. — B i r k m a y e r, W., und W. D a n i e l c z y k, Med. Welt *27* (1960), 1463. — B i r k m a y e r, W., und W. D a n i e l c z y k, Klin. Med. *16* (1961), 441. — B i r k m a y e r, W., Med. Klin. *56* (1961), 1358. — B i r k m a y e r, W., und E. N e u m a y e r, Münch. med. Wschr. *103* (1961), 204. — B i r k m a y e r, W., und E. N e u m a y e r, Dtsch. med. J. *13* (1962), 433. — E w a l d, G., Der biologisch-anthropologische Aufbau der Persönlichkeit. G. Thieme, Stuttgart, 1959. — F r a n k l, V., Wien. klin. Wschr. *61* (1949), 735. — H e n i, F., Dtsch. med. Wschr. *73* (1948), 282 — J o r e s, A., Klinische Endocrinologie. Springer, Berlin, 1949. — K a p p e r t, A., Schweiz. med. Wschr. *76* (1946), 1304. — K l e m p e r e r, G., Therap. Gegenw., Berlin, *74* (1933), 12. — K i e l h o l z, P., Schweiz. med. Wschr. *87* (1957), 107. — M a g o u n, H. W., und G. M o r u z z i, Electroencephalogr. *1* (1949), 445. — S i e d e k, H., Wien. klin. Wschr. *62* (1950), 168. — T h a d d e a, S., Die Nebenniereninsuffizienz und ihr Formenkreis. G. Thieme, Stuttgart, 1941. — W a g n e r, R., Probleme und Beispiele biologischer Regelung. G. Thieme, Stuttgart, 1954.

4. Die gestufte Rehabilitation

Die Begegnungen eines Individuums mit seiner Umwelt vollziehen sich nach einer für seine Spezies charakteristischen Regel. In der tierischen Verhaltensforschung konnten L o r e n z, T i n b e r g e n und H o l s t eine Vielfalt von Instinkthandlungen aufzeigen, die durch Schlüsselreize entstehen. Schlüsselreize sind Beziehungsmerkmale der gegenständlichen Umwelt, die bei entsprechender Stimmung die Instinkthandlungen auslösen. So löst beispielsweise das Stichlingweibchen mit dem Beziehungsmerkmal dicker Bauch als Schlüsselreiz den Zick-Zack-Tanz des Stichlingmännchens aus. Jede Tierart reagiert auf einen spezifischen Schlüsselreiz zwangsläufig mit Instinkthandlungen. Diese Anpassungsleistungen vollziehen sich sowohl für die Lebenserhaltung wie für die Arterhaltung in einem bestimmten Revier. Gemeinsam ist diesen Verhaltensweisen die Unfreiheit ihres Vollzuges. Im

Gegensatz hierzu hat der ausgereifte Mensch die Entscheidungsfreiheit über seine Vollzüge, die ihn befähigen, seine Umweltkontakte willkürlich zu wählen oder zu unterlassen. Die Begegnungsfelder des Menschen mit seiner gegenständlichen Umwelt haben wir als Wirkschalen bezeichnet (B i r k m a y e r). Die Wirkschalen des Menschen (Körperschale, Greifschale, Sehschale) werden mit afferenten Empfindungen gespeist und mit aktiven Handlungen erfüllt. Diese Wahrnehmungen und Handlungen des Individuums hängen von seiner psycho-physischen Kapazität ab. Bei Läsionen des Zentralnervensystems erlebt der Mensch einen Funktionswandel (W e i z s ä c k e r). Ein solcher Funktionswandel wäre etwa der spastische Spitzfuß eines Hemiplegikers, der durch seinen Kapselherd die freie motorische Verfügbarkeit verloren hat, aber nun das spastische Bein in seine veränderte Motorik (daher Funktionswandel) einbaut.

Er hat die optimale Bewältigung seiner Wirkschalen eingebüßt, ist aber durch den Defekt nicht auf die Leistung Null abgesunken. Alle Bestrebungen der Therapie, die darauf hinauslaufen, einem Individuum nach einer Läsion wieder eine optimale Bewältigung seiner Wirkschalen zu ermöglichen, bezeichnet man heute als Rehabilitation. Diese Rehabilitationsmaßnahmen werden bei einem jugendlichen Hirnverletzten alle Methoden der physikalischen und Bewegungstherapie, aber auch der Psychotherapie in vollster Intensität umfassen, um die verlorengegangenen Potenzen zu reaktivieren. Eine Rehabilitation erfordert vom verletzten Organismus eine enorme Anstrengung. Eine solche intensive Rehabilitation ist nun beim chronisch Nervenkranken weder möglich noch indiziert, da sie seine biologisch-vegetative Kapazität übersteigt, was naturgemäß zu einer Dekompensation führen muß. Es gehört zu den schwierigsten ärztlichen Aufgaben, an einer Abteilung für chronisch Nervenkranke einem M.S.-Kranken in der Remissionsphase klarzumachen, daß durch intensive Bewegungs- und Unterwassertherapie die Gefahr eines neuen Schubes provoziert wird, und der reale Bewegungsgewinn in keinem Verhältnis zur Gefahr einer Überlastung und Dekompensation steht. Analog gelingt es nur sehr schwer Angehörige eines cerebralen Gefäßkranken mit einer Hemiparese zu überzeugen, daß durch eine intensive Bewegungstherapie die Gefahr einer cerebral-vasculären Dekompensation mit einem neuerlichen Insult gesteigert wird.

Auf Grund unserer Erfahrungen haben wir uns zu einem Verfahren entschlossen, das wir „gestufte Rehabilitation" nennen (B i r k m a y e r-

N e u m a y e r). Es besteht im Wesentlichen darin, daß wir für den chronisch Nervenkranken fünf Stufen der Daseinsbewältigung aufstellten.

1. Bettlage.
2. Sitzen.
3. Stehen.
4. Gehen.
5. Arbeitstherapie.

Die gestufte Rehabilitation besteht darin, den Kranken durch Intensivpflege und Intensivtherapie von einer niedrigen Stufe auf eine höhere zu bringen, ohne daß er durch den therapeutischen Einsatz und durch den damit verbundenen Energieverbrauch in eine Dekompensation gerät und zurückfällt. Die höhere Rehabilitationsstufe ermöglicht nicht nur einen höheren Freiheitsgrad an motorischer Bewältigung, sondern wirkt darüber hinaus rückläufig, im Sinne eines echten feed back, hebend auf den gesamten biologischen Pegelstand. Die Dekompensation, die bei der Steigerung von Stufe 1 auf Stufe 2 eintreten kann, führt zunächst — wie schon ausgeführt — zu einem affektivvegetativen Durchgangssyndrom. D. h. der cerebrale Gefäßkranke mit Paresen, der in Bettlage bei klarer Bewußtseinslage ist, keine Atemnot, einen normalen Puls und einen stabilen Blutdruck aufweist, kann in der Rehabilitationsstufe 2 beim Sitzen im Querbett oder Krankenstuhl nach einiger Zeit eine Cyanose, eine Dyspnoe, eine Tachycardie und ein Absinken des Blutdruckes bekommen. Das demonstriert, daß für diesen Kranken in seiner gegenwärtigen Situation das aufrechte Sitzen eine Überforderung darstellt und er daher in seiner Bettlage verbleiben muß. Eine Rehabilitationsstufe kann dann als bewältigt angesehen werden, wenn unmittelbar während oder auch nach der aktiven Stufenleistung keine affektive oder vegetative Dekompensation einsetzt. Wie erwähnt, muß diese Dekompensation ja nicht unmittelbar nach der Aktivitätsleistung auftreten. Wir sehen bei den täglichen Visiten häufig, daß ein Patient erschöpft aussieht, dysphorisch verstimmt ist und kontaktschwach erscheint. Bei der Analyse dieses Zustandes stellt sich dann heraus, daß er am Vortage zu lange im Unterwasserbad war oder zu lange mit der Gehschule herumgegangen ist. Erst die aktive Bewältigung einer Rehabilitationsstufe schafft die Voraussetzung zu einer Steigerung der Leistung. Es liegt in der Natur der Sache, daß es Kranke gibt, die man in ihrem Aktivitätsdrang eher bremsen und solche, die man zur Leistungssteigerung aufmuntern und antreiben muß. Aus den oben angeführten Erfahrungen heraus ist es zweckmäßig, einen optimalen Aktivitätsgrad anzustreben, da eine Steigerung der Motilität eine zufriedenere Stimmungslage mit sich bringt, die ihrerseits wieder die gesamte Adaptation und das Wohlbefinden eines Kranken hebt. So steigern sich die verschiedenen Funktionen nach der Regel der permanenten Induktion spiralenartig. Die kritische Rehabilitationsstufe besteht immer in einem Sprung von der Stufe 1 auf 2, also von der passiven Bettlage zum aktiven Sitzen. Der Sprung von 4 auf 5 — vom Gehen bis zur Arbeitstherapie — ist lange nicht so kritisch und führt viel seltener zu einer Dekompensation. Selbstverständlich kann man nicht erwarten, daß der chronisch Nervenkranke die Rehabilitationsstufen wie die Stufen einer Leiter durcheilt. Es gibt Phasen, in denen monatelang keine Leistungssteigerung zustande kommt, und plötzlich kann der Patient in der Gehschule gehen. Natürlich gibt es auch Rückschläge, die durch Fortschreiten des Prozesses bedingt sind. Allgemein muß auch nach jedem Rückschlag wieder eine aktive Rehabilitation einsetzen, die wahrscheinlich die alte Funktionshöhe nicht mehr erreicht. Trotzdem ist im Rehabilitationsverfahren grundsätzlich die optimalste Aktivität anzustreben, da man trotz großer Erfahrung nicht in der Lage ist, vorausschauend das Schicksal eines Kranken zu erkennen und zu beurteilen. Wir haben Multiple-Sklerose-Kranke, die jahrzehntelang auf der Stufe des spastischen Gehens mit Gehbänkchen gehalten werden können, ohne daß es klinisch oder laboratoriumsmäßig möglich wäre, den Grund für diese Stabilität zu erkennen. Jedes erreichte Aktivitätsquantum — und sei es praktisch noch so gering — bedeutet für den Kranken eine Hebung seines biologischen Pegelstandes und damit eine Verlängerung seines Lebens.

Wir haben die Erfolge unserer cerebralen Gefäßkranken, die nach der gestuften Rehabilitation behandelt wurden, zusammengestellt (B i r k m a y e r - N e u m a y e r). Von 177 Kranken konnten 59 von Stufe 1 (Bettlage) auf Stufe 5 (Arbeitstherapie) gebracht werden. Besonders günstig war erwartungsgemäß das Ergebnis bei elf Fällen mit Hirnembolie (Durchschnittsalter 53 Jahre), da bei ihnen der cerebrale Insult ein gesundes Parenchym traf. Bei 64 Fällen mit einem einmaligen encephalomalacischen Insult konnten immerhin 28 auf die Stufe 5 rehabilitiert werden, während von 145 Patienten, die neben ihrer Hemiparese oder Hemiplegie an einem diffusen cerebralen Gefäßprozeß litten, nur 39 auf die Stufe 5 gebracht werden konnten, 106 Patienten starben. Aber selbst bei diesen Verstorbenen war die Verweildauer an der Abteilung durchschnittlich 70 Monate. Auch in der passiven Bettlage wird das Leben von diesen Kranken nicht als Qual empfunden. Der Regression und Desintegration entsprechend sind die Freuden dieser Patienten primitiver, aber die Freude über ein gutes Essen oder ein gutes Rundfunkprogramm ist von der gleichen Affektintensität, wie etwa beim Gesunden das Erleben einer erhebenden Theatervorstellung oder einer schönen Reise. Die Quantität eines Affekterlebnisses ist nicht vom Milieufaktor abhängig, sondern wird vom Grad der individuellen Affizierbarkeit bestimmt.

Die Freude eines Gelähmten, der erstmals wieder allein stehen kann, ist vermutlich von der gleichen Intensität wie das Glücksgefühl eines erfolgreichen Astronauten. Die an unserer Abteilung tätigen Ärzte und Pfleger müssen sich an diese Mikrodimensionen anpassen und nicht in eine frustrierte Morosität flüchten.

Literatur

Birkmayer, W., Hirnverletzungen. Springer, Wien, 1951. — Birkmayer, W., und E. Neumayer, Med. Klin. *55* (1960), 1278.

5. Die psychische Betreuung

Bei den Funktionsausfällen des Nervenkranken ist es ärztlich begreiflich und menschlich verständlich, daß sich psychische Fehlhaltungen entwickeln. Diese Tatsache wäre ein erstrebenswerter Ansatz für eine Psychotherapie. Wenn man den Begriff der Psychotherapie auf alle Maßnahmen erweitert, die einer Harmonisierung der seelischen Grundstimmung dienen, dann trifft die Prämisse zu. Wenn man aber glaubt, mit irgendeiner der klassischen Psychotherapie-Methoden Erfolge zu erzielen, dann wird man bald enttäuscht die Flinte ins Korn werfen. Wenn überhaupt beim Einzelfall mit einer chronischen Nervenkrankheit eine Methode angezeigt ist, dann ist es die von V. Frankl entwickelte Logotherapie. Es gelingt bei vorhandener intellektueller Kapazität nur mit der „Trotzmacht des Geistes" (Frankl) eine Harmonisierung der affektiv-emotionalen Dysphorie zu erreichen. Wie sollte auch bei unseren Patienten durch Entdeckung und Catharsis frühkindlicher Engramme ein stiller Ausgleich der psychischen Spannung erzielt werden? E. Neumayer hat sich nach längerer Schulung an der Psychiatrischen Klinik Ernst Kretschmers (Tübingen) besonders der Gruppentherapie angenommen. In gleichgeschlechtlichen Gruppen von 6 bis 8 Patienten wurden in zweimaligen wöchentlichen Sitzungen die Probleme der Krankheit, die Eintönigkeit des Patientenalltags, die Schwierigkeiten mit den Schwestern und Ärzten, besprochen. Das Ziel sollte einerseits die raschere Eingewöhnung der neuen Patienten sein, andrerseits die Schaffung eines kollektiven Gruppenbewußtseins. Die Resultate waren nicht nur entmutigend, sondern förderten die Aktivierung querulatorischer Tendenzen, wodurch sowohl die Anpassung erschwert wie die angestrebte innere Harmonie gestört wurde. Wieso kam es zu diesem negativen Effekt? Jede Psychotherapie ist nicht nur eine geistige Leistung des Therapeuten, sondern erfordert auch eine Mitarbeit des Behandelten. Jede Psychotherapie ist eine echte biologische Begegnung zwischen zwei Menschen. Ohne affektiv-emotionalen Kontakt gibt es keine Psychotherapie. Eine Psychotherapie wird um so erfolgreicher sein, je affektgeladener dieser Kontakt zustande kommt. Man könnte sich nun vorstellen, daß der chronisch Nervenkranke gar nicht mehr die emotionale Kapazität hat, sich mit den Schwierigkeiten seiner Milieubewältigung auseinanderzusetzen.

Natürlich ist ein Spastiker deprimiert und unglücklich über seine Bewegungsblockierung. Er hat aber oft nicht mehr die Kraft, unglücklich zu sein. Jede Form der zwischenmenschlichen Begegnung, besonders aber in der Psychotherapie, erfordert eine emotionelle Mitarbeit. Erst diese ermöglicht ein Übertragungsverhältnis, ohne das ein Erfolg nicht erwartet werden kann. Eben diesen emotionalen Kontakt bringt der chronisch Nervenkranke rein energiemäßig nicht auf.

Wir haben bei unseren Studien an Hirnverletzten beobachten können, daß durch bestimmte Läsionen die Fähigkeit der Wahrnehmung und Handlung in einer Wirkschale verlorengegangen ist. Die „Wirkschalen" sind die oben erwähnten Begegnungsfelder des Ich mit der gegenständlichen Umwelt. Wir unterscheiden eine Körperschale, eine Greifschale und eine Sehschale. Die Bewältigung in den einzelnen Wirkschalen nennen wir „Orientierung". Diese Orientierung wird in der Körperschale durch die Empfindungen der Haut, der Muskeln, der Gelenke, des Gleichgewichtsapparates und der optischen Afferenzen ermöglicht. Diese Ich-nahe Wirkschale ist biologisch so vielfältig gesichert, daß wir unter 3000 Hirnverletzten nur 9 Patienten mit Orientierungsstörungen am eigenen Körper beobachten konnten. Ontogenetisch entwickelt sich die Bewältigung der Körperschale als erste, und zwar in oral-caudaler Richtung. D. h. die orale Funktion ist praktisch schon bei der Geburt funktionstüchtig, während die primitive

Greiffunktion sich erst mit zirka 6 Monaten einstellt. Die Steh- und Gehfunktionen erfahren noch später ihre Funktionsreife.

Die Greifschale bekommt ihre Afferenzen von den Sinnesorganen der Hand, und vom optischen System. Der Säugling differenziert optisch zunächst nur Gegenstände, die ihm innerhalb seiner Greifschale erscheinen. Die Orientierung in der Greifschale ist gleichfalls mehrfach gesichert; wir konnten unter 3000 Hirnverletzten 60 Fälle mit Tastagnosien und Astereognosien sehen. In der ontogenetischen Entwicklung stellt die Greifschale die zweite Dimension dar, die sich das Individuum erobert. Die Sehschale wird nur durch optische Afferenzen gespeist und führt durch die Lokomotion zur motorischen Bewältigung. Unter 3000 Hirnverletzten sahen wir 150 Patienten mit Orientierungsstörungen in der Sehschale (optische Agnosien und räumliche Orientierungsstörungen). Ontogenetisch entwickelt sich die Sehschale als letzte. Es ist das letzte Begegnungsfeld, das durch Sinnesempfindungen und motorische Handlungen erfüllt wird.

In der Involutionsphase wie bei Desintegrationsvorgängen nach Hirnverletzungen (K. G o l d s t e i n) kommt es zur Einengung dieser Wirkschalen. Der völlig abgebaute Organismus repräsentiert nur mehr eine oral-anale Funktionsschiene. Bei den chronischen Nervenkrankheiten entwickelt sich analog eine Einengung der persönlichen Wirkfelder. Die erwähnte Regression betrifft nicht nur einen Rückfall in infantile Verhaltensmuster, sondern auch eine Einengung der sinnesmäßig bewältigten Wirkschalen.

Eine Psychotherapie hat die Aufgabe, die psychisch beeinträchtigten Funktionen in den Wirkschalen zu koordinieren. Beim chronisch Nervenkranken ist aus morphologisch-funktionellen Gründen eine koordinierte Bewältigung unmöglich. Mit der Unmöglichkeit einer wahrnehmungsmäßigen und motorischen Bewältigung in den äußersten Wirkschalen werden diese Begegnungsfelder auch affektiv und emotional abgeschaltet. Das geistige und affektive Interessensfeld greift im Allgemeinen über das motorische Bewältigungsfeld nicht hinaus. Natürlich liest auch der gelähmte Multiple-Sklerose-Kranke Bücher, und der Parkinson-Kranke sieht im Fernsehen sportliche Wettkämpfe, aber es handelt sich dabei um eine Zerstreuung, um eine Beschäftigung, aber nicht um ein schöpferisches Interesse. Gegen diesen Verlust der Begegnungsgestaltung in den einzelnen Wirkschalen beim chronisch Nervenkranken gibt es keine Psychotherapie. Es gibt ja auch keine wirksame Psychotherapie für die Armut. Unser Bestreben muß dahin gerichtet sein, in den verfügbaren Wirkschalen des chronisch Nervenkranken ein koordiniertes Verhalten zu erzielen. Dieses koordinierte Verhalten der Umwelt gegenüber, von W e i z s ä c k e r phänomenologisch als Kohaerenz bezeichnet, ist aber nicht durch eine besondere Psychotherapie zu erhalten, sondern vor allem durch eine sinnvolle Beschäftigung. Eine handwerklich gekonnte Beschäftigung, die affektiv lustbetont ist, führt optimal zu jenem koordinierten Verhalten in der verbliebenen Wirkschale. Die Arbeitstherapie dient daher an unserer Abteilung dazu, dem Kranken in seiner verbliebenen Greifschale eine Beschäftigung zu ermöglichen, die ihn einerseits von seinem Zwangsgrübeln über seine Defekte ablenken soll, und die ihm andrerseits das Gefühl einer gekonnten Leistung in seiner Greifschale gibt. Es ist erstaunlich, welche handwerklichen Leistungen Parkinsonisten, Choreatiker und Patienten mit Intentionstremor trotz ihrer Defekte zustande bringen.

Der Stolz über die Leistung bringt vor allem eine affektive Befriedigung, die über die Zeit in der Arbeitstherapie noch in das Krankenzimmer ausstrahlt. Es ist bei der Visite immer wieder bemerkenswert, auf der Arbeitstherapiestation die ausgezeichnete und ausgeglichene Stimmung der Arbeitenden zu sehen. Der Funktionsverlust der Greifschale bedeutet einen dramatischen Quantensprung nach unten mit einer wesentlichen Einengung des individuellen Wirkfeldes. Diesen desintegrierten Kranken verbleibt nur mehr die Begegnungsschiene des persönlichen Gespräches bzw. des Rundfunks. Gerade in diesem Stadium sind die geforderten Krankenzimmer von 6 bis 8 Patienten zweckmäßiger als die Einzelzimmer, da durch den mitmenschlichen Kontakt eine Erfüllung des verbliebenen Leistungsrestes ermöglicht und der weitere biologische Abbau verlangsamt wird.

Der intensiven Ausgestaltung der Arbeitstherapie und der Schaffung von echten Begegnungsmöglichkeiten ist das Hauptaugenmerk bei der psychischen Führung einer Abteilung für chronisch Nervenkranke zu widmen.

Literatur

B i r k m a y e r, W., und E. N e u m a y e r, Alterskrankheit. S. 111, Verlag Ges. z. Förderung wissenschaftl. Forschung, Wien, 1957. — G o l d s t e i n, K., Der Aufbau des Organismus. M. Nyhoff, Amsterdam, 1934. — W e i z s ä c k e r, V. v., Der Gestaltkreis. G. Thieme, Leipzig, 1940.

II. Spezieller Teil

1. Grundsätzliche Erwägungen

Eine Einteilung der neurologischen Erkrankungen kann von den verschiedensten Gesichtspunkten her erfolgen. In einer Zeit der methodischen Frustration war es naheliegend, sich mit der Lokalisation der Funktionsstörung zu begnügen. Charakteristische meist gekoppelte Funktionsausfälle wurden zu Syndromen gruppiert, und mit stolzerfüllter Brust demonstrierte der Neurologe den staunenden Kollegen ein Syndrom von W a l l e n b e r g, der Arteria cerebelli posterior inferior. Das Beherrschen dieser Syndromlehre erfordert eine gute klinische Technik und eine ausgeprägte associative Denkfähigkeit. Für den Patienten an sich brachte sie zunächst keinerlei Vorteile. Überspitzt könnte man sagen: die topistische Neurologie brachte dem Neurologen die Anerkennung seiner Fachkollegen, distanzierte aber die Disziplin der Neurologie vom Gesamtstrom der allgemeinen naturwissenschaftlich-medizinischen Forschung. Für die moderne Neurologie darf es nicht Aufgabe sein, sich mit der Lokalisierung der Funktionsstörung zu begnügen, sondern sie muß versuchen, die Art des Zustandekommens und die Ursache des krankhaften Prozesses zu ergründen. Die methodischen Fortschritte der Neuro-Pathologie, der Neuro-Physiologie und der Neuro-Chemie ermöglichen heute den Anschluß unserer Disziplin an das Niveau der internen Medizin und eröffnen damit auch eine Fülle von therapeutischen Möglichkeiten. Wenn man bedenkt, daß vor der Entdeckung der Wassermann'schen Reaktion nicht einmal luetische Erkrankungen des Nervensystems biochemisch sicherzustellen waren und wenn man damit etwa die heutigen pathogenetischen und aetiologischen Ergebnisse der Virusforschung vergleicht, wie sie an einer modernen Klinik — etwa an der von W. S c h e i d in Köln — erarbeitet wurden, dann kann man mit Bewunderung den enormen Fortschritt der Neurologie feststellen und vor allem die Rückführung der neurologischen und psychiatrischen Forschung in den Strom der allgemeinen Patho-Physiologie und experimentellen Pathologie begrüßen.

Damit soll der Wert der topischen Diagnose nicht herabgesetzt werden. Natürlich muß der Neurologe eine Tonussteigerung, eine Reflexdifferenz, eine segmentale Parese oder Sensibilitätsstörung erkennen und lokalisieren können. Diese Fähigkeit stellt sein handwerkliches Rüstzeug dar. Die topische Diagnose ist aber nur der erste Erkenntnisakt, mit dem er sich keineswegs begnügen darf, sondern dem der zweite Akt der pathogenetischen und aetiologischen Klärung folgen muß, der für den Patienten der wesentlichere ist, weil erst dieser eine gezielte Therapie eröffnet.

In der Neurologie und Psychiatrie wird die ärztliche Diagnose immer eine Wahrnehmungsleistung des menschlichen Gehirns bleiben. Der Zukunftstraum, ein Elektronengehirn mit Daten zu füttern, und die schöpferische Leistung der Diagnose diesem physikalischen Gerät zu überlassen, wird sich in der Neurologie nie verwirklichen lassen. In der internen Medizin könnte ich mir vorstellen, daß man — ohne den Patienten zu sehen — nur durch das Betrachten des morphologischen Blutbildes die Diagnose perniciöse Anaemie stellen kann. In der Psychiatrie beispielsweise wäre es vermessen, aus der Tatsache von akustischen Halluzinationen allein eine Paranoia zu diagnostizieren. In der Neurologie und Psychiatrie spielt neben dem hervorstechenden Symptom der gesamte Hintergrund bei der Diagnosestellung eine entscheidende Rolle. Das abstrakte Denken des Physikers oder Mathematikers wäre in der Neurologie und Psychiatrie unfruchtbar. In unserer Disziplin stellt das *bildhafte Denken* jenen Vorgang dar, in dessen Verlauf unser Gehirn aus der gegenständlichen Welt eine Figur als Syndrom differenziert. Die Differenzierung der gleichförmigen gegenständlichen Welt stellt — nach der Ansicht meines Lehrers P ö t z l — eine Grundfunktion des menschlichen Gehirns dar. Dieses Differenzieren umfaßt dabei nicht nur die Produktion einer Figur, sondern gleichzeitig die Schaffung eines entsprechenden Hintergrundes. Dieser aus der Gleichförmigkeit differenzierte Hintergrund ist in der Psychiatrie dem vordergründig figuralen Symptom fast gleichwertig. Ein praktisches Beispiel: Ein Kranker betritt unseren Untersuchungsraum und klagt über Schlaflosigkeit, Appetitlosigkeit, Arbeitsunfähigkeit, Verlust der Lebensfreude, Unfähigkeit Entschlüsse zu fassen, Angst vor Entscheidungen, Angst vor der Zukunft, grüblerische Gedanken über die Sinnlosigkeit seines Daseins, die sich zeitweise sogar zu Selbstmordgedanken steigern. Diese akustisch wahrgenommene sprachliche Äußerung stellt das figurale Gefüge dar. Die Diagnose Endogene

Depression werden wir aber erst stellen, wenn die gehemmte Motorik, die spannungslose Körperhaltung, die depressive Physiognomie, der affektleere Augenausdruck als Hintergrund das charakteristische Bild der Krankheit ergänzen. Die Wertigkeit von Figur und Hintergrund erfahren dabei häufig einen Wechsel in der Form, daß die motorische Schablone des Hintergrundes bei der Diagnose fallweise den Stellenwert 1 einnimmt. Der Neurologe muß das sinnesmäßig erfaßbare Bild des Kranken erkennen und in einer ständigen Schwerpunktverlagerung zwischen Figur und Hintergrund jenes Gesamtbild der gegenständlichen Wahrnehmung formen, das wir Diagnose nennen. Diesen Vorgang — der neben den objektiv erfaßbaren Kriterien den permanenten Kontakt mit dem Kranken erfordert, möchten wir als „bildhaftes Denken" bezeichnen. Die Diagnose als Wahrnehmung ist dabei eine subjektive Leistung des Arztes und nicht automatisch durch die objektiven Kriterien gegeben, sonst müßte ja bei gleichen objektiven Symptomen die Diagnose bei allen Ärzten zwangsläufig die gleiche sein, was erfahrungsgemäß nicht der Fall ist.

Wir konnten bei unseren Untersuchungen über die Wahrnehmungsleistungen der Hirnverletzten einige Kriterien herausarbeiten, die unserer Ansicht nach auch für die allgemeinärztliche Diagnostik Geltung haben.

Bei Tastagnosien gaben wir den Patienten verschiedene Gegenstände in die Hand mit dem Auftrag durch Betasten den Gegenstand zu erkennen. Die Patienten kneteten die Gegenstände (Zwirnspule, Signalpfeife, Zahnbürste, Schüssel usw.) mit globalen Bewegungen des Faust-Auf- und Zumachens. Diese undifferenzierten Bewegungen waren nicht imstande objektive Kriterien des Gegenstandes zu erschließen. Plötzlich, quasi einem „Aha-Erlebnis" von K. B ü h l e r vergleichbar, begannen die Finger differenziert und planmäßig über den Gegenstand zu gleiten und zielförmig ergänzende Details zu erfassen mit dem Endresultat der Wahrnehmung „Signalpfeife" usw. Wir ließen nun unsere Patienten jeweils das Wahrgenommene aufzeichnen. Dabei war in der Phase der undifferenzierten globalen Bewegung der Gegenstand immer eine undifferenzierte Gestalt, etwa der Vorgestalt K. C o n r a d s vergleichbar. Plötzlich wurde beispielsweise der Schlüsselbart entdifferenziert, und nun eilten die Finger gezielt am Gegenstand hin und her, bis die endgültige Diagnose zustande kam. Wir bezeichneten dieses Phänomen im Wahrnehmungsvorgang als „kritisches Detail". Kritisch weil es in einem bestimmten Zeitpunkt gelang, ein Detail des Gegenstandes zu

differenzieren, und dieses Detail *entscheidend* die motorische Aufschließung des Gegenstandes weiter steuerte. Bei occipitalen Hirnverletzungen boten wir tachystoskopisch gegenständliche Darstellungen in
verschiedener räumlicher Anordnung mit steigender Belichtungszeit
dar. Nach jeder Belichtung mußten die Patienten das Erkannte aufzeichnen. Während anfangs bei $^1/_{250}$ Sekunde nur ein Lichtreiz wahr-
genommen wurde, kam es bei steigender Belichtungszeit zur Wahrnehmung einer Kontur (Vorgestalt). Bei weiterer Steigerung der Belichtungszeit gewann diese Kontur eine räumlich gerichtete Ausdehnung und plötzlich — etwa bei $^1/_{50}$ Sekunde — kam es zum Erkennen eines Details, beispielsweise eines Schuhabsatzes. Bei nochmaliger
Darbietung mit gleicher Belichtungszeit wurden die drei Schuhe in der
richtigen räumlichen Anordnung und in der richtigen Farbe erkannt.
Das kritische Detail des differenzierten Schuhabsatzes steuerte bei der
nochmaligen Belichtung die gezielten optomotorischen Impulse, die zur
Wahrnehmung des gesamten Bildes führten.

Zeitlich stellt das kritische Detail jenen Zeitpunkt dar, in dem das
Subjekt aus der undifferenzierten gegenständlichen Welt ein Detail der
Gestalt differenziert. Das Subjekt formt aus der Vielfalt der einströmenden Sinnesempfindungen einen Akkord von entsprechenden Empfindungen, der als erster Akt einer Kohaerenz zwischen Subjekt und
Objekt im Sinne W e i z s ä c k e r s anzusehen ist. Dieses kritische Detail steuert in der Auseinandersetzung zwischen Subjekt und Objekt
entscheidend den weiteren Weg der Aufschließung. Auch in der Entwicklung der kindlichen Wahrnehmungsleistungen konnten wir zeigen,
daß in einer ersten Phase Empfindung und motorische Handlung glo-
bal undifferenziert sind, und dann ein kritisches Detail eine differenzierte Motorik und eine spezifische Wahrnehmungsleistung ermöglicht
und damit dem Kind eine neue Dimension der Umwelterfassung er-
schließt. Der Weg der ärztlichen Diagnose ist ein analoger Wahrnehmungsvorgang. Die anamnestischen Angaben plätschern an unser Ohr
wie das Meeresrauschen, vergleichbar den petites perceptions von
L e i b n i t z. Plötzlich horchen wir auf: der Kranke erzählt uns, daß
er beim Gehen rechts an die Gegenstände anstößt. Das kritische Detail
einer möglichen Hemianopsie steuert von nun an planmäßig die gezielten Fragen und Untersuchungsmethoden zur Differenzierung der
für unser ärztliches Denken primär undifferenzierten Krankheit. Jedes
neue Teilergebnis bestätigt rückläufig das differenzierte kritische Detail oder widerlegt es. Diese rückläufige Bestätigung intendiert einen

neuerlichen motorischen Erfassungsakt, und im permanent verschränkten Verhältnis von afferenter rückläufiger Empfindung und vorwegnehmender motorischer Intention vollzieht sich der fortschreitende Wahrnehmungsvorgang, den W e i z s ä c k e r so treffend als „Gestaltkreis" bezeichnet hat.

Warum geben wir diesen Gedanken hier breiteren Raum? Es soll klargestellt werden, daß die ärztliche Diagnosestellung kein Vorgang ist, der durch Addieren der einzelnen Symptome quasi automatisch zustande kommt, sondern daß der Arzt als erkennendes Subjekt aus der ungeordneten Fülle der einströmenden Empfindungen ein kritisches Detail differenziert, das den weiteren Wahrnehmungsvorgang bis zur endgültigen Diagnose steuert. Als akademischem Lehrer scheint es mir gerade für den Psychiatrie- und Neurologie-Unterricht sehr wichtig den Studenten nicht mit abstraktem Wissensgut zu beladen, sondern ihm viele kritische Details von typischen Krankheitsbildern darzubieten. Mit Hilfe dieser kritischen Details kann er sich später im großen Feld der Krankheiten orientieren und zu schlüssigen Entscheidungen kommen. Daher unser Terminus „bildhaftes Denken": Das erschaute Bild regt die gedankliche Reflexion an, wogegen das abstrakte Denken das sinnesmäßige Erfassen eher inhibiert.

Das von uns wahrgenommene Phänomen, dem wir den Stellenwert eines Symptoms beimessen, muß von einer erfahrungsmäßig gegebenen Mittellage abweichen, so wir es als pathologisch werten sollen. Wenn wir beispielsweise hundertemale entspannte untere Extremitäten passiv im Kniegelenk bewegt haben, dann bekommen wir eine kinaesthetische Empfindung für den normalen Muskeltonus. Von dieser Empirie der mittleren Tonuslage können wir dann leicht einen intermittierend einschießenden Dehnungswiderstand als Spasmus, bzw. eine völlige Schlaffheit als Hypotonie feststellen. Aus Gründen einer koordinierten Zuordnung bezeichnen wir Symptome, die eine Steigerung der normalen Mittellage entsprechen, als *Plus-Symptome,* und vice versa als *Minus-Symptome* solche, die sich unter dem mittleren Pegelstand projizieren. Plus-Symptome im neurologischen Bereich sind etwa: eine Tonussteigerung, eine Hyperreflexie, im vegetativen Sektor: Tachycardie, Hypertonie, Schweißausbruch, Fieber, im affektiv-emotionalen Bereich: erregte oder gespannte Stimmungslage, Angst, Zorn, Wut, im geistigen Bereich: überhelle Bewußtseinslage, gesteigerte Assoziationsfähigkeit, Ideenflucht. Minus-Symptome wären dann: Hypotonie des Muskeltonus, Areflexie, Bradycardie, Hypotonie, reduzierter Grundumsatz, gedämpfte, depressive Stimmungslage, Trauer, Antriebsschwäche, getrübtes Sensorium, verlangsamter Gedankenablauf usw.

Die Position eines pathologischen Phänomens als Plus- bzw. Minus-Symptom ermöglicht nicht nur die Richtung des weiteren analytischen Denkens, sondern schafft — vor allem therapeutisch — eine gezielte Korrekturmöglichkeit. Selbstverständlich gibt es auch Krankheiten, bei denen Plus- und Minus-Symptome vergesellschaftet vorkommen. So sind Rigor und Tremor Plus-Symptome des Parkinson-Syndroms, wogegen die Akinese ein klassisches Minus-Symptom ist. Die therapeutische Beeinflussung der Plus-Symptome mit entsprechenden Medikamenten oder stereotaktischen Eingriffen kann den Rigor und Tremor weitgehend kompensieren. Das Minus-Symptom der Akinese bleibt dadurch völlig unbeeinflußt und erfordert eine völlig anders gerichtete Therapie, die später erörtert wird.

Haben wir die Fülle der pathologischen Befunde in Plus- und Minus-Symptome geordnet, dann ergibt sich zwangsweise eine Gruppierung zu typischen Syndromen, etwa der W e r n i c k e - M a n'schen Praedilektion als Schablone eines Kapselherdes, der durch die Plus-Symptome der spastischen Tonussteigerung, der Hyperreflexie, des Babinski und der typischen Beugekontraktur an den oberen und der Streckkontraktur an den unteren Extremitäten charakterisiert ist. Nach der Festlegung des Syndroms muß zumindest der Versuch gemacht werden, die biologische Fehlhaltung pathogenetisch und aetiologisch zu klären. Die pathogenetische wie aetiologische Klärung ist anzustreben, da beispielsweise ein positiver WaR im Liquor und ein positiver Nelson-Test wohl die Aetiologie der Lues beweisen, aber über die Pathogenese des krankhaften Prozesses (Tabes dorsalis oder luetische Endangitis) nichts aussagen. In gleicher Weise erklärt die Feststellung einer peripheren Lähmung mit Muskelatrophie, Entartungsreaktion und typischen Elektromyogramm noch nicht die Natur der Läsion. Freilich verschließen sich gerade in der Psychiatrie und Neurologie zahlreiche Krankheiten ihrer letzten Aufschließung, aber bis an die Grenzen der jeweils gegebenen Möglichkeiten muß die Analyse vorgetrieben werden.

Systematisch sehen wir bei den neurologischen Krankheiten zwei grundsätzliche Wege der Pathogenese:

1. Neurologische Erkrankungen, die sekundär durch Störungen des Mesenchyms zustande kommen. Hierher gehören alle Entzündungen und Zirkulationsschäden.

2. Neurologische Erkrankungen, bei denen das Neuron primär durch eine Encymopathie erkrankt ist. Hierher gehören Systematrophien von der P i c k'schen Atrophie bis zur progressiven spinalen Muskelatrophie.

Uns scheint diese Gruppierung zweckmäßig, weil ihr ein pathogenetischer Gesichtspunkt zugrunde liegt und weil dadurch eine gezielte Therapie begünstigt wird. So können beispielsweise bei mesenchymalen Irritationen des Zentralnervensystems durch eine Cortison-Therapie oder Fieberkur eine Besserung oder Heilung erzielt werden. Bei den Systematrophien hingegen ist Cortison völlig wirkungslos, und eine Fieberkur zeigt sogar schädliche Auswirkungen.

2. Das spastische Syndrom

Bevor wir auf die einzelnen Krankheitsformen eingehen, noch einige Bemerkungen über die wichtigsten Syndrome und die Möglichkeiten einer therapeutischen Korrektur: beim chronisch Nervenkranken steht das spastische Syndrom weitaus im Vordergrund. Der Muskeltonus ist für die Kliniker ein viel klarer zu fassendes Phänomen als für den Physiologen. Wenn der ruhende, gesunde Muskel keine Aktivität im Elektromyogramm aufweist (P. H ö f e r), ist dies für den Kliniker kein Beweis für das Fehlen eines Ruhetonus, sondern nur dafür, daß die Methode des EMG nicht imstande ist, diesen klinisch bekannten Ruhetonus zu fassen. Für den Kliniker ist der Ruhetonus aus dem Grund evident, da ihn der tote Organismus nicht hat. Der Muskeltonus ist für den Kliniker ein wichtiges Kriterium des gesamten Biotonus (E w a l d). Er ist die unbewußte reflektorische Ruhespannung, die als „Standgas" Ausdruck einer vitalen Bereitschaft ist, die durch vegetative, affektiv-emotionale, aber auch reflektorische Erregungen beeinflußbar ist.

So ist der Ruhetonus bei sympathischen Irritationsphasen erhöht und beim vegetativen Erschöpfungssyndrom vermindert, was schon in der schlaffen Körperhaltung und in der erschöpften Physiognomie erkennbar ist. In der emotionalen Erregung einer Wut ist er erhöht, in der depressiven Stimmungslage erniedrigt, was ebenfalls an der charakteristischen Körperhaltung ersichtlich ist. Jede Afferenzzunahme führt zu einer Steigerung des Muskeltonus. Im besonderen ist es der Schmerz, der reflektorisch eine Tonuserhöhung induziert. Die défense musculaire ist das Modell eines schmerzreflektorisch erhöhten Muskeltonus, die Kontraktur bewirkt durch Erhöhung des Muskeltonus eine schmerzreflektorische Ruhigstellung. Während diese Phänomene sozusagen Spitzenleistungen der Tonusfunktion darstellen und als Adaptationsleistungen anzusehen sind, stellen der Spasmus und der Rigor eine Entgleisung dar, eine Dekompensation der adaequaten Tonusregulierung. Auch der normale Muskel setzt einer passiven Dehnung einen Widerstand entgegen, was bei schnellen Bewegungen Aktivitäten im EMG zur Folge hat. Beim spastischen Tonus tritt dieser reflektorische Deh-

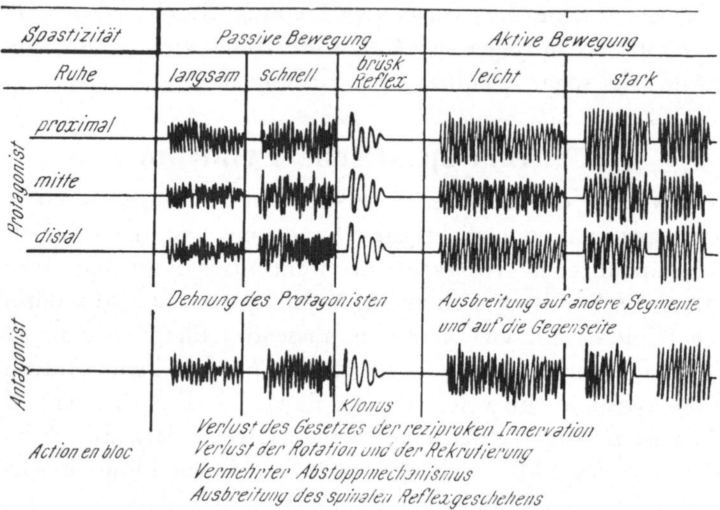

Abb. 7. (H. P a t e i s k y, Universitäts-Nervenklinik, Wien.)

nungswiderstand früher und stärker auf, und im EMG zeigen sich schon bei langsamen passiven Bewegungen Zeichen einer gesteigerten Aktivität (Abb. 7). Die Forschungsergebnisse von L e k s e l l, K u f n e r und G r a n i t über die sogenannte Gammaschleife haben nicht nur unser theoretisches Wissen über die normale Tonusregulierung entscheidend bereichert, sondern sind auch imstande, verschiedene klinische Phänomene zu klären. Die Gammaschleife (Abb. 8 schematisch) beginnt mit den Gammazellen des Vorderhorns, die in marklosen Fasern ihre Efferenzen zu den intrafusalen Muskeln des Spindelorgans leiten. Ihre Erregung bewirkt eine Zusammenziehung dieser intrafusalen Muskelfasern, was ohne Bewegungseffekt bleibt, jedoch die Erregbarkeit des Annulospiralringes steigert, wodurch schon kleinste Dehnungsreize zu Spindelentladungen führen und über die afferenten IA-Fasern der hinteren Wurzeln zentral geleitet werden. Diese Spindelafferenzen gelangen nach Umschaltung in den Zwischen-Neuronen zu den kleinen Alphazellen des Vorderhornes und erhöhen den Muskeltonus der Stamm- und proximalen Extremitätenmuskulatur.

Die Gammazellen des Vorderhorns empfangen Erregungen vom absteigenden retikulären System. G r a n i t konnte nach Reizung des retikulären Systems im Hirnstamm Spindelentladungen nachweisen. Das retikuläre System im Hirnstamm wird durch sämtliche Afferen-

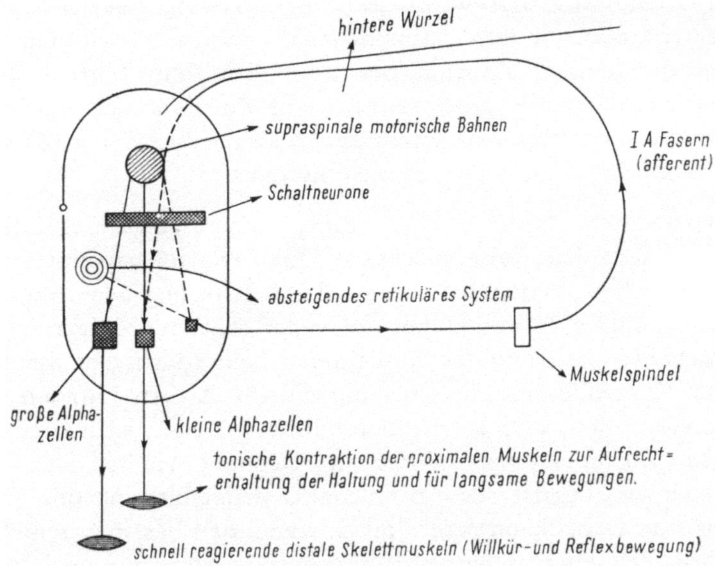

Abb. 8. Schematische Darstellung der Gammaschleife.

zen erregt und löst daraufhin — wie schon ausgeführt — eine generelle arousal reaction, also eine Aktivitätssteigerung, aus. Diese arousal reaction betrifft sowohl die cortikalen Regionen im Sinne einer Aktivitätssteigerung als auch die vegetativen und affektiven Regionen, und über absteigende retikuläre Bahnen kommt es auch zu einer Erregung der Gammaschleife mit dem funktionellen Endresultat einer Steigerung des Muskeltonus. Nicht nur cortiko-spinale Afferenzen (beispielsweise Schmerz) bewirken über Kollaterale im Hirnstamm eine retikuläre Irritation und damit eine Steigerung der Gammaaktivität, sondern auch affektive Erregungen führen über absteigende retikulo-spinale Bahnen zur Tonussteigerung. Die Sprache drückt dies sehr bildlich aus, indem sie sagt „der Schreck fährt einem in die Glieder". Beim Spastiker sehen wir diese Phänomene verstärkt. Jeder Neurologe hat beobachtet,

daß bei einem Hemiplegiker — wenn beispielsweise eine Tür laut zu-
geschlagen wird — plötzlich ein Spasmus in das ruhende paretische
Bein einschießt. Der überstarke akustische Reiz führt zur retikulären
Stimulierung, die über absteigende Bahnen eine Gammaaktivität mit
sichtbarer Zunahme der spastischen Tonussteigerung auslöst. Das
gleiche Phänomen einer Tonussteigerung sehen wir oft bei unseren
M.S.-Kranken als erstes Zeichen einer beginnenden Cystitis bzw. Cystopyelitis. Die Cystitis bewirkt über vegetative Afferenzen eine retikuläre Irritation, die über retikulo-spinale Bahnen zur Stimulierung
der Gammaschleife mit Zunahme des spastischen Tonus führt. Klinisch
sehen wir bei der beginnenden Cystitis eine Zunahme des spastischen
Beugetonus an den unteren Extremitäten. Der Zustand der Gamma-
schleife ist ein Pegelstand des gesamten Biotonus.

Sie wird durch sämtliche Afferenzen induziert und durch alle re-
tikulär-inhibierenden Reize blockiert. Die Erwartungsspannung vor
einem sportlichen Wettkampf ist eine durch Erregung oder Angst in-
duzierte retikuläre Irritation mit folgender Aktivitätssteigerung der
Gammaschleife und damit des Muskeltonus. Beim spastischen Syndrom
fehlt jede Kontrolle über diese Gammaschleife. Affekt, Emotion, Fieber, Schmerz, mechanische Irritation führen zu einer sichtbaren und
fühlbaren Zunahme des spastischen Dehnungswiderstandes. Der
J a c k s o n 'sche Begriff des loss of control trifft hier in vollkomme-
ner Weise zu. Dabei kann man klinisch sehen, daß das spastische Syndrom sozusagen einen autogenen Kompensationsmechanismus darstellt.
Bei Läsionen der Pyramidenbahn in der inneren Kapsel resultiert zunächst eine schlaffe Hemiplegie. Nach der F ö r s t e r 'schen Ansicht
kommt es durch Einspringen der extrapyramidalen Felder zum Auftreten des spastischen Muskeltonus, der letztlich dem Patienten ermöglicht, mit dem spastisch-gestreckten Bein zu gehen. Je größer und aus-
gedehnter dieser cerebrale Herd ist, um so langsamer und unvollstän-
diger stellt sich der spastische Tonus im gelähmten Bein ein. Der Kliniker steht daher beim einzelnen Fall sehr oft vor der Frage, ob er mit
Medikamenten oder physikalischen Maßnahmen versuchen soll, diese
spastische Tonussteigerung zu reduzieren, da sie ja biologisch eine Er-
satzfunktion darstellt. Analog dem Nachwachsen eines im Kampf ums
Dasein verlorengegangenen Eidechsenschwanzes stellt die Spastik das
Resultat einer unvollkommenen trophischen cerebralen Regeneration
dar. Wir sehen immer wieder Spastiker, denen wir mit myotonolytischen Medikamenten ihren Spasmus blockieren, worauf sie dann

völlig bewegungsunfähig sind. Die hinter der Spastik verborgene Parese verhüllt sich zunächst der klinischen Untersuchung, und ihr Ausmaß ist erst nach einem wirksamen tonolytischen Medikament zu erkennen. Eine richtige Indikation kann hier nur im einzelnen Fall ausgetestet werden. Bekanntlich ist die Spastik nicht auf alle Muskelgruppen gleichmäßig verteilt. Das Verteilungsmuster zeigt ein schablonenhaftes Gepräge. So ist der Adduktorenspasmus für die L i t t l e sche Erkrankung sehr charakteristisch. Auch diese Tonusschablone der Adduktorenspastik hat den biologischen Zweck einer besseren Statik.

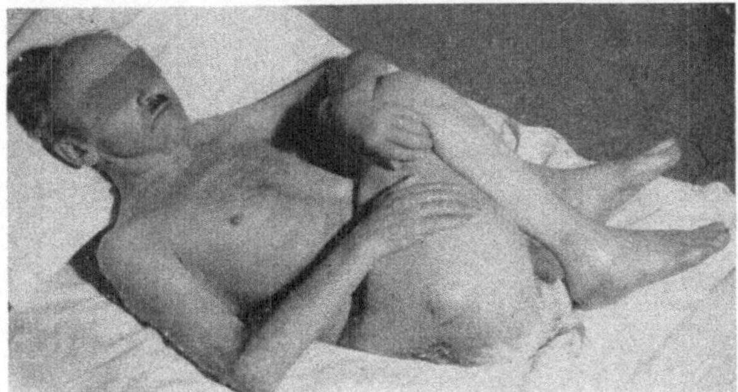

Abb. 9. Beugekontraktur als Ausdruck der Inaktivitätsschablone.

Inhibiert man medikamentös oder operativ diesen Adduktorensposmus, dann erleidet die Statik und damit die Adaptationsmotorik eine beträchtliche Einbuße. Bei der W e r n i c k e - M a n n'schen Praedilektion besteht die bekannte Beugespastik an der oberen und die Streckspastik an der unteren Extremität. Hirnstammläsionen führen zunächst meist zu Streckspasmen analog der Enthirnungsstarre, und erst spinale Läsionen verursachen eine generelle Beugespastik, die wir als „Inaktivitätsschablone" beschrieben haben (B i r k m a y e r - N e u m a y e r).

Unabhängig von der Grundkrankheit — besonders aber bei der Multiplen Sklerose — stellt sich in den terminalen Phasen eine generelle Beugekontraktur ein, quasi eine Regression in die Embryonalhaltung, allerdings spastisch (Abb. 9). Diese tonische Einrollungstendenz bei funktioneller Decerebrierung möchten wir auf die freigewordene Aktivität spinaler Mechanismen beziehen, da bei diesen Fällen im histologischen Präparat alle cortikospinalen Bahnen zerstört sind und nur vereinzelte intraspinale Bahnen Markscheiden aufweisen. (Abb. 10). Diese intraspinalen Bahnen sind ontogenetisch am frühesten entwickelt und intendieren daher aktiv die Embryonalhaltung. In gleicher Weise ist die Inaktivitätsschablone das Resultat einer spinalen Innervation, die nach Ausschaltung von übergeordneten cerebralen Instanzen frei wird und sich klinisch gegen alle Ausgleichsbestrebungen durchsetzt. Treten solche Beugespasmen im Rahmen einer Multiplen Sklerose auf, dann gelingt es weder mit tonolytischen Medikamenten, noch mit mechanischen Streckungen oder Unterwasserbädern, diese Beugekontraktur dauernd zu bessern. Im Initialstadium dieser Beugekontrakturen

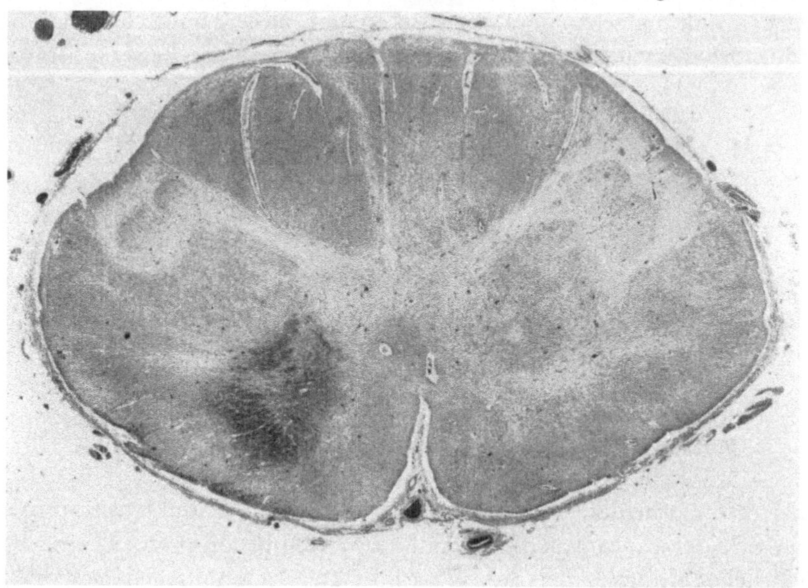

Abb. 10. Völlige Entmarkung bei Inaktivitätsschablone, nur spinales Grundbündel markhältig (Markscheidenfärbung nach S p i e l m e y e r).

bewirkt das Aufsetzen der Patienten im Querbett oder in einem Krankenstuhl ein Sistieren oder eine Erleichterung der schmerzhaften Beugespasmen.

Wir stellen uns vor, daß in der aufrechten Körperhaltung Haltungsreflexe zu einer tonischen Innervation der Streckmuskulatur führen, die sich objektiv in einer Verringerung der Beugespasmen auswirkt und subjektiv zum Nachlassen der schmerzhaften Kontrakturen führt.

In den späteren Krankheitsphasen sehen wir eine Form der tonischen Kontraktur, die mit dem spastischen Syndrom eigentlich nichts mehr gemein hat. Die Extremitäten sind meist in maximaler Beugestellung tonisch fixiert, lassen sich nur mit größter Anstrengung und nur in kleinen Bewegungsstrecken passiv aus dieser Kontrakturstellung bewegen. Die Muskel selbst fühlen sich dabei hart und plastisch kontrahiert an. Subjektiv bestehen krampfartige Schmerzen, die besonders nachts verstärkt auftreten. Wir haben diese Form der Tonusentgleisung als *Sperr-Tonus* bezeichnet und stellen uns vor, daß diese tonische Fixation eine Analogie zum Sperr-Muskel-Mechanismus der Muschel darstellt, wie sie J. von U e x k ü l l aufgezeigt hat. Dieser Sperr-Tonus

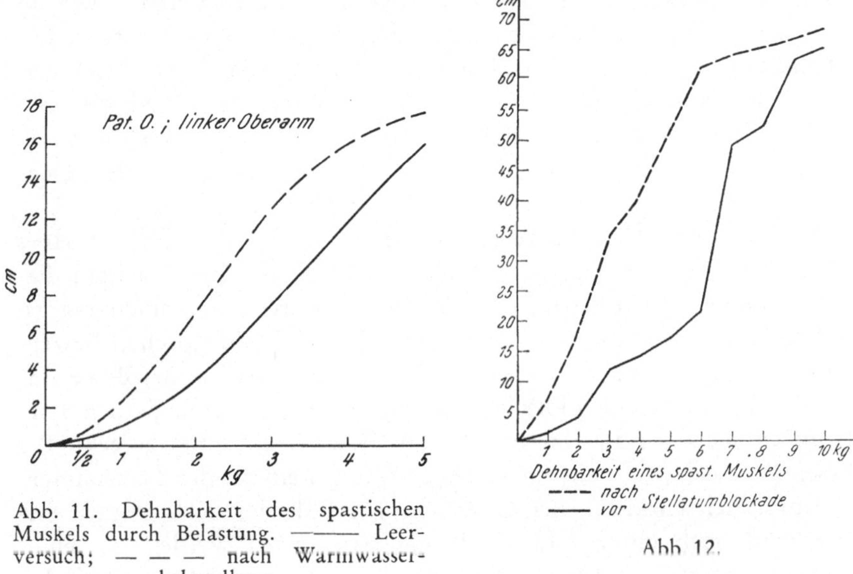

Abb. 11. Dehnbarkeit des spastischen Muskels durch Belastung. ——— Leerversuch; — — — nach Warmwasserbehandlung.

Abb. 12.

stellt sich bei unseren chronisch Nervenkranken in den Terminalstadien ein, als letzte Aktion eines, seiner höheren Leistungszentren beraubten Organismus. Im EMG besteht beim Sperr-Tonus eine permanente Aktivität auch in Ruhe. Da bei starker Spastizität eine Gammahyperaktivität besteht, verhindern kleinste Außen- und Innenreize eine Entspannung. Das Resultat ist die Dauerspannung in Protagonisten und Antagonisten, eben der Sperr-Tonus.

Dieser stellt als maximale Entgleisung einer Tonusregulation auf einer Abteilung mit chronisch Nervenkranken ein großes therapeutisches Problem dar. Gerade bei diesen Patienten wäre ein wirksames tonolytisches Medikament sehr vorteilhaft, da die Patienten sowohl unter starken Schmerzen leiden, als auch durch die tonische Kontraktur jede Lageveränderung unmöglich ist, wodurch das Auftreten eines

Decubitus eine zwangsläufige Folge ist. Die Indikation zur Dämpfung des spastischen Syndroms umfaßt zwei Gesichtspunkte:

1. durch die Tonolyse soll eine Steigerung der aktiven Beweglichkeit erzielt werden.

2. durch die Tonolyse soll eine Zunahme der passiven Beweglichkeit und eine Linderung der Schmerzen erreicht werden.

Welche Methoden stehen uns zur Verfügung, um den tonolytischen Effekt zu objektivieren? Schon im letzten Weltkrieg haben wir an spastisch gelähmten Hirnverletzten den Einfluß von Unterwasserbehandlung, Kurzwellenbestrahlung und Massagen auf den reflektorischen Dehnungswiderstand untersucht und mit der Methode von S p i e g e l objektiviert (Abb. 11). Der spastische Muskel wird durch steigende Gewichtsbelastung gedehnt und die Zunahme der Dehnungsstrecken gemessen. Auch jetzt verwenden wir fallweise diese einfache Methode. Abb. 12 zeigt die Zunahme der Dehnbarkeit eines spastischen Muskels nach einer Stellatum-Blockade. Der Nachteil dieser Methode besteht darin, daß der Dehnungsreiz langsam einwirkt, und daher die Tonuskurve keinen Spiegel der physiologischen Beweglichkeit ergibt, da bei den willkürlichen und automatisierten Bewegungen der Dehnungsreiz plötzlich einsetzt. Diesen physiologischen Forderungen wird der Pendelversuch von W a r t e n b e r g gerecht. Bei diesem Versuch wird das im Knie gestreckte Bein an der Fersenunterlage plötzlich entlastet, der Unterschenkel fällt der Schwerkraft entsprechend nach unten und die Pendelbewegungen werden mit einer Kamera registriert (Abb. 13). Schließlich kann man auch im EMG den tonolytischen Effekt an einer Aktivitätsabnahme ersehen, obwohl diese keineswegs immer mit einer klinisch feststellbaren Tonolyse parallel gehen muß. Im Einzelfall machen wir wohl diese Experimente, doch halten wir sie im wesentlichen für überflüssig, da sie nicht imstande sind, eine tiefere Einsicht in das Tonusproblem zu gewähren oder den Angriffspunkt eines tonolytischen Medikamentes aufzuzeigen. Die einfachste Prüfung ist noch immer die Untersuchung der passiven Beweglichkeit mit der Wahrnehmung des muskulären Widerstandes und ein Vergleich der Zunahme der aktiven Beweglichkeit.

Einer wirksamen tonolytischen Therapie kommt an einer Abteilung mit durchschnittlich 250 spastischen Patienten besondere Wichtigkeit zu, so daß wir sämtliche — von der pharmazeutischen Industrie gelieferten — tonolytischen Medikamente auf breitester Basis erprobt haben. Sanoma (M e r c k), Gamaquil (S i e g f r i e d A. G.), Quiloflex (B o e h r i n g e r), Paraflex (C i l a g), Lisidonil (C i b a), Trancopal (W i n t h r o p), Librium, Valium (H o f f m a n n - L a R o c h e), Lyseen (H o m m e l), wurden systematisch ausgetestet. Bei allen diesen Medikamenten treten bei unseren schweren, bettlägerigen Patienten als Nebeneffekte Müdigkeit, Abgeschlagenheit und depressive Verstimmung auf, die uns anzeigen, daß alle diese Medikamente mehr oder weniger am retikulären System angreifen. Bei den leichteren Spastikern — die noch herumgehen können — führen diese tonoly-

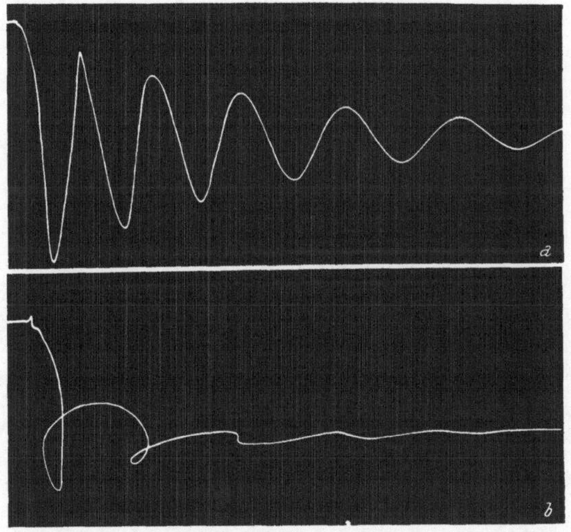

Abb. 13. Pendeltest nach W a r t e n b e r g, oben normal, unten spastisch. (Nach H. P a t e i s k y, Universitäts-Nervenklinik, Wien.)

tischen Substanzen zu einem guten Effekt mit Zunahme der aktiven Beweglichkeit ohne wesentliche Müdigkeit. Bei den schweren, bettlägerigen Kranken mit Sperr-Tonus führen diese Medikamente zu keiner wesentlichen Minderung der Schmerzen, sondern zu einer Einengung der Vigilität und einem Müdigkeitsgefühl, weshalb gerade diese Patienten diese tonolytischen Medikamente häufig ablehnen. Am wirksamsten ist noch Valium in einer Dosierung 3×5 mg täglich oder im akuten spastischen Schmerzzustand 10 mg i. m. Als einzige Substanz, die ohne Nebenwirkung den durch Spasmus und Rigor gesteigerten Muskeltonus löst, hat sich uns die Epsilonaminocapronsäure erwiesen. Wir gaben diese Substanz ursprünglich zur Schmerzlinderung bei verschiedenen Neuralgien, u. a. mit sehr gutem Erfolg bei den Zosterneuralgien. Als Nebenwirkung gegen den besonders nachts auftretenden spastischen Schmerz bei den Sperr-Tonus-Fällen konnten wir einen guten tonolytischen Effekt feststellen (Abb. 14). Die Dauer der Tonolyse schwankt von 4 bis 24 Stunden. Die Substanz wird von uns in einer Dosierung 1 bis 3 g pro die i. m. oder i. v. ohne Nebenwirkung gegeben. Der Nachteil dieser Medikation besteht darin, daß sich der tonolytische Effekt nach zwei bis drei Wochen erschöpft. Nach einer Pause von mehreren Wochen tritt er aber wieder ein. Über die Wirkung kann man vorläufig nur Spekulationen anstellen. Die Epsilonaminocapronsäure hat einen blockierenden Effekt auf die Histaminfreisetzung und es wäre vorstellbar, daß die marklosen Gam-

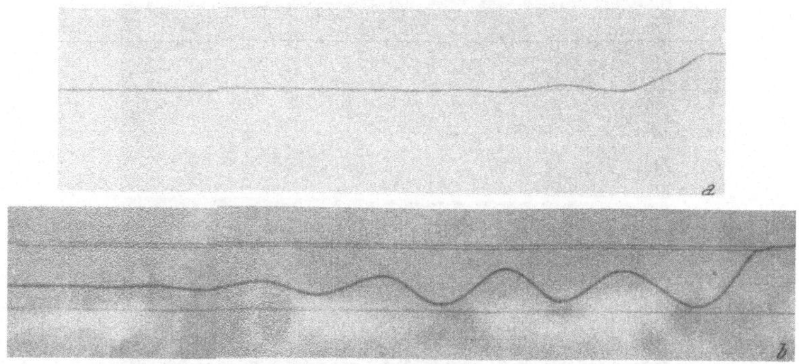

Abb 14. Tonolytischer Effekt durch Epsilonaminocapronsäure bei spastischer Parese. a = Spastizität, b = 30 Minuten nach 2 Gramm Epsilonaminocapronsäure i. v.

mafasern den histaminergischen Nervenfasern von E u l e r s zuzurechnen sind, die durch die Epsilonaminocapronsäure in ihrer Leitfähigkeit blockiert werden. Wir haben immer schon einen Spindelblocker als ideales Tonolytikum gefordert, da nur dadurch eine Tonusblockade ohne Nebenwirkung möglich wäre. Die gebräuchlichen tonolytischen Medikamente greifen entweder hauptsächlich am retikulären System an oder — wie Librium und Valium — am limbischen System und bewirken dadurch verständlichermaßen Nebeneffekte. Die tonolytischen Substanzen haben ihre Hauptanwendung bei den spondylogenen Neuropathien. Bei den leichten Spastikern steigern sie die aktive und passive Beweglichkeit, bei den Patienten mit dem massiven Sperr-Tonus helfen sie leider nicht in entscheidender Weise.

Sehr segensreich wirkt sich beim spastischen Syndrom die Unterwassertherapie mit Unterwassermassage aus. Wenn der Kreislauf der Patienten ein 30 Minuten langes Bad im warmen Wasser zuläßt, soll diese Unterwasserbehandlung mindestens zweimal wöchentlich durchgeführt werden. Im warmen Wasser kommt es zu einer Zunahme der passiven und aktiven Beweglichkeit, die zeitlich die Badezeit oft beträchtlich überdauert. Auch bei den schwersten Fällen mit Beugekontraktur und Sperr-Tonus sistieren die Schmerzen, auch wenn keine Zunahme der passiven Beweglichkeit zustande kommt. Neben der Wärme — die immer tonolytisch wirkt — ist es vor allem die Aufhebung der Schwerkraft, die die Gammaspastik inhibiert, zumal die Gammaschleife besonders in den Muskeln, die der Schwerkraft entgegenwirken, ausgebildet ist. Eine Ausschaltung der Schwerkraft inhibiert somit einen Großteil der Gammaspastik.

In einzelnen Fällen haben wir bei stark schmerzhafter Beugekontraktur der unteren Extremitäten mit Adduktorenspasmen eine lumbale Myelotomie (B i s c h o f - T ö n n i s) durchführen lassen. Bei dieser Operation wird in der Höhe der lumbalen Anschwellung eine in frontaler Ebene geführte Durchtrennung zwischen Hinter- und Vorderhorn vorgenommen. Nach dieser Operation entstand bei diesen Patienten eine völlig schlaffe Paralyse, was die Lagerungsmöglichkeit und vor allem die Blasenspülungen und Stuhlpflege erleichtern. Als Nebenwirkungen treten vereinzelt Blasenlähmungen und trophische Störungen an den Beinen auf. Diese Operation ist nur ein letzter Ausweg, der nur bei halbwegs gutem Allgemeinzustand gewagt werden kann, aber bei diesen wenigen Fällen bringt er doch eine Erleichterung der Pflege.

Sonst sind wir bei den schweren Fällen mit durch Sperr-Tonus fixierten Inaktivitätsschablonen immer auf das alte Depot-Curare (Tubocurin 0,1 bis 0,2 mg/kg) angewiesen, das einige Stunden Schmerzfreiheit gewährt, was meistens zum Einschlafen genügt.

Von den übrigen Syndromen steht der Häufigkeit nach das *ataktische Syndrom* an nächster Stelle. Den bekannten Symptomen der cerebellaren bzw. Hinterstrangsataxie können wir auf Grund unserer Erfahrungen nichts Neues hinzufügen. Die ataktischen Kranken sind aber in ihrer Milieubewältigung weit weniger behindert als die Spastiker. Mit Gehbänkchen oder Gehschulen sind sie hinreichend in der Lage, ein reduziertes motorisches Wirkfeld zu beherrschen. Medikamentös wissen wir kein Mittel, das auch nur symptomatisch eine Funktionsverbesserung zustandebringen könnte. Die Unterwassertherapie und Heilgymnastik sind aber auch beim ataktischen Patienten imstande, durch Koordinationsübungen und Einschaltung der optischen Bewegungskontrolle Funktionsverbesserungen zu erzielen.

Die Lebenserwartung ist durch das ataktische Syndrom weit weniger eingeschränkt als beim spastischen Syndrom. Möglicherweise ist dies die Ursache, daß wir dem ataktischen Syndrom sowohl diagnostisch wie therapeutisch weniger Interesse entgegenbringen. Das Rigor-Syndrom kommt beim Parkinson-Kapitel zur Besprechung.

Von den verschiedenen hirnpathologischen Gefäßsyndromen haben wir in den letzten zehn Jahren außer vereinzelten motorischen und sensorischen Aphasien nur einen einzigen Fall mit einer Rechts-Links-Orientierungsstörung beobachten können. Diese Tatsache war für mich besonders auffällig, da ich während meiner Arbeitszeit an der Wiener Universitäts-Klinik unter O. P ö t z l zahlreiche Fälle mit hirnpathologischen Symptomen beobachten konnte. Da 25% unseres Krankengutes cerebralen Gefäßleiden entsprechen, ist das Fehlen hirnpathologischer Syndrome recht auffällig. Wir möchten es dahingehend interpretieren, daß ein hirnpathologisches Syndrom, wie die verschiedenen Agnosien und Apraxien, durch einen Gefäßherd bei einem an sich intakten Gehirn entstehen. Bei unseren Fällen weist das Gehirn in seiner Gesamtheit diffuse Schäden auf, die zur Produktion eines hirnpathologischen Syndroms als Plus-Symptom nicht mehr in der Lage sind.

Literatur

B i r k m a y e r , W., und E. N e u m a y e r , Arch. Psychiatr. und Z. Neur. *199* (1959), 14. — B i r k m a y e r , W., und F. P e r g e r , Wien. klin. Wschr. *68* (1956), 267. — B i r k m a y e r , W., und G. W e i l e r , Wien. klin. Wschr. *74* (1962), 454. — B i r k m a y e r , W., Aerztl. Fortbildung *12* (1962), 143. — B o c z k o , M., und M. M u m e n t h a l e r , Neurology *8* (1958), 846. — E w a l d , G., Der biologisch-anthropologische Aufbau der Persönlichkeit. G. Thieme, Stuttgart, 1959. — G r a n i t , R., J. Neurophysiol., Springfield, *14* (1951), 113. — H o e f e r , P. F., und T. P u t n a m , Arch. Neurol. *42* (1939), 201. — L e k s e l l , L., Acta physiol. Scand., Suppl. 31 (1945), 84. — S p i e g e l , E., Der Tonus der Skelettmuskulatur. J. Springer, Berlin, 1927. — S t r u p p l e r , A., Nervenarzt, Berlin, *31* (1960), 369. — T ö n n i s , W., und W. B i s c h o f , Zbl. Neurochir. *23* (1962), 29. — W a r t e n b e r g , R., Neurology *1* (1951), 18. — U e x k ü l l , J. v., Theoretische Biologie. J. Springer, Berlin, 1928.

3. Neurologische Erkrankungen, die durch Irritation oder Läsion des Mesenchyms zustande kommen

Zu dieser großen Gruppe, die 70% unseres Erfahrungsgutes ausmacht, gehören alle Krankheiten, bei denen primär das Mesenchym betroffen wird und erst sekundär Läsionen des zentralnervösen Parenchyms zustande kommen. Der Häufigkeit und medizinischen Wichtigkeit nach steht die M u l t i p l e S k l e r o s e mit 26,5% an der Spitze, gefolgt von den cerebralen Gefäßleiden: 22,4%, postencephalitische Parkinsonsyndrome: 15% und luetische Erkrankungen des Zentral-Nervensystems: 4,6%.

A. Die Multiple Sklerose

Wir überblicken aus den letzten zehn Jahren 200 obduzierte M.S.-Fälle mit dem kompletten klinischen Verlauf und laufend 100 bis 150 M.S.-Kranke an der Abteilung, von denen 10% akute frische und der Rest chronische Fälle sind. Aus diesem medizinischen Rohstoff stammen unsere Erfahrungen, dieses Krankengut ist die Grundlage unserer pathogenetischen Vorstellungen, unserer therapeutischen Handlungen und unserer experimentellen Forschungen.

Wenn man an einer Abteilung von chronisch Tbc-Kranken und auf einer mit chronisch M.S.-Kranken Visite macht, fällt einem auf, daß der affektiv-vegetative Hintergrund dieser beiden Krankheiten fast gleich ist. Die Haut ist glanzlos, turgorlos, schlecht durchblutet, die Augen sind haloniert, die Lider sind dunkel pigmentiert. Die allgemeine Resistenz ist bei beiden Krankheiten beträchtlich herabgesetzt, die affektive Stimmungslage ist bei beiden euphorisch unkritisch, distanziert von der Schwere des Leidens. Beide Krankheiten führen zum allgemeinen Verfall. Dieses unspezifische Bild führt den Kliniker zu dem Gedanken, daß es sich bei der Multiplen Sklerose um eine chronische Entzündung handeln müßte. Auch der Verlauf in Schüben und Remissionen weist daraufhin, daß der Organismus von einer Noxe betroffen wird (Schub) und im optimalen Fall mit seiner Resistenz diese Aggression überwindet (Remission). Mit zunehmender Dauer ist die Widerstandskraft verbraucht, woraus ein chronisch-permanentes Fortschreiten des Prozesses resultiert.

Der Verlauf entspricht somit einer Infektionskrankheit, ohne daß über die Natur des Erregers eine verbindliche Aussage gemacht werden kann. Weder die Spirochaeten S t e i n e r's, noch die Viren S c h a l t e n b r a n d's, haben als aetiologische Faktoren eine Bestätigung gefunden. Jeder, der ein großes Krankengut von M.S.-Kranken überblickt, wird immer wieder verwundert sein über Fälle, bei denen aus ungeklärten Gründen der Prozeß jahrelang stehen bleibt und über solche, bei denen der intensivste therapeutische Einsatz ein galoppierendes Fortschreiten nicht verhindern kann. Wenn es sich bei der M.S. um eine Infektionskrankheit handelt, dann müßte die individuelle

Konstitution den Verlauf modifizieren können. Dem ist nun tatsächlich so. N e u m a y e r hat an unserer Abteilung den Habitus der M.S.-Kranken nach der K r e t s c h m e r'schen Methode vermessen und 36% Pykniker, 30% Leptosome und 34% Dysplastiker gefunden. Es sind somit alle Konstitutionstypen gleichmäßig befallen und nicht — wie C u r t i u s angenommen hatte — ein bestimmter Konstitutionstyp bevorzugt. Der Krankheitsverlauf ist allerdings bei den einzelnen Typen verschieden. Der durchschnittliche Krankheitsbeginn

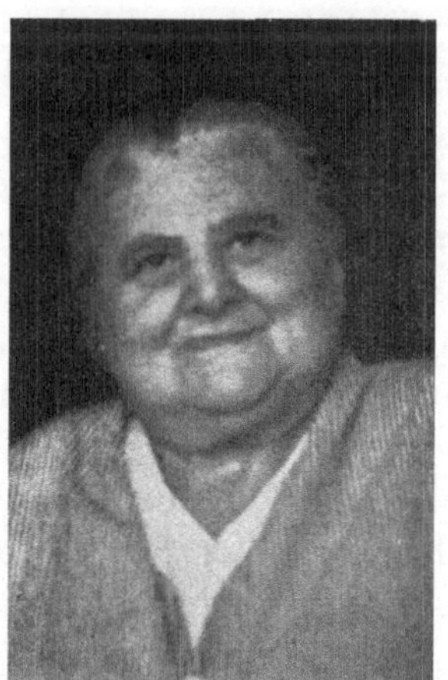 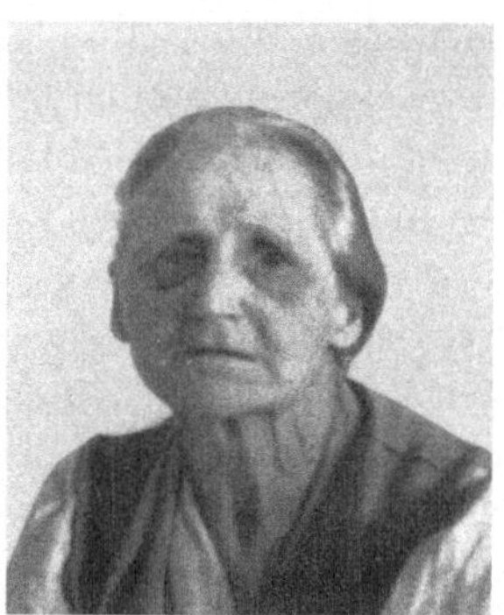

Abb. 15. A Pyknische Konstitution mit guter Abwehrlage. B Leptosome Konstitution mit schlechter Abwehrlage.

war bei den Pyknikern im 38. Lebensjahr, und bei den Leptosomen im 30. Lebensjahr. Die durchschnittliche Remissionsdauer betrug bei den Pyknikern 6 Jahre, bei den Leptosomen 3 Jahre. Die Pykniker zeigten 42% Fokalinfekte, die Leptosomen 78%, und schließlich zeigten doppelt so viele Pykniker als Leptosome einen langsameren Krankheitsverlauf. Daraus geht hervor, daß die pyknische Konstitution der M.S.-Noxe einen massiveren Widerstand entgegenstellt als die leptosome, was ebenfalls eine Analogie zur Tuberkulose ergibt. 2 Fälle: (Abb. 15, A und B)

A. 60jährige Frau, pyknischer Habitus, gut durchblutete Haut, Turgor prall elastisch. Beginn der Erkrankung vor 30 Jahren. Derzeit: aktive Beweglichkeit an den oberen Extremitäten im vollen Umfang möglich, nur beim FNV: Ataxie, an den unteren Extremitäten: spastisch-ataktischer Gang vollziehbar.

B. 59jährige Frau, asthenischer Habitus, fahle, blasse Haut, Turgor des Unterhautzellgewebes sehr schlaff, dunkel pigmentierte, halonierte Augenlider. 6 Jahre nach Beginn der Krankheit: völlige Quadruplegie, 10 Jahre nach Beginn der Krankheit: Exitus letalis.

Es war nun von Interesse, Kriterien zu finden, in denen sich ein
gutartiger bzw. maligner Verlauf spiegeln müßte. Gemeinsam mit
H. I s e l s t ö g e r untersuchten wir bei hundert M.S.-Kranken und
fünfzig anderen chronisch Nervenkranken die Gonadotropin- und
17-Ketosteroid-Werte (Alpha- und Beta-Fraktion) im 24 Std.-Harn.
Die unterste Grenze der Normalwerte wurde von I s e l s t ö g e r an
zweitausend Versuchspersonen ausgetestet. Die Werte der einzelnen
Patienten wurden von dem für Alter und Geschlecht bestimmten
Durchschnittswert als Plus- oder Minus-Abweichung eingetragen, wodurch eine Gruppe der Plus- und eine der Minus-Ausscheider geschaf-

Tabelle 5. *Vergleich der Verlaufsform zwischen Minus-Plus-Ausscheidern von
Gonadotropin und 17-Ketosteroide*
— = Minus-Ausscheider; + = Plus-Ausscheider

	Krankheits-dauer in Jahren	Dauer bis zur völligen Läh-mung (Jahre)	Gehfähigkeit +	Gehfähigkeit —
Gonad. —	15,2	11,5	2	21
Gonad. +	20,7	14,3	16	7
17-Keto. —	15,4	10,9	1	23
17-Keto. +	20,6	14,4	14	10
Gonad. und 17-Keto. —	13,8	9,4	0	17
Gonad. und 17-Keto. +	20,1	14,7	24	9

fen wurde. Mit diesen beiden Gruppen wurden die Kriterien der
Krankheitsdauer, der Dauer bis zur völligen Lähmung und der Geh-
fähigkeit korreliert. Tab. 5 zeigt die Ergebnisse. Man sieht daraus, daß
Kranke mit einer leistungsfähigeren Hypophysen-Nebennierenrinden-
Achse eine günstigere Verlaufsform aufweisen.

Analoge Befunde konnten wir im Sternalpunktat erheben. Gemeinsam mit H. D i t t r i c h (Interne Abt. des Hanusch-KH, Prof.Dr. H.
F l e i s c h h a c k e r), wurden 50 Patienten sternal punktiert. Bei
der Auswahl wurde Wert darauf gelegt, daß kein anderes Leiden
gleichzeitig bestand. Es wurden in der üblichen Weise 500 Zellen aus-
gezählt und morphologische Veränderungen eingehend beschrieben.
Um jegliche Beeinflussung zu vermeiden, waren dem Haematologen
nur die Namen der Patienten bekannt, er hatte keine Kenntnis von der
klinischen Diagnose und dem Stadium der Erkrankung. An Hand des
Myelogramms ließen sich zwei verschiedene Reaktionsweisen vonein-
ander abgrenzen. In zirka 25% der Fälle steht die Reaktion der Leukopoese im Vordergrund. Es fanden sich Bilder, die etwa einem akuten

bis subakuten infektiösen Bild entsprachen. Die Vorstufen der weißen Blutkörperchen waren im vermehrten Maß nachweisbar. Die azurophile Granulation war deutlich verstärkt. Nicht selten fanden sich in diesen Präparaten eine mehr oder weniger ausgeprägte Eosinophilie, während die dem retikuloendothelialen System des Knochenmarks zugehörigen Zellen kaum eine auffallende Beeinträchtigung zeigten. Eine zweite Gruppe — etwa 50% — hatte als gemeinsames Kennzeichen eine Reaktion im retikuloendothelialen System des Knochenmarks. Vor allem die lymphoiden Retikulumzellen, zum Teil aber auch die phagozytierenden Retikulumzellen und die Sinusendothelzellen waren vermehrt vorhanden, manchmal in Nestern beisammenliegend.

Die Haemopoese, vor allem die Leukopoese ließ meist eine gewisse Beteiligung erkennen, die aber niemals so intensiv und deutlich war wie in der ersten Gruppe. Die Eosinophilen sind in der Regel vermindert. Das Gesamtbild entsprach im großen und ganzen jenem, das man bei chronisch-entzündlichen Prozessen zu sehen gewohnt ist. 25% der Ausstriche zeigten entweder keine reaktiven Veränderungen oder ließen sich nirgends befriedigend einordnen. Neben diesen entweder mehr leukozytären oder vorwiegend retikuloendothelialen Reaktionsformen finden sich in den meisten Ausstrichen auch Knochenmarkplasmazellen vermehrt und verändert, ohne daß eine Abhängigkeit von der Gruppe 1 oder 2 besteht. Die Plasmazellen reagieren dann, wenn überhaupt eine Veränderung des Knochenmarks als Folge der Erkrankung eintritt. Bleibt diese aus, dann verhalten sich auch die Plasmazellen normal. Im gleichen Sinne einer allgemeinen Beeinträchtigung des Knochenmarkes kam es auch in sehr vielen Präparaten zu einer Linksverschiebung der Erythro- und Thrombopoese. Zusammenfassend ergaben sich Befunde, die als unspezifische Vorgänge wie bei anderen Krankheiten deutbar sind. Das Wesentliche war, daß sich bei einer neurologischen Erkrankung Zeichen finden lassen, die darauf hinweisen, daß der gesamte Organismus am pathologischen Prozeß beteiligt ist. So wie wir aus den qualitativen und quantitativen Veränderungen des peripheren Blutbildes gewohnt sind, Schlüsse über die unspezifische Abwehrlage zu ziehen, ist auch die Untersuchung des Knochenmarkes geeignet, in einem solchen mehr funktionellen Sinn angewendet zu werden. Auch im Myelogramm äußert sich die akute Krankheitsphase als ein vorwiegend die Leukopoese betreffender Vorgang, und die Vermehrung normal geformter jüngerer Elemente spricht, im Verein mit einer guten Ausreifungsten-

denz, für eine günstige leukozytäre Abwehr der Noxe. Eine stärkere
Schädigung des Organismus ist meist daran zu erkennen, daß die Ausreifung mangelhaft wird, eine toxische Granulation auftritt, und degenerative Veränderungen an den Zellkernen zu beobachten sind. Dieses
Bild kann sich schließlich bis zu jenen des promyelozytär-myelozytären
Markes steigern, wie es bei den Panmyelopathien angetroffen werden
kann.

Chronische Krankheitsabläufe dagegen wirken sich im Knochenmark vorwiegend durch Reaktionen im Bereich der retikulo-endo-

Tabelle 6

Myeloblast	0,4	Baso-Segment	—
Promyelozyt	15,2	Lymphozyt	1,2
Myelozyt	12,0	Proerythroblast	—
Eo-Myelozyt	2,0	Makroblast	5,2
Metamyelozyt	1,8	Normoblast	22,8
Stab.	4,6	Plasmazelle	9,0
Segment	20,4	Phag. Retikulumzelle	3,8
Eo-Segment	1,6	Megakaryozyt	—

1. Sehr zellreiches Präparat, fast hyperaktiv.
2. Leukopoese etwas linksverschoben, gering vergröberte Granulation.
3. Eosinophile leicht vermehrt.
4. Erythropoese angeregt, etwas linksverschoben.
5. Thrombopoese linksverschoben.
6. Plasmazellen deutlich vermehrt.
7. Phagozytierende Retikulumzellen vermehrt, zum Teil lebhaft phagozytierend.

Hämatologische Beurteilung: Kräftige, gute Abwehrlage vor oder auch nach
frischem Schub. Jedenfalls aber stärkerer Reiz.

thelialen Zellelemente aus, die dann vermehrt anzutreffen sind. R o h r
hat diese Veränderungen bei der chronischen Polyarthritis zitiert und
ist der Meinung, daß sie der Ausdruck einer chronischen Myelitis sind,
die schließlich nach dem Auftreten von Fibrozyten in die Knochen-
marksfibrose und damit in die Panmyelophthise übergehen kann. Dem
Erfahrenen ist es grundsätzlich möglich, aus dem Nebeneinander der
einzelnen Zellgattungen im Knochenmark Schlüsse auf die vorhandene Abwehrbereitschaft im Organismus zu ziehen. Von diesen Gesichtspunkten ausgehend, haben wir versucht, die Myelogramme unserer Patienten zu bewerten und festzulegen, ob auf Grund dieser
Untersuchung mit einer günstigen oder ungünstigen Abwehrlage gerechnet werden kann. Bei der abschließenden Besprechung der Ergebnisse zeigte sich nun, daß in 74% der Fälle die auf Grund der Kno-

marksausstriche vermutete günstige bzw. ungünstige Abwehrlage völlig dem tatsächlich beobachteten klinischen Verlauf entsprach. Die schon vor Jahren begonnenen Untersuchungen bestätigen, daß bei intensiver, aber morphologisch normaler Knochenmarkstätigkeit ein relativ günstiger Verlauf vorhanden war, während bei schwerer toxischer Beeinträchtigung des Markes die Lähmungen unaufhaltsam fortschritten.

Zwei typische Beispiele:

Fall 1: 60jährige Frau (Abb. 15 A) erkrankte vor 30 Jahren an Schwindel und Pulsstörungen, Schwäche in den Beinen. Objektiv: retrobulbäre Neuritis, Horizontalrotatorischer Nystagmus bei Rechtsblick, Doppelbilder beim Blick nach rechts. FNV: rechts ataktisch. UE: spastische Parese — rechts mehr als links, PSR und ASR gesteigert, Babinski rechts positiv. Gang: spastisch-ataktisch. Im Laufe von dreißig Jahren kam es zu mehreren Schüben und Remissionen. Derzeit kann die Patientin mit der Gehschule noch gehen. Die Hormonausscheidung im 24-Stunden-Harn ergab: 28 E Gonadotropin und 11,9 mg% 17-Ketosteroide. Serum-Elektrophorese: Albumine: 57%, Alpha 1 5,5%, Alpha 2 5,5%, Beta 14%, Gamma-Globuline: 18%. Bei der vegetativen Breitbandbelastung zeigte sich ein generalisierter Trend in sympathicotoner Richtung. Das Sternalpunktat ist aus der Tabelle 6 zu ersehen.

Zusammenfassend sieht man bei dieser Patientin eine günstige Abwehrlage im Sternalpunktat, im Hormonstatus, in der sympathycotonen Reaktion auf LSD. Die Folge ist eine 30jährige Krankheitsdauer, wobei die Patientin noch immer beschränkt gehfähig ist.

Fall 2: 59jährige Frau (Abb. 15 B) erkrankte vor 10 Jahren an einer Schwäche der Beine und Harnstörungen. Nach Fieberkur Besserung. Nach einem Jahr: zweiter Schub mit schwerer Paraparese der Beine und Ataxie der Arme. Bei der Aufnahme vor 3 Jahren bestand eine völlige Paraplegie der Beine, Parese beider Hände, FNV: hochgradig ataktisch, incontinentia urinae. Hormonausscheidung: 9 E Gonadotropin, 5,1 mg% 17-Ketosteroide. Serum-Elektrophorese: Albumine: 33,5%, Alpha 1: 7,8%, Alpha 2: 19,7%, Beta: 11,8%, Gamma-Globuline: 27,2%. Das Sternalpunktat ist aus Tab. 7 zu ersehen.

Bei diesem Fall bestand ein fudroyanter Verlauf, der 6 Jahre nach Beginn der Erkrankung zur völligen Lähmung, 10 Jahre nach Beginn zum Tode geführt hat, wobei das Sternalpunktat, die Hormonausscheidung und die Elektrophorese Zeichen einer verminderten Resistenz aufwiesen.

74% der erfaßten Fälle zeigten eine Übereinstimmung zwischen den Befunden des Sternalpunktates, der Hormonausscheidung und dem klinischen Verlauf, bei 26% bestand keine völlige Übereinstimmung. Als vergleichbares klinisches Kriterium wurde die Zeit genommen, die vom Beginn der ersten Krankheitssymptome bis zur völligen Lähmung verstrichen war. Bei 23 Fällen ungünstiger Abwehrlage betrug diese Zeit durchschnittlich 8,6 Jahre, bei 27 Fällen mit günstiger Abwehrlage 16 Jahre. Die Gesamtdauer der Erkrankung betrug bei den günstig gelagerten Fällen 19 Jahre, bei den ungünstigen 13,8 Jahre. Diese Befunde des Knochenmarkes, die mit der Aktivität der Hypophysen-

Nebennierenrindenachse und dem klinischen Verlauf in Beziehung gesetzt wurden, zeigten, daß die Noxe der M.S. den gesamten Organismus in seiner Abwehrkapazität erfaßt, und die neurologisch sichtbaren Funktionsausfälle das Resultat des Überspielens aller biologischen Abwehrbarrieren darstellen.

Bei 25 M.S.-Kranken unserer Abteilung entnahmen wir aus der Bauchhaut — also aus einem nicht paretischen Segment — Hautstanzen, die gemeinsam mit L o e b auf ihre vegetative Morphologie

Tabelle 7

Myeloblast	—	Baso-Segment	—
Promyelozyt	20,0	Lymphozyt	—
Myelozyt	5,6	Proerythroblast	8,0
Eo-Myelozyt	2,0	Makroblast	9,0
Metamyelozyt	5,4	Normoblast	23,0
Stab.	6,2	Plasmazelle	7,0
Segment	11,0	Phag. Retikulumzelle	4,0
Eo-Segment	6,0	Megakaryozyt	—

1. Mäßig zellreiches Präparat, mäßig Fett.

2. Die Leukopoese zeigt etwas vergröberte Granulation, sonst nicht wesentlich verändert.

3. Die Eosinophilen der Norm entsprechend.

4. Erythropoese etwas angeregt und linksverschoben.

5. Thrombopoese kaum zahlreicher als normal, aber zum Teil jugendliche Elemente enthaltend.

6. Die Plasmazellen leicht vermehrt.

7. Phagozytierende Retikulumzellen normal. In einzelnen Inseln, zum Teil in Verbänden liegende Retikulumzellen und Sinusendothelien. Die Phagozytose jedoch auch dort eher geringer als normal.

Hämatologische Beurteilung: Es ist vor allem an eine beginnende seröse Entzündung, also an das Einsetzen eines Schubes zu denken, bei dem eine Abwehrreaktion noch nicht eingesetzt hat. Vielleicht auch subchronisch schleichender Prozeß, der kein ausreichender Reiz ist, um Reaktion hervorzurufen.

untersucht wurden (Abb. 16). Die Befunde waren im wesentlichen gleich, nur graduell verschieden. Es ergab sich eine Atrophie der Haut, eine Reduktion oder ein Fehlen der Anhangsgebilde, ein Fehlen der Gefäße, eine Unmöglichkeit die vegetativen Elemente zur Darstellung zu bringen sowie fallweise lymphozitäre Infiltrate. Auch diese Befunde sind als unspezifisch anzusprechen, zeigen allerdings erneut auf, daß die M.S.-Noxe auch die vegetativen Elemente der Haut als Abwehrsystem affiziert und rarefiziert.

Der Zeitströmung entsprechend, haben wir in den Jahren 1953 bis 1958 bei jedem Fall von M.S. ein oder mehrere Male eine Serum- und

Liquor-Elektrophorese durchgeführt (N e u m a y e r - P e r g e r - S c h i n k o - T s c h a b i t s c h e r). In Übereinstimmung mit allen Untersuchungen konnten wir auch eine allgemeine Verminderung der Albumine und fallweise eine beträchtliche Vermehrung der Gamma-Globuline aufzeigen. Die besondere Zunahme der Gamma-Globuline im Liquor (T s c h a b i t s c h e r - S c h i n k o) konnten wir ebenfalls bestätigen.

Zusammenfassend schließen wir aus allen diesen Befunden, daß die Multiple Sklerose eine chronische entzündliche Erkrankung ist, die den gesamten Organismus befällt, im mesenchymalen System Abwehr-

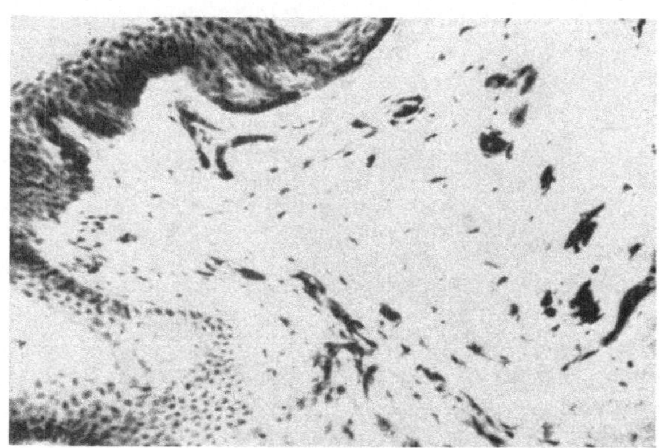

Abb. 16. Hautstanze aus der Bauchhaut bei multipler Sklerose (Versilberung nach J a b o n e r o). Atrophie der Haut, Fehlen der Anhangsgebilde, keine vegetativen Elemente.

reaktionen auslöst und schließlich zu einer Erschöpfung des gesamten Organismus führt. Erst nach dem Überspielen der diversen mesenchymalen Abwehrbarrieren trifft die Noxe die Markscheiden des Zentralnervensystems. Entzündung heißt pathologisch-anatomisch mesenchymale Reaktion, eine Entzündung des Ektoderms gibt es nicht. Die Veränderungen im Zentralnervensystem sind reaktiv, im Gegensatz zu den neurologischen Systemerkrankungen (amyotrophische Lateralsklerose), bei denen primär und ausschließlich das neurale Parenchym erkrankt ohne Reaktion des Gesamtorganismus. Auch im klinischen Verlauf finden wir eine Stütze zu dieser Annahme. Wir beobachten immer wieder zwei Reaktionen im Verlauf einer M.S.

1. den Mesenchymschub;
2. den Ektodermschub.

Wir sehen im Verlauf der Krankheit Phasen, in denen sich die Patienten müde und matt fühlen, eine gedämpfte, dysphorische Stimmungslage aufweisen, über vermehrte Gelenks- und Muskelschmerzen klagen, vegetativ ein spannungsloses, erschöpftes Aussehen bieten, ohne daß in dieser Phase eine Zunahme der neurologischen Funktionsausfälle auftritt. Das ist der Mesenchymschub, bei welchem eine kurzfristige intensive Cortison-Therapie oft imstande ist, eine Ausbreitung des Prozesses ins Ektoderm mit Zunahme der neurologischen Ausfälle zu verhüten. Wir möchten diese im Verlauf der M.S. auftretenden Phasen mit den „rheumatischen Vor-Krankheiten" P e t t e s identifizieren und meinen wie S t r a n s k y, daß diese Phasen Ausdruck der Krankheit sind. Wir sehen im Verlauf der M.S. immer wieder solche Mesenchymschübe, die fallweise nach Überwindung der mesenchymalen Abwehrbarrieren zu einem Befall des ZNS mit einer Zunahme der neurologischen Ausfallserscheinungen führen, was wir dann als Ektodermschub bezeichnen. Für die Konzeption, daß die M.S.-Noxe den gesamten Organismus befällt, sprechen auch die Erfahrungen, daß jeder Stress, der zu einer Schwächung der allgemeinen Abwehrlage führt, einen Mesenchym- oder Ektodermschub auszulösen imstande ist. Hierher gehören motorische Leistungsüberforderungen, vielfach im Zusammenhang mit andauernder Unterkühlung, hormonale Umstellungen in der Schwangerschaft oder im Klimakterium, psychische Traumen und fokale Störfelder. E. N e u m a y e r konnte an 250 fokalsanierten Kranken unserer Abteilung zeigen, daß ihre Lebenserwartung höher war als die der nicht sanierten. Die ersteren hatten eine durchschnittliche Lebensdauer von 21 Jahren, die nicht sanierten 15 Jahre. Im Verlauf der Krankheit kommt es zuletzt zu einer generellen Erschöpfung des Abwehrsystems. Als unmittelbare Todesursache schien in einer katamnestischen Erfassung von 400 Krankengeschichten bei 26,6% eine Cystopyelitis, bei 27,2% eine Decubitalsepsis, bei 37,5% interkurrente Infekte und Pneumonien und in 8,7% ein akutes Kreislaufversagen auf.

Zum klinischen Bild können wir über das bekannte Wissensgut wenig Zusätzliches beisteuern. Der Beginn der Krankheit entspricht der Alterspyramide wie sie zuletzt von W. S c h e i d mitgeteilt wurde mit einem Gipfel zwischen 20. und 40. Lebensjahr. Im klinischen Bild steht das spastische Syndrom weitaus im Vordergrund, gefolgt vom ataktischen Syndrom, wogegen die C h a r c o t'sche Trias (Intentionstremor, Nystagmus, skandierende Sprache) kaum rein zur Beobachtung kommt, und auch die M a r b u r g'sche Trias (Temporale Abblassung, fehlende BDR, spastisches Syndrom) zu den seltenen Symptomkoppelungen gehört.

Verteilung der Symptome bei 400 Fällen:

1. fehlende BDR — 88%
2. Blasenstörungen — 88%
3. spastische Paresen — 85%
4. cerebellare Störungen — 85%
5. Mastdarmstörungen — 79%
6. Nystagmus — 75%
7. Facialisparesen — 55%
8. temporale Abblassung — 43%
9. Demenz — 43%
10. skandierende Sprache — 35%
11. Doppelbilder — 15%

Das spastisch-ataktische Syndrom scheint danach wie bei W. S c h e i d als Führungssymptom bei der M.S. auf. Nicht erfaßt in dieser Zusammenstellung sind die subjektiven Paraesthesien, die initial und im späteren Verlauf immer wieder angegeben werden. Sie sind wohl sehr charakteristisch, lassen sich aber nach unseren Erfahrungen selten objektivieren, da echte Anaesthesien oder Hypaesthesien selten zu verifizieren sind. Hypaesthesien im Sinne einer Schwellenlabilität mit Wechsel der Grenzen (A. S c h r a d e r) kommen wohl zur Beobachtung, sie erlangen aber interessanter Weise nie die Intensität einer Sensibilitätsstörung, einer peripheren Nervenläsion oder einer Tabes dorsalis.

Die fehlenden BDR sind sehr charakteristisch für die M.S., d. h. vorhandene BDR sprechen gegen das Vorliegen einer M.S., wogegen fehlende BDR wegen der schlaffen Bauchdecken kein absolut sicheres M.S.-Symptom sind. Das einzige neurologische Symptom, das wir ausschließlich bei der M.S. angetroffen haben, ist ein dissoziierter Nystagmus. Dieses Symptom ist zwar spezifisch für die M.S., fehlt jedoch häufig. Um über den klinischen Verlauf neue Aspekte zu gewinnen, haben wir 500 Krankengeschichten von M.S.-Kranken aus den Jahren 1917 bis 1957 katamnestisch erfaßt. Es wurden 13 Faktoren herausgesucht und jeder Faktor mit jedem korreliert, was eine Summe von 156.000 Einzelkorrelationen ergab, deren statistische Signifikanz mit dem X^2-Test errechnet wurde. Das Ergebnis dieses Aufwandes war keineswegs entsprechend. Ein Zusammenhang zwischen Beruf und Krankheit ergab sich nicht. Vorkrankheiten erbrachten keinen Zusammenhang mit dem Krankheitsverlauf. Auslösende Ursachen für den ersten Schub wiesen keine Signifikanz auf. Der Krankheitsbeginn zeigte die bekannte Alterspyramide. Die Korrelation von 1. Symptom und Krankheitsbeginn zeigt ein hochsignifikantes Ergebnis in dem Sinn, daß bei Krankheitsbeginn vor dem 30. Lebensjahr Hirnnervensymptome in 60%, bei Krankheitsbeginn nach dem 30. Lebensjahr Extremitätenparesen in 85,4% als erstes Symptom aufscheinen. Eine plausible Erklärung für dieses signifikante Ergebnis können wir nicht geben. Eine weitere Korrelation zwischen schubweisen Verlauf und Krankheitsbeginn ergab sich insofern, als bei einem Krankheitsbeginn vor dem 30. Lebensjahr in 90% ein schubweiser Verlauf auftritt. Das Wechselspiel zwischen M.S.-Aggression und mesenchymaler Abwehr ist beim jugendlichen Organismus eben dynamischer.

Als besonders charakteristisch möchten wir im späteren Verlauf den psychischen Abbau hervorheben. Eine kritiklose Demenz mit euphorischer Grundstimmung steht dabei im Vordergrund. Die Euphorie ist nicht einfühlbar und kontrastiert mit der Schwere des Leidens. Eine M.S.-Kranke, die ihre Bettnachbarin, die jahrelang neben ihr gelegen ist, durch Tod verloren hat, zeigt keine besondere Trauer oder Depression hinsichtlich ihres eigenen Schicksals.

Sie ist an diesem Tag besonders zufrieden, weil ihre eigenen Spasmen weniger Schmerzen bereiten. Die gesamte Physiognomik des chronisch M.S.-Kranken ist frei von affektivem und emotionalem Ausdruck. Affektive Gemütsempfindungen oder emotionale Gemütsbewegungen betreffen ausschließlich den Bereich des eigenen vegetativen Wohlbefindens. Menschlich affektive Kontakte flachen ab, Interesse und Aufnahmefähigkeit, zwischen-menschliche Beziehungen nehmen ab, das heißt nicht, daß ein angenehmes Rundfunk- oder Fernsehprogramm keine Befriedigung bereiten würde. Diese Befriedigung betrifft aber nur die eigene Person. Daß Mitpatienten etwa durch den Lärm gestört werden, wird nicht perzipiert. Diese Abflachung und Einengung des affektiven Interessenfeldes betrifft nicht nur die politischen und kulturellen Ereignisse des Alltags, sondern auch die familiären Geschehnisse zeigen — besonders in den späteren Krankheitsphasen — keine echte affektive Anteilnahme. Es besteht eine Unfähigkeit, affektive Empfindungen und emotionale Regungen, die nicht unmittelbar das eigene Körpergefühl betreffen, zu aktivieren. Man müßte den

Terminus *affektive Demenz* für dieses eigenartige Verhalten prägen. Damit einhergeht natürlich auch eine intellektuelle Demenz. Die Abstraktionsfähigkeit, Kritik- und Urteilsfähigkeit und kombinatorisches Denken sind in gleicher Weise betroffen. Der psychisch-intellektuelle Abbau ist graduell verschieden und hängt vom Ausmaß der cerebralen Herde ab. Vorwiegend spinale Fälle sind davon weitgehend verschont.

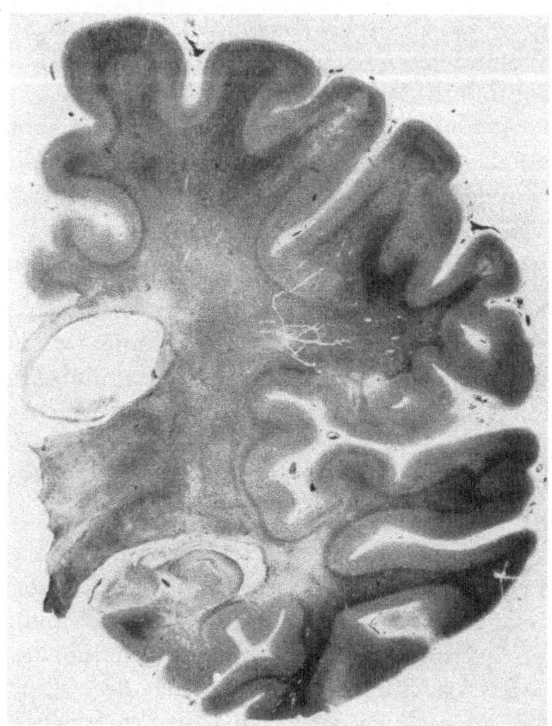

Abb. 17. Massive cerebrale Entmarkung bei Multipler Sklerose (Spielmeyerfärbung), die klinische Diagnose war M. A l z h e i m e r.

Bei vorwiegend cerebralem Befall kann der psychische Abbau so ausgeprägt sein, daß wir in drei Fällen die Diagnose: präsenile Demenz bzw. progressive Paralyse stellten und erst die Autopsie die mit M.S.-Herden übersäten Hirnhemisphären aufzeigte (Abb. 17).

Unsere klinische Empirie lieferte auch die Leitlinie für unsere pathogenetischen Forschungen. Ausgehend von der Hypothese, daß der — nach Überspielen sämtlicher mesenchymaler Barrieren die Markscheiden auflösende Faktor aus dem Blut stammt — wiederholten wir in modifizierter Weise die Entmarkungsversuche von B r i c k n e r und

W e i l. Während diese Autoren Rattenrückenmark mit M.S.-Serum bebrüteten und Zerstörungen der Markscheiden zeigen konnten, verwendeten wir menschliches Rückenmark von Kranken, die an M.S. oder anderen Krankheiten verstorben waren.

Methodisch verwendeten wir Brustmark, weil in diesem Rückenmarksabschnitt hinsichtlich der Verteilung der grauen und weißen Substanz sehr übersichtliche Verhältnisse vorliegen. Das Rückenmark wurde etwa sechs Stunden post mortem entnommen und in Ringerlösung, physiologischer Kochsalzlösung und in Periston N ein etwa 1 cm langes Stück im Brutschrank bei 37⁰ für 12, 24, 36, 72 Stunden inkubiert. Als zweiter Versuchsgang wurden solche Gewebsstückchen bei plus 4⁰ für die gleiche Zeitdauer im Eisschrank belassen. Anschließend wurden die Rückenmarksstücke in 10%igem Formalin fixiert, am Gefriermikroton geschnitten und nach S p i e l - m e y e r, S m i t h - D i e t - r i c h sowie F e t t - P o n - c e a u gefärbt. In einer zweiten Serie wurde den Rückenmarksstücken 5 bis 7 ccm Normalserum und M.S.-Serum zugesetzt; die Zeitdauer der Inkubation im

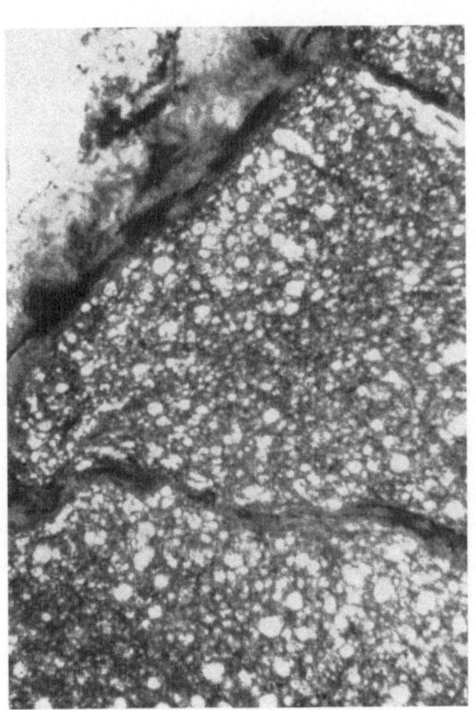

Abb. 18. Entmarkungszonen nach Bebrütung mit M.S.-Serum (Spielmeyerfärbung).

Brut- bzw. Eisschrank betrug 20 bis 23 Stunden. Während im Eisschrank die ersten Veränderungen erst nach 72 Stunden auftraten, setzten sie im Brutschrank schon nach 48 Stunden ein. Es kam dabei in beiden Versuchsreihen zu einer Quellung des gesamten Gewebes. An den Markscheiden zeigen sich im Smith-Dietrich-Bilde vereinzelt auftretende braun-schwarze Schollen. Bei längerer Inkubation kommt es zu einer Verquellung der Markscheiden, und die einzelnen Zellelemente verlieren ihre Anfärbbarkeit. Zusammenfassend kam erst nach 48 Stunden Bebrütung die Autolyse zum Ausdruck, die an einer diffusen Schädigung des ganzen vorliegenden Gewebsstückes zu erkennen ist. Im Eisschrank setzten diese Veränderungen erst nach 72 Stunden und in wesentlich geringerer Ausprägung ein. Die Inkubation mit Normalserum führte nach Bebrütung bei 37⁰ erst nach 40 Stunden zu einer geringgradigen Auflockerung der Markscheiden im Bereiche der Randzone des Rückenmarks, die Zellelemente verlieren dabei vereinzelt ihre Anfärbbarkeit.

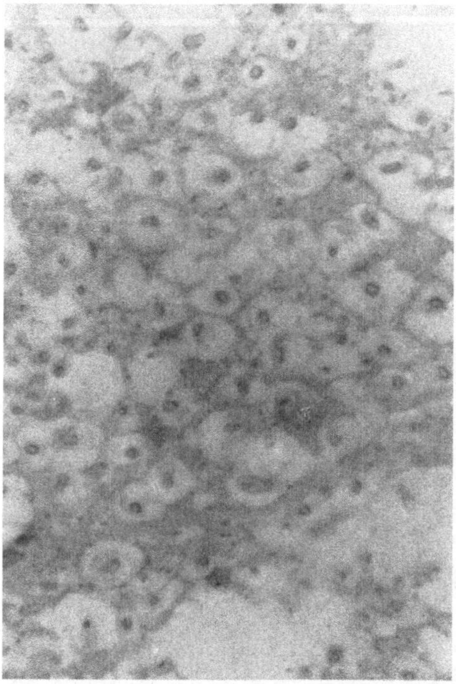

Bei der Bebrütung mit M.S.-Serum kam es schon nach 20 Stunden zu deutlichen Zerstörungen an den Markscheiden (Abb. 18). Es fanden sich weit über die Randzone des Rückenmarks hinausreichend und konzentrisch zur grauen Substanz vordringend, ausgedehnte Lückenfelder mit scholligem Zerfall der Markscheiden. Nach 40 Stunden waren die Veränderungen so ausgeprägt, daß nur mehr Gewebsreste vorhanden waren. Fettprodukte konnten nicht nachgewiesen werden. Diese Bilder fanden sich sowohl an Rückenmarksstücken, die von M.S.-Kranken als auch von Kranken ohne Affektion des Nervensystems stammten. Verwendeten wir Fieberserum von Patienten die an einer vegetativen Dystonie litten, dann kam es nach 36stündiger Inkubation ebenfalls zu einer Auflockerung der Markscheiden im Bereiche der Randzone des Rückenmarkes, allerdings in wesentlich geringerem Ausmaß. Bei Bebrütung mit Liquor-cerebro-spinalis konnten derartige Veränderungen nicht gefunden werden. Die Achsenzylinder waren nach Bebrütung mit M.S.-Serum auch im entmarkten Gewebe darstellbar

Abb. 19. Erhalten gebliebene Achsenzylinder (Bodian-Darstellung).

(Abb. 19). Das M.S.-Serum erbrachte somit einen eindeutigen histoly-
tischen Effekt, welcher in fast elektiver Weise die Markscheiden betraf.
Normalserum und Fieberserum hatten erst nach doppelt so langer In-
kubationszeit nachweisbare Effekte, die jedoch quantitativ wesentlich
geringer waren. Diese Untersuchungen konnten zeigen, daß der mark-
scheidenzerstörende Effekt des M.S.-Serums unabhängig davon war,
ob es sich bei dem verwendeten Gewebe um von M.S.-Kranken oder
von an anderen Leiden Verstorbenen gehandelt hatte. Dieser Befund
gibt uns einen Hinweis darauf, daß der Markscheidenzerfall einer
Noxe bedarf, die erst an die Markscheide herangebracht werden muß,
wogegen eine fehlerhafte Anlage keine Rolle spielt. Das M.S.-Serum
hat dabei im Gegensatz zu Normal- und Fieberserum eine elektive
Wirkung auf die Markscheiden bei Erhaltung der Achsenzylinder.
W ü t h r i c h, der allerdings mit Affenrückenmark seine Untersuchungen anstellte, konnte unsere Ergebnisse nicht bestätigen. Der entscheidende Faktor liegt aber unserer Meinung nach darin, daß das M.S.-
Serum schon nach 24 Stunden Bebrütung elektive Markscheidenauf-
lösungen zeigt und die Achsenzylinder erhalten bleiben, wogegen Kon-
trollseren diese Effekte nicht hervorbringen.

In neueren Untersuchungen wurden mit W e w a l k a unsere M.S.-
Seren in zahlreiche Fraktionen aufgetrennt, von denen ausschließlich
zwei Fraktionen aus dem grob-molekularen Gamma-Globuline-Bereich
unsere elektiven Entmarkungen bewirkten. Die gleichen Fraktionen
aus Seren von Kranken mit Lebercirrhose konnten diesen Entmar-
kungseffekt nicht herbeiführen, womit für uns die Spezifität des M.S.-
Serums bzw. bestimmter Globulin-Fraktionen sicher zu stehen scheinen.
Unter welchen Bedingungen allerdings diese Fraktionen die Blut-Hirn-
Schranke überschreiten und in vivo eine Entmarkungsaktivität enthalten, ist noch völlig im Dunkeln.

Zusammenfassend erscheint uns die Multiple Sklerose als eine chronische Entzündung, die primär den gesamten Organismus befällt, Ab-
wehrmechanismen des Mesenchyms mobilisiert (Mesenchymschub) und
nach Überwindung dieser biologischen Barrieren ein Eindringen von
Faktoren — die aus dem Gamma-Globuline-Bereich stammen — in das
Parenchym des Zentralnervensystems zustande kommt. Dadurch
kommt es zu elektiven Entmarkungen mit entsprechenden neurologischen Funktionsausfällen (E k t o d e r m - S c h u b). Warum allerdings der progrediente Prozeß fallweise jahrzehntelang stagniert und
stationär bleibt, was wir klinisch immer wieder beobachten können,

cder im anderen Falle galoppierend ohne Möglichkeit der Behinderung fortschreitet, verhüllt sich derzeit völlig unserer Einsicht.

Therapie

Eine Therapie der Krankheit gibt es noch nicht, und die fallweise in den medizinischen Fachzeitschriften und in der Tagespresse angepriesenen Methoden beunruhigen nur die Kranken und ihre Angehörigen. Es bedarf immer der größten ärztlichen Anstrengung, solche Kranke vor unsinnigen finanziellen Opfern zu schützen. Trotzdem können wir den Verlauf günstig beeinflussen. Es ist keine Frage, daß man heute den akuten Schub mit intensiver Cortison-Therapie abstoppen kann. Diese Therapie sollte unserer Erfahrung nach kurz und intensiv, aber nicht monatelang hinausgezogen werden. Am zweckmäßigsten hat sich uns Dexa-Methason (Dexa-Scheroson oder Fortecortin, M e r c k) bewährt. Wir geben es allerdings selten länger als drei Wochen.

Zusätzlich Calcium und Vitamin C i. v. Viel zu wenig Gebrauch wird unserer Meinung nach in den initialen Phasen von Fieberstößen gemacht. Zwei bis vier Fieberstöße sind bei den ersten Schüben fast immer imstande, die allgemeine Resistenz zu erhöhen und eine Remission herbeizuführen. In den späteren Phasen führt eine Transfusion von 250 ccm Frischblut immer zu einer allgemeinen Kräftigung. Die immer wieder neu hervorgehobene ACTH-Therapie stellt unsrer Erfahrung nach keinen Vorteil gegenüber der Cortison-Therapie dar. Man muß sich darüber im Klaren sein, daß jede wirksame Therapie einer Entzündung über das mesenchymale System läuft. Dieses System hat eine raschere Reaktion und Regenerationsfähigkeit. Daher wird ein Mesenchymschub rascher zu kompensieren sein wie ein Ektoderm-Schub, da eine Regeneration im Ektoderm, wenn sie überhaupt möglich ist, viel länger dauert. Die schwierigste Zeit für den Arzt ist immer wieder die Remissionsphase. Der Kranke fühlt sich relativ wohl und kräftig und will mit vermehrter Energie die Funktionsausfälle kompensieren und fordert geradezu eine Intensiv-Therapie. Anabole Hormone bewirken zweifellos eine allgemeine vegetative Kräftigung und sind empfehlenswert, desgleichen die immer wieder angeführte Applikation von Vitamin B-Komplexen und Arsen. Es kommt aber in der Remissionsphase vor allem darauf an, durch Vermeidung von Stressoren aus den verschiedensten Bereichen eine neuerliche Schubauslösung zu blockieren. Die Remissionsphase ist nach unserer Erfahrung sehr geeignet für Kuren in warmen Gegenden, beispielsweise am Meer. Durch das warme Klima, durch das Baden und Schwimmen, wird ein positiver tropho-troper Reiz ausgelöst, und die Kranken kommen oft in erstaunlich gutem Zustand zurück. Das warme Hochdruckklima stellt für den M.S.-Kranken ein optimales Milieu dar, während das kalte, feuchte Klima ganz allgemein schlecht vertragen wird, was nach den Ergebnissen der geographischen Befallshäufigkeit zu erwarten ist (Kurland). Die aktive Übungstherapie mit Heilgymnastik, Massage und Unterwasserbehandlung ist an sich in der Remissionsphase zu bejahen. Wir vermeiden allerdings jede Überforderung und Ermüdung, da der M.S.-Kranke leichter erschöpfbar ist, der erschöpfte Organismus infektanfälliger wird, und eine banale Erkältung oder grippale Infektion einen neuen Schub zur Auslösung bringen kann.

Als prophylaktische Maßnahme plädieren wir immer für eine Herdsanierung, da im einzelnen Fall und nach unseren statistischen Zusammenstellungen die Lebenserwartung der herdsanierten M.S.-Kranken weitaus größer ist. Die Herdsanierung selbst — sowohl die Zahnsanierung wie die Tonsillektomie — führen wir immer unter Cortison plus Penicillinschutz durch. Durch diese Maßnahmen sehen wir fast nie hyperergische Reaktionen mit Mesenchym- oder Ektodermschub auftreten. Einen Tag vorher bis zu 3 Tagen nach der Zahnextraktion werden 1 Amp. Dexa-Scheroson und ein Depotpenicillin mit 3tägiger Wirkungsdauer am Tage der Sanierung gegeben.

Zur Frage der Arbeitsfähigkeit nehmen wir folgenden Standpunkt ein: Selbständig Erwerbstätige sollen so lang als möglich der beruflichen Arbeit nachgehen, da sie — wenn sie sich einen Tag schwächer fühlen — ruhig eine Pause machen können. Bei Arbeitnehmern fallen Berufe, die in Kälte und Nässe oder an gefährdeten Arbeitsstellen verrichtet werden müssen, aus. Die Arbeit eines Maurers oder eines Zimmermannes ist für einen M.S.-Kranken nicht zumutbar. Leichte bis mittelschwere Arbeiten in vor Kälte und Nässe geschützten Räumen sind zumutbar, wobei allerdings das Fabriksmilieu mit der Vielfalt der psychischen und soziologischen Stressoren ausscheiden. Wir meinen, daß beim Arbeitnehmer eine geregelte Arbeit sehr häufig auch dann nicht mehr als zumutbar zu beurteilen ist, wenn sie funktionsmäßig noch bewältigt werden könnte, da die abhängige Arbeit eines Arbeitnehmers mit einer Vielfalt von Streßfaktoren vergesellschaftet ist, die eine erhöhte Schubgefahr und eine raschere Progredienz des Leidens erwarten läßt. Aus diesem Grund befürworten wir meist eine Berentung, auch wenn der Zustand des Kranken eine leichte Arbeit möglich erscheinen läßt. Hingegen raten wir den Kranken immer zu einer Beschäftigung nach Vorliebe und persönlicher Lust. An unserer Abteilung besucht jeder, der halbwegs dazu in der Lage ist, die arbeitstherapeutische Station, schon um durch die Beschäftigung abgelenkt zu werden. Der grundlegende Unterschied zwischen Arbeit und Beschäftigung liegt eben darin, daß jene ein Zwang und diese ein Hobby darstellt.

In den späteren Phasen liegt das Schwergewicht weniger in der Therapie der Krankheit an sich, als in der Therapie der Komplikationen, die schon in den ersten Kapiteln abgehandelt wurden. Der Schwerpunkt liegt dann in der Pflege. Reinigung, Lagerung, Massage, passive Bewegungen, warme Bäder, Beseitigung oder Verhinderung der lästigen Mißempfindungen (kalte Füße, geblendete Augen, schmerzhafte Spasmen), sind eine permanente Aufgabe. Ein seelisch warmes Betriebsklima auf der Station und im Krankenzimmer trägt wesentlich zum Befinden und zur Verlängerung der Lebensdauer bei. Wir sehen immer, daß aktiv Querulierende, permanent Gereizte, über alles unzufriedene Patienten der Krankheit viel früher erliegen. Der euphorisch-demente Schleier, der sich in den Endstadien über den Kranken breitet, mildert für den Kranken und den Arzt die Dramatik des Verlaufes.

Literatur

B a m m e r, H. G., Felduntersuchungen über Multiple Sklerose. G. Thieme, Stuttgart, 1960. — B i r k m a y e r, W., H. I s e l s t ö g e r und D. S e e m a n n, Klin. Med. *10* (1955), 550. — B i r k m a y e r, W., und E. N e u m a y e r, Wien. klin. Wschr. *69* (1957), 718. — B i r k m a y e r, W., und E. N e u m a y e r, Dtsch. Zschr. Nervenhk. *177* (1957), 117; *178* (1958), 473. — B i r k m a y e r, W., H. D i t t r i c h und E. N e u m a y e r, Wien. Zschr. Nervenhk. *XV* (1958), 59. — B i r k m a y e r W., und E. L a n g n e r, Wien. med. Wschr. *109* (1959), 723. — B r i c k n e r, R. M., Arch. Neurol. *23* (1930), 715. — C u r t i u s, F., Hdb. Inn. Med. *VII* (1953), 430. — K u r l a n d, L. T., Acta neurol. psychiatr. Belg. *56* (1956), 287. — N e u m a y e r, E., E. L a n g n e r und M. M e n t a s t i, Arch. Psychiatr. und Zschr. Neurol. *197* (1958), 1. — N e u m a y e r, E., Nervenarzt, Berlin, *27* (1956), 276. — N e u m a y e r, E., F. P e r g e r, H. S c h i n k o und H. T s c h a b i t s c h e r, Wien. Zschr. Nervenhk. *XIII* (1956), 16. — P e t t e, H., Die akut entzündlichen Erkrankungen des Nervensystems. G. Thieme, Leipzig, 1942. — S c h a l t e n b r a n d, G., Multiple Sklerose des Menschen. G. Thieme, Leipzig, 1943. — S c h e i d, W., Lehrbuch der Neurologie. G. Thieme, Stuttgart, 1963. — S c h r a d e r, A., Differentialdiagnose neurologischer Krankheitsbilder von G. Bodechtel. G. Thieme, Stuttgart, 1958, S. 376. — S t e i n e r, G., J. Nerv. Ment. Dis. *88* (1938), 42. — W e i l, A., Arch. Neurol. *27* (1932), 375. — W ü t h r i c h, R., Confinia neurol. *22* (1962), 447.

B. Die vasculäre cerebrale Mangelernährung

Unseren pathogenetischen Grundideen entsprechend, gehören die cerebralen Gefäßschäden zur Gruppe der neurologischen Parenchym-Läsionen, die durch mesenchymale Irritationen zustande kommen. Bei den Gefäßkrankheiten kommt aber nicht — wie bei den Entzündungen — eine Noxe durch mesenchymales Überspielen ins Parenchym, sondern durch Abnützungserscheinungen und degenerative Prozesse gelangen nicht genug Nährstoffe ins Gewebe, wodurch Funktionsausfälle entstehen. Es handelt sich demnach um Ernährungsschäden, und wir möchten das umfassende Geschehen dieser Gruppe als Syndrom der vasculären cerebralen Mangelernährung bezeichnen. Wir können diese Mangelernährung aus den klinischen und laboratoriumsmäßigen Hilfsbefunden erschließen; die Diagnose Arteriosklerosis cerebri ist eine pathologisch-anatomische, die klinisch viel zu oft gestellt wird. In den letzten zehn Jahren kamen an unserer Abteilung 266 Fälle mit dem Syndrom der vasculären Mangelernährung zur Beobachtung. Es ist dies keineswegs eine repräsentative Zahl, sie hat aber den Vorzug, daß wir den größten Teil der Patienten lange Zeit beobachten konnten und bei 184 verstorbenen Patienten über Obduktionsbefunde verfügen. Diese Zahl umfaßt 25% unseres gesamten Krankengutes, was ebenfalls nicht eine tatsächliche Verhältniszahl ist, die wesentlich höher liegen müßte, sondern nur unsere Aufnahmemöglichkeiten dieser meist schweren vasculären Fälle wiedergibt.

Es gibt kaum ein klinisches Syndrom, das durch die Beobachtung und durch die pathologisch-anatomischen Befunde so exakt erforscht und das aetiologisch so ungeklärt ist. Wir wissen genau, daß durch die Hypertonie eine Hyalinose der Gefäße zustande kommt und dadurch unter besonderen Belastungen Rhexis-Blutungen entstehen, wir wissen aber nichts über die Aetiologie der Hyalinose. Desgleichen wissen wir, daß am Beginn des arterio-sklerotischen Geschehens ein fettfreies, subendotheliales Oedem entsteht (B r e d t), daß durch eine Intimaschädigung eine Fibroblastenaktivität aufscheint (B o u c e k) mit allen Folgen der Strukturumwandlung, wir wissen aber nicht, wodurch diese biochemischen Strukturveränderungen ausgelöst werden.

Bemerkenswert ist dabei, daß es trotz unserer Unfähigkeit, die aetiologischen Faktoren zu erfassen, kaum einen Sektor neurologischer Erkrankungen gibt, bei denen unsere therapeutischen Bemühungen so erfolgreich sein können. Jeder Arzt mit einschlägigem Krankengut kennt eine Reihe von Fällen, die völlig abgebaut, völlig verwirrt, alles unter sich lassend, mit Lähmungen eingewiesen werden und einige Wochen später — nach einer ausreichenden Kreislauftherapie — herumgehen und mit ihren Defekten noch jahrelang leben können. Diese aktiven therapeutischen Möglichkeiten verdanken wir zweifellos den Forschungen, die in den letzten Dezennien an die Namen O p i t z, M. S c h n e i d e r, W. S c h e i d, B e r n s m e i e r und Q u a n d t geknüpft sind.

Man ist immer wieder überrascht, wenn man bei der Hirnobduktion bis in die kleinsten Gefäße keinerlei arteriosklerotische Veränderungen sieht bei Fällen, die klinisch schwerste Funktionsausfälle gezeigt hatten und umgekehrt — schwerste arterio-sklerotische Gefäßveränderungen objektiviert werden bei Kranken, die in der Arbeitstherapie und im klinischen Alltag keineswegs als schwer funktionsbehindert aufgefallen waren. Von 95 Obduktionen nach Encephalomalacien zeigten nur 51 Zeichen einer Arteriosklerose der Hirngefäße, 44 nicht. Diese Erfahrung zeigt, daß die Schwere der Gefäßwandveränderung und die Schwere der klinischen Funktionsausfälle nicht korreliert sind, was von allen Experten (B e r n s m e i e r, B r o b e i l, S c h e i d, Q u a n d t u. a.) angegeben wird.

B e r n s m e i e r konnte zeigen, daß Hypertoniker mit allen Stadien der arteriosklerotischen Netzhautveränderungen eine normale Hirndurchblutung und eine normale Sauerstoffaufnahme aufwiesen, so lange sie keine neurologischen Ausfallserscheinungen boten. Diese Tatsache verschiebt den Schwerpunkt der Funktionsstörung von der Morphologie der Gefäße auf die Haemodynamik. Die Haemodynamik der Blutdurchströmung ist abhängig von der Herzleistung, vom Gefäßquerschnitt und vom Zustand der kapillären Endstrombahn (W e i c k m a n n). Da die von den großen Arterien versorgten Hirnareale nicht zu einem lückenlosen kapillaren Kontinuum verschmelzen (J. E. M e y e r), gibt es in diesen Grenzgebieten der Endstrombahn schwache Stellen, die sogenannten „letzten Wiesen" M. S c h n e i d e r's.

Jedes Absinken der Herzkraft wird in diesen Endstromgebieten einen akuten Nahrungsmangel auslösen, was klinisch bei der überwiegenden Zahl der Patienten zu monotonen schablonenartigen Ausfällen vom Kapseltyp führt. Man kann hier von einer *Antriebsdrosselung* sprechen, die plötzlich in den Regionen der letzten Wiese zu massiven Ernährungsstörungen mit stereotypen Funktionsausfällen führt, im Gegensatz zur chronischen *Strömungsdrosselung* durch Wandveränderungen, die diffuse Gewebsschäden bewirkt, ähnlich wie der chronische Lichtmangel des abnehmenden Sonnenjahres ein diffuses Abfallen der Blätter bewirkt, im Gegensatz zum akuten Sturm, der ganze Äste abbricht. Durch Gefäßwandveränderungen entstehen Strömungsanomalien in der Form, daß an den erkrankten Gefäßstellen Strömungsverlangsamungen mit Wirbelbildung zustande kommen, wodurch auch bei gleichbleibender Herztätigkeit in den Endstrombahngebieten dieser Strömungsverlangsamung Ernährungsschäden auftreten. Diese funktionellen und später morphologischen Ernährungsschäden sind nicht an die typischen Regionen der letzten Wiesen gebunden, sondern an die Berieselungszonen der geschädigten Gefäße. Diese diffusen Parenchymschäden sind typisch für die arteriosklerotische Demenz und für den status lacunaris. Selbstverständlich gibt es auch Kombinationen von diffusem Parenchymschaden mit arteriosklerotischer Demenz und zusätzlichen lokalen encephalomalacischen Herden. Die Mehrzahl unserer Obduktionsprotokolle sprechen aber für die obige Konzeption. Die Eigenart der cerebralen Gefäße ist durch das Fehlen der muskulären Elemente gekennzeichnet, die terminale Strombahn durch eine relative Starre der Kapillarfläche. Während in der Körperperipherie und besonders am Herzen Öffnung und Absperrung des Kapillarnetzes den diversen Anforderungen hochgradig angepaßt werden können, ist die Adaptationsfähigkeit der cerebralen Endstrombahn äußerst gering (M. S c h n e i d e r). Dadurch wird die cerebrale Nutrition in Aktion und Ruhe annähernd konstant gehalten und den vielfältigen Störungsfaktoren des Milieus entzogen.

Diese Sicherung wird aber mit dem Verlust der Plastizität erkauft. Obwohl nach den Untersuchungen von Ph. S t ö h r sämtliche cerebralen Gefäße Nervenfasern besitzen, spielen nach den heutigen Auffassungen die tonisierenden Einflüsse des vegetativen Systems bei der cerebralen Durchblutung keine wesentliche Rolle (M. S c h n e i d e r, W. S c h e i d). Nach O p i t z und S c h n e i d e r sind die wesentlichsten Faktoren der Durchblutungsregulierung die Höhe des Blutdruckes, die Höhe des Liquordruckes und die Sauerstoffspannung im Blut und Gewebe. Die konstante Gewebsatmung im Gehirn garantiert wohl die Konstanz der cerebralen Funktion, führt aber andrerseits dazu, daß bei hypoxydotischen Phasen keinerlei Sauerstoffreserven in der Zelle vorhanden sind und daher sehr rasch — zunächst reversible und später irreparable Schäden auftreten (O p i t z). Durch die Untersuchungen M. S c h n e i d e r s sind die Grenzwerte des pathogenetischen Sauerstoffmangels exakt bestimmt. Bei Absinken unter 50%

der normalen Sauerstoffspannung entstehen Funktionsausfälle, bei Absinken unter 15% leidet auch der Strukturstoffwechsel, was gleichbedeutend mit dem lokalen Zelltod ist. Diese „Drosselungstoleranz" des Sauerstoffverbrauches (R e i n) auf 50% der Norm, ist beim älteren Menschen zweifellos eingeengt, so daß Blutverluste, Strömungsverlangsamungen bei arteriosklerotischen plaques oder Hypotonien, cardiale Insuffizienz, venöse Abflußstauungen oder auch Sauerstoffmangel in der Luft, schon zu Dekompensationen mit klinisch sichtbaren Funktionsausfällen führen können. Es ist heute allgemeine Auffassung, daß die Kreislaufverhältnisse entscheidender für den Parenchymschaden und die Funktionsausfälle sind als die lokalen Gefäßbefunde.

Im folgenden werden die Methoden besprochen, die dem Kliniker zur Untersuchung der cerebralen Durchblutung und der Verwertung des angebotenen Nahrungsgutes zur Verfügung stehen und dann die klinischen Syndrome der vasculären Mangelernährung an Hand des eigenen Krankengutes.

Methoden zur Untersuchung der cerebralen Durchblutung

a) Arteriographie

Während anfangs die Arteriographie mit Kontrastmittel mehr zur Tumordiagnose verwendet wurde, ist sie später auch zur Erkennung von cerebralen Gefäßkrankheiten verwendet worden. Schon M o n i z berichtet über die geradlinigen Gefäße bei der Arteriosklerose des Gehirns, L ö h r über die Gefäßverarmung in der cerebralen Peripherie, B r o b e i l zeigte Wandrauhigkeiten und den drahtartigen Verlauf der Gefäße auf, M i f k a die Kaliberschwankungen. Aus der Tatsache der Momentaufnahmen der Kontrastmitteldarstellung ergaben sich natürlich Fehlerquellen. Die Serien-Angiographie hat später einen verbesserten Einblick in die funktionellen Durchblutungsverhältnisse geschaffen, und als allgemein gültiges Ergebnis kann heute die Strömungsverlangsamung bei cerebraler Arteriosklerose angenommen werden (R a u s c h - S c h i e f e r - S t r u c k). Nach Q u a n d t sind die einzig sicheren Kriterien einer bestehenden Arteriosklerose der Hirngefäße Wandunregelmäßigkeiten der Carotis interna im Syphonbereich.

Ein wesentlicher Fortschritt in der Darstellung der morphologischen und funktionellen Durchblutung des Gehirns erbrachte meines Erachtens die Kontrastmitteldarstellung im Bewegungsfilm von K l a u s - b e r g e r. Durch Verwendung einer Bildverstärkerröhre, die mit einer Filmkamera gekoppelt ist, konnte er den gesamten Durchlauf des Kontrastmittels in 25 Bildern pro Sekunde darstellen. Mit dieser Methode gelingt es beispielsweise, die Wirkung gefäßwirksamer Pharmaka zu objektivieren und insbesondere die Verweildauer in den Endstrombahngebieten zu messen. Damit kann man die cerebrale Nutrition als wesentliche Funktion der Endstrombahn exakt messen (A. L i n d - n e r). Da die Grenze der arteriographischen Darstellung bei einem Gefäßlumen von ca. 1 mm Durchmesser gegeben ist, kann man das Verschwinden der Darstellung kleinster Gefäße und das Wieder-In-Erscheinung-Treten des Kontrastmittels in den Venolen als Durchströmungszeit im terminalen Strombahnnetz werten.

So konnten G l o n i n g und K l a u s b e r g e r zeigen, daß Papaverin diese Verweildauer in der Endstrombahn verkürzt. Unsere eigenen Erfahrungen mit der Arteriographie gehen dahin, daß dieser Eingriff im Zweifelfall zur Tumor- und Aneurysmadiagnose unbedingt notwendig ist, daß er aber bei alten Menschen mit leicht dekompensierbarem cerebralen Kreislauf nicht ganz harmlos ist. Wir sehen nach dem Eingriff häufig vasculäre-cerebrale Dekompensationen in Form von Verwirrtheitszuständen, die oft tagelang andauern und fallweise auch mit einer Zunahme der neurologischen Ausfälle einhergehen. Wir sind daher mit der Indikation zu einer Arteriographie bei Kranken mit dem Syndrom der vasculären Mangelernährung sehr zurückhaltend, 1. weil die Drosselungstoleranz überschritten wird, woraus Dekompensationen resultieren, 2. weil durch die Arteriographie keine Befunde erhoben werden, die eine tiefere Struktureinsicht ermöglichen oder besondere therapeutische Möglichkeiten erschließen. Die Luftfüllung wird interessanterweise von älteren Menschen — im Gegensatz zu jugendlichen Patienten — wesentlich beschwerdefreier vertragen als die Arteriographie. Die Bilder einer Erweiterung der inneren und äußeren Liquorräume und das Verstreichen der Stammganglientaille zeigen exakt den Parenchymschwund als Resultat einer chronischen Mangelernährung, geben aber keinerlei Aufschlüsse über die Aetiologie.

b) Die Stickoxydulmethode von K e t y - S c h m i d t

Diese Methode gewährt eine wesentlich tiefere Struktur und Funktionseinsicht in die cerebrale Zirkulation und Nutrition. Den umfassenden Untersuchungen von B e r n s m e i e r - S i e m o n s - G o t t -

s t e i n verdanken wir einerseits exakte Ergebnisse bei verschiedenen Krankheitsbildern, andrerseits Angaben über pharmakologische Wirkungen auf die cerebrale Durchblutungsgröße, den Sauerstoff bzw. Glykoseverbrauch und den cerebralen Gefäßwiderstand. Als normale Durchblutungsgröße wurden 58 ccm (ml/100 g/Min.), als normaler Sauerstoffverbrauch 37 ccm (ml/100 g/Min.) errechnet.

Bei der cerebralen Arteriosklerose sinken diese Werte nach B e r n s- m e i e r auf 36,6 ccm Durchblutung und 27 ccm Sauerstoffverbrauch. Die arteriovenöse Differenz als Maß des Sauerstoffverbrauches ist erhöht, da es durch die erniedrigte Durchblutungsmenge zu einer vermehrten Sauerstoffausschöpfung kommt. Bei auftretenden Belastungen ist dann keine Sauerstoffreserve mehr vorhanden. Fällt die Durchblutungsgröße unter 30 ccm, dann kann die Sauerstoffverwertung nicht mehr gesteigert werden und es resultiert daraus eine Hypoxie, die zur Bewußtseinstrübung führt (B e r n s m e i e r). Die Grenzen der Verwertbarkeit dieser Methode sind noch lange nicht erschöpft. So konnten B e r n s m e i e r und G o t t s t e i n zeigen, daß es durch intra-carotideale Infusion von Adenosin-Monophosphorsäure bei herabgesetzter Hirndurchblutung zu einer Vermehrung um etwa zwei Drittel des Ausgangswertes kommt, wobei der cerebrale Gefäßwiderstand normalisiert wird. Andrerseits konnten sie in Untersuchungen mit gefäßerweiternden Substanzen zeigen, daß weder eine Steigerung der Hirndurchblutung noch eine Steigerung des Sauerstoff- und Glukoseverbrauches auftrat, was der allgemeinen klinischen Erfahrung entspricht. Diese Autoren konnten ferner zeigen, daß bei den cerebralen Arteriosklerosen nicht nur die Durchblutung, die Sauerstoffaufnahme, die Glukoseaufnahme verringert ist, sondern auch die Abgabe von Milchsäure und Brenztraubensäure als Schlacken des cerebralen Stoffwechsels vermindert waren, d. h., daß bei der Arteriosklerose des Gehirns nicht nur eine Mangeldurchblutung, sondern auch eine Störung der Verwertung vorliegt. Leider ist die Methode für den klinischen Routinebetrieb zu kompliziert.

c) EEG und cerebraler Gefäßprozeß

Da bei unseren schwerkranken älteren Patienten die Angiographie und besonders die für Verlaufskontrollen erforderlichen wiederholten Kontrastmitteluntersuchungen meist nicht verantwortbar sind, bietet sich die Registrierung der bioelektrischen Hirntätigkeit als eine der schonendsten Untersuchungsmethoden an.

Die Folgen einer Ischämie, d. h. eines Zustandes ungenügender Blutzufuhr mit Hypoxie, Hypoglykämie und der damit verbundenen Stoffwechselstörungen lassen sich im Hirnstrombild recht gut sichtbar machen. Dabei muß man sich allerdings vor Augen halten, daß die derzeitigen EEG-Geräte eine Art Übersetzungsmaschinen mit einem recht bescheidenen Sprachschatz darstellen. Auf eine theoretische Deutung der elektrophysiologischen Hypoxie-Befunde wollen wir nicht eingehen.

Mit R. J u n g möchten wir jedoch vier Grundtatsachen hervorheben, nämlich:

1. eine partielle Hypoxie kann eine Krampfbereitschaft der Neurone hervorrufen.

2. Die totale Anoxie bewirkt Unerregbarkeit.

3. Krampfentladungen sind abnorme Phänomene, die im gesunden Gehirn durch bremsende Regulationsvorgänge verhindert werden.

4. Verschiedene Hirnregionen haben eine unterschiedliche Anoxie-Empfindlichkeit.

Eine elektrophysiologische Übererregbarkeit ist oft nur ein Durchgangsstadium des Sauerstoffmangels vor dem Auftreten der Unerregbarkeit. Viele Autoren haben die Anoxie-Resistenz der Medulla oblongata und des Kleinhirnes gegenüber dem empfindlichen Cortex hervorgehoben.

1944 wurden von O p i t z und P a l m e das Absinken des Sauerstoffdruckes und die Auswirkungen auf die EEG-Kurve korreliert. Bei 21 mm Hg PO_2 traten im EEG hypoxisch erniedrigte Frequenzen von etwa 6 Hz auf. Bei einem venösen PO_2 von 20 mm Hg betrug die EEG-Frequenz noch 3/Sec., und bei 19 mm Hg PO_2 trat Bewußtseinsverlust auf.

Nach G i b b s , L e n n o x u. a. schwindet das Bewußtsein bei einem Sauerstoffdruck PO_2 zwischen 17 und 20 mm Hg, gemessen in der Vena jugularis interna.

Diese Ergebnisse der Grundlagenforschung sind bei der praktischen Auswertung der EEG-Kurve von großer Bedeutung.

Im höheren Alter kommt es oft zu einer allgemeinen Verlangsamung der bioelektrischen Hirntätigkeit. Jenseits des 60. Lebensjahres werden häufig Theta-Delta-Wellen in den Temporalregionen, links mehr als rechts, beobachtet. Eine andere Gruppe von Menschen, bei denen meist eine Hypertonie besteht, neigt zu einer raschen, labilen 12 bis

14/S/Grundtätigkeit mit überlagernder Beta-Tätigkeit (H. G a s t a u t, H. H i r a n o u. a.).

B o n n e t und Mitarbeiter beschrieben Frequenzlabilität und Zeichen der Erregbarkeitssteigerung bei Patienten mit cortikalen Atrophien und praeseniler Demenz. Bei mäßiger Erweiterung der Zisternen und Ventrikel zeigte das EEG überwiegend einen 7-8/s-Rhythmus über der ganzen Konvexität, der unter Hyperventilation zur weiteren Verlangsamung neigte. Die EEG-Diagnose stimmte in 75% mit der Encephalographie überein. Eine eindeutige Proportion zur Intensität der Atrophie war jedoch nicht festzustellen. Es ergaben sich jedoch gute Korrelationen zum klinischen Stadium und zum Tempo der Entwicklung. N o e l fand bei den von ihm untersuchten Arteriosklerotikern 50% „Normalkurven", darunter aber die Hälfte mit verlangsamtem Rhythmus. F. K e i n e r t beschreibt bei der chronisch diffusen Ischämie eine gewisse Starrheit mit geringen oder fehlenden Spannungsschwankungen, sowie das Ausbleiben der Blockierung beim Augenöffnen.

Umschriebene Erweichungen einzelner Hirngebiete machen im EEG meist nur geringe Allgemeinveränderungen und relativ leichte und schnelle reversible Herdbefunde (J u n g, 1953).

Bei Massenblutungen findet man im EEG bei 80% pathologische Befunde (H e l d und L e c a s b l e) mit fokalen Delta und schweren Allgemeinveränderungen. Manche Autoren beschreiben das verzögerte Abklingen und jahrelange Bestehenbleiben des Deltawellenfokus als eine Eigentümlichkeit der Blutungsherde.

Nach Ablauf einer gewissen Zeitspanne ist jedoch eine sichere Abgrenzung zwischen Embolie, Thrombose, anämischer oder hämorrhagischer Erweichung EEG-mäßig nicht möglich. Störungen in einer Tiefe von mehr als 4 cm sind durch das EEG nicht direkt zu erfassen. Cortikale Läsionen, besonders im Bereiche der Arteria cerebri media machen im Allgemeinen stärkere und länger dauernde Erscheinungen als subcortikal gelegene. Für sehr wichtig halten wir demnach den Hinweis von R o h m e r u. M., daß die Schwere der Veränderungen weniger abhängig von der Größe der Gewebszerstörungen als von ihrer Lokalisation, begleitendem Ödem und eventuellen funktionellen Gefäßreaktionen sei. Auf differential-diagnostische Möglichkeiten zur Abgrenzung gegenüber einem Tumor wollen wir an dieser Stelle nicht länger eingehen. Die Verlaufskontrollen sind hierbei von besonderer Wichtigkeit.

An unserer Abteilung untersuchten wir 162 Patienten mit cerebralen Durchblutungsstörungen; zum Teil konnten mehrere EEG's im Laufe von drei Jahren ausgewertet werden. Es handelte sich um 56 Frauen

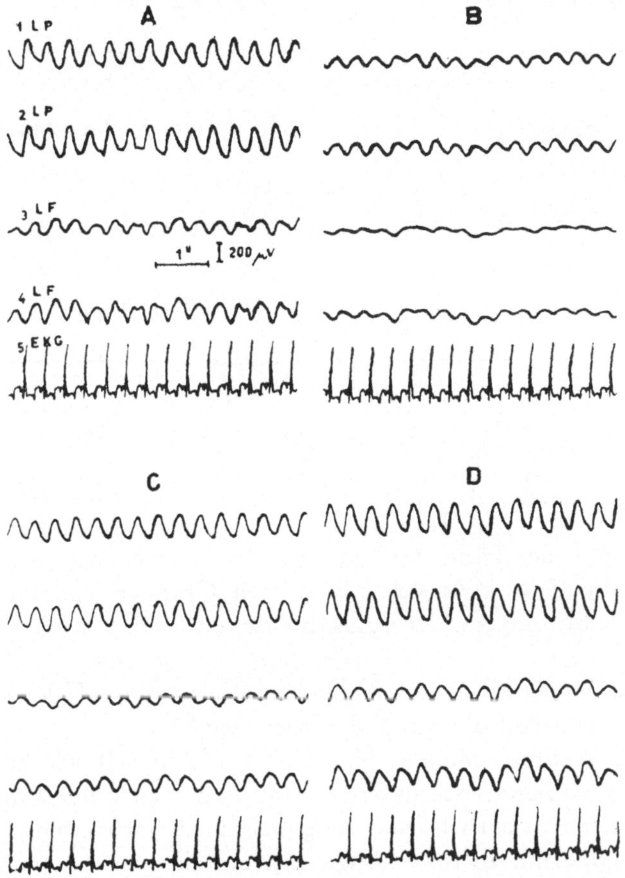

Abb. 20. Der Einfluß einer Unterbindung der Aa. carotis bei Macacus-Rhesus auf das REG.
Zeichenerklärung der Ableitungsstellen: LP = links parietal, LP = links frontal. A: vor der Unterbindung, B: nach Unterbindung beider Aa. carotis, C: Eröffnung der linken A. carotis, D: Eröffnung der rechten A. carotis. (Nach H. L e c h n e r und H. R o d l e r.)

und 106 Männer. Das Durchschnittsalter bei den Frauen lag bei $64^1/_2$ und bei den Männern bei 63 Jahren. Insgesamt waren davon nur 27 EEG's normal oder am Rande der Norm. Reine, ausgeprägte Herdbefunde erhielten wir bei 30 Fällen. Eine diffuse Störung der bioelektrischen Hirntätigkeit fanden wir in 105 Kurven, während aus-

geprägte herdförmige Störungen vergesellschaftet mit diffusen Allgemeinveränderungen bei 31 Untersuchungen festgestellt werden konnten. Von besonderem Interesse war für uns die Reaktionsfähigkeit des
Alpha-Rhythmus' (arousal reaction). Diese war bei unseren Patienten

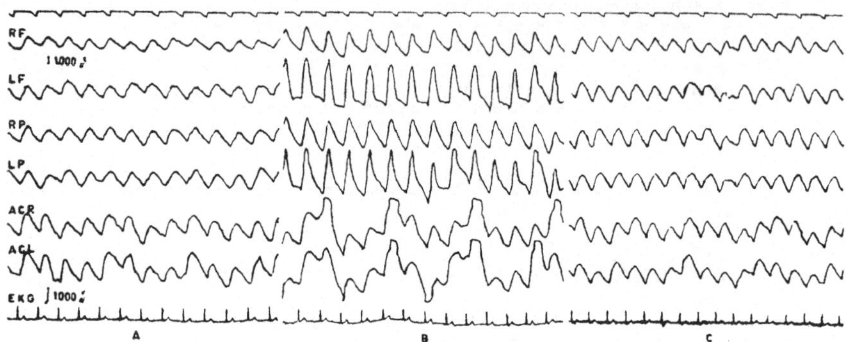

Abb. 21. Der Einfluß einer CO_2-Inhalation auf das REG. A: vor CO_2-Beatmung,
B: unter CO_2-Beatmung, C: nach Beendigung der Beatmung.
Zeichenerklärung der Ableitungsstellen: RF = rechts frontal, LF = links frontal,
RP = rechts parietal, LP = links parietal, ACR = A. carotis rechts, ACL =
A. carotis links. (Nach H. L e c h n e r und H. R o d l e r.)

bei über 56% der Fälle stark gestört bzw. aufgehoben. Die gestörte
Alpha-Reaktion verhielt sich bei unseren Gruppen von reinen Herden: diffuse Störungen: Herd plus diffusen Störungen wie 60% : 60% :
70%.

Das Zusammenfallen von fehlendem Blockierungseffekt und organischem Psychosyndrom war außerordentlich hoch.

Ist über mehrere Monate hindurch der Alpha-Blockierungseffekt
aufgehoben, so kann nach unseren Erfahrungen auch durch intentivste
Therapie keine wesentliche Besserung mehr zu erwarten sein.

Die Gruppe mit diffusen Allgemeinveränderungen kombiniert mit
Herdbefund zeigte die geringste Neigung zu Besserungen und die deut-
lichste Tendenz zur progredienten Verschlechterung.

Das zum Teil von der Erblichkeit (V o g e l) bestimmte „Nieder-
voltage-EEG", das nach der Literatur im Alter häufiger anzutreffen
sei, sahen wir in unseren Fällen sehr selten.

Das EEG spielt bei der Frage der Lokalisation von Gefäßherden
— besonders bei unseren Patienten — keine primäre Rolle. Wir erhalten jedoch wertvolle Hinweise in bezug auf unser Bemühen, die
Herz-Kreislaufleistung und cerebrale Nutrition zu verbessern. In vielen Fällen erlaubt uns das Hirnstrombild eine vorsichtige Prognose-

stellung, die auf Grund einer klinischen Untersuchung allein nicht möglich wäre.

d) Rheo-Encephalographie

Die von H o l z e r - P o l z e r und S c h u h f r i e d entwickelte Methode beruht darauf, daß ein elektrischer Strom durch den Schädel geschickt wird. Die Spannungsabfälle im Schädelinneren werden mit Elektroden aufgenommen, verstärkt und registriert. Die Methode wurde von H. L e c h n e r und H. R o d l e r technisch vervollkommnet, so daß sie derzeit bei biologischen Testungen und pharmakologischen Belastungen signifikante Befunde zu erbringen imstande ist. Sowohl Kompression der Carotis als Zuflußhindernis wie Kompressionen

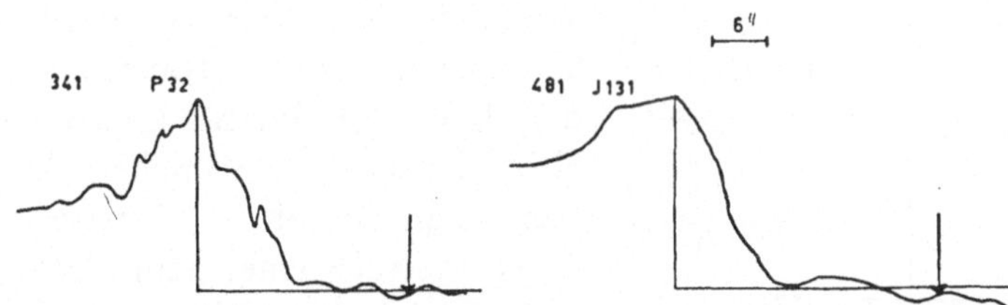

Abb. 22. Vergleich eines J¹³¹ und eines P³²-Radiocirculogramms vom gleichen Patienten. Der „kapilläre Knick" tritt in der P³²-Kurve deutlich hervor (entsprechend dem Papiertransport sind alle Kurven von rechts nach links zu lesen). (Nach O. E i c h h o r n.)

beider Venae jugulares zeigen im Rheo-Encephalogramm entsprechende Amplitudenverschiebungen (Abb. 20). Abb. 21 zeigt die Amplitudenerhöhung nach CO_2-Beatmung als sicheres Zeichen einer Gefäßerweiterung. Die Methode liefert aus den Kriterien der Amplitudenhöhe und der Frequenz zwei objektive Meßeinheiten der cerebralen Durchblutung und kann eine Minderdurchblutung der Arteriosklerose ebenso demonstrieren wie eine nach einem wirksamen Medikament verbesserte Durchblutung. Besonders die von L e c h n e r angewandte Kombination von Rheo-Encephalographie und EEG ist sicher in der Lage, weitere Einblicke in die cerebrale Durchblutung und in die cerebrale Ernährung zu liefern.

e) Die Isotopen-Zirkulographie

Seit W o l f und B l u m g a r t 1929 mit Isotopen die Zirkulationszeit im Gehirn beim Tier gemessen haben, sind mehrere Methoden entwickelt worden. O. E i c h h o r n injizierte 300 Mikro-Curie P³² i. v. und registrierte mit einem am Sinus sagittalis aufgesetzten Szintillationszähler die Impulsrate des vorbeiströmenden Blutes (Abb. 22). Der Anstieg der Kurve entspricht dem Einströmen der markierten Substanz in die basalen Hirnarterien. Im Verlauf des Kurvenanstieges kommt es zu einem zackenmäßigen Abfall, den E i c h h o r n als kapillare Phase deutet. Der weitere Anstieg zeigt die maximalste Strahlung im venösen Abflußbereich des Sinus sagittalis an. Unser physikalischer Mitarbeiter Dr. F. H a w l i c z e k hatte gegen die Verwendung eines weichen Beta-Strahlers, wie Phosphor, methodische Bedenken, weshalb wir ausschließlich den harten Gammastrahler J^{131} verwendeten. W i l k e verwendete ebenfalls einen Gammastrahler und zwar Cu^{64}. Bis auf die kapillare Phase E i c h h o r n s, über die noch Uneinigkeit herrscht, kann man aus diesen Untersuchungen durch Anlegen eines Szintillationszählers an der A. carotis und eines am confluens sinuum mit den verschiedensten Isotopen (P^{32}, J^{131}, Cu^{64}, Cr^{51}, AS^{74}, Hg) einheitliche Werte über die Durchblutungszeit angeben und aus der Höhe der Zählrate bedingte Schlüsse auf die Durchblutungsmenge ziehen. Abb. 23 zeigt eine typische Isotopenkurve bei einem gesunden Jugendlichen, Abb. 24 eine typische Kurve beim Syndrom der cerebralen Mangeldurchblutung (arteriosklerotische Demenz). Nach CO_2-Beatmung und nach Papaverin wird die Durchblutungszeit kürzer, und die Amplitude steigt als Maß der vermehrten Hirndurchblutung an. Daß diese vermehrte Hirndurchblutung nicht Ausdruck einer verbesserten Nutrition ist, geht aus der klinischen Erfahrung hervor, die lehrt, daß es nach CO_2-Beatmung und Papaverin-Medikation zu keiner Verbesserung der Defektsymptome kommt. Abb. 25 von W i l c k e zeigt die Abhängigkeit der Hirndurchblutung vom Blutdruck, im Sinne einer von M. S c h n e i d e r besonders betonten Vermehrung der Hirndurchblutungen bei Blutdruck-Steigerung. Im Rahmen unserer systematischen Untersuchungen mit verschiedenen

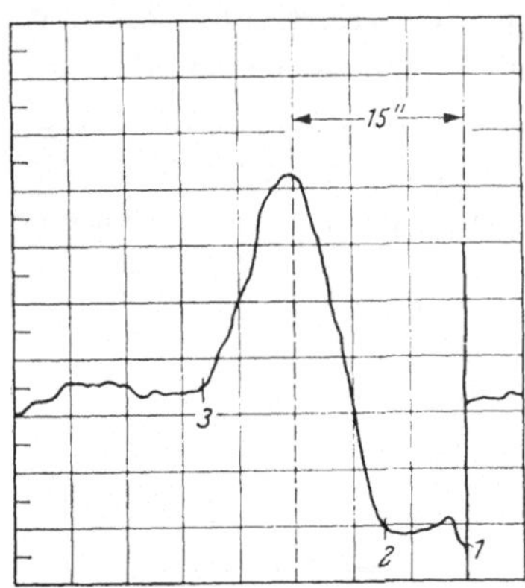

Abb. 23. M. A., 35 Jahre, gesund. 1. Zeitpunkt der Injektion in die Vena cubitalis. 2. Eintritt des J^{131} in den intracerebralen Sektor, der vom Szintillationszähler erfaßt wird. 3. Austritt des isotopenhaltigen Blutes aus dem Endocranium. Diese Kurve ist für einen jugendlichen Gesunden typisch, d. h. eine kurze Zeit des Durchflusses und eine hohe Zählrate, ersichtlich an der Höhe der Amplitude.

Substanzen, die beim Syndrom der cerebralen Mangelernährung gute therapeutische Ergebnisse zeigten, haben wir Vergleichskurven vor und nach Strophantin, Euphyllin und Complamin aufgezeichnet. Abb. 26

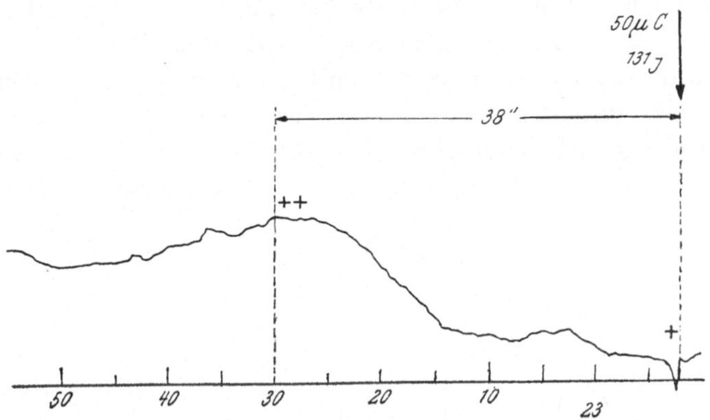

Abb. 24. Status lacunaris bei 73jährigem Patienten.

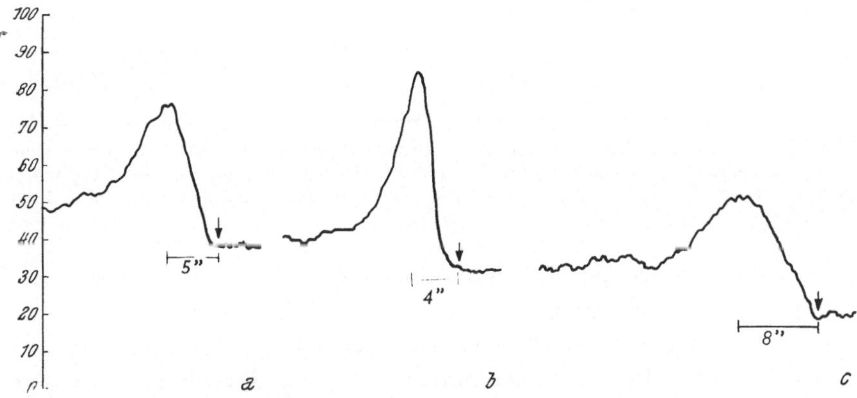

Abb. 25. Zirkulationszeit bei Injektion von 0,1 mC Cu^{64} in die Carotis und Registrierung tangential über dem operativ freigelegten Confluens sinuum (Hundeversuch). a normale Zirkulationszeit: 5 Sek. (systolischer Blutdruck 110 mm Hg). b Zirkulationszeit bei Erhöhung des Blutdruckes auf 230 mm Hg: 4 Sek. c Zirkulationszeit nach Senkung des Blutdruckes auf 50 mm Hg: 8 Sek. (Nach O. W i l c k e.)

zeigt eine Vergleichskurve vor und nach einem $^{1}/_{4}$ mg Strophantin. Es kommt nach Strophantin zu einer beträchtlichen Verlängerung der cerebralen Verweildauer, was wir als *positiven Nutritionseffekt* bezeichnet haben, da anzunehmen ist, daß die Verlängerung hauptsächlich der terminalen Strombahn zuzurechnen ist, in der sich die Nutrition abspielt.

Bei 20 Patienten mit dem Syndrom der cerebralen Mangelernährung wurde nach Strophantin-Therapie die cerebrale Verweildauer um durchschnittlich 37% gesteigert. Abb. 27 zeigt analoge Kurvenbilder vor und nach vierwöchiger Complamin-Therapie. Bei diesem Fall nahm die markierte Fläche als Maß der Durchblutungsgröße um 210% zu. Bei 30 Patienten ergab sich nach mehrwöchiger Complamin-Applikation von 300 mg täglich eine Vergrößerung der durchströmenden Blutmenge um durchschnittlich 46% gegenüber dem Ausgangswert.

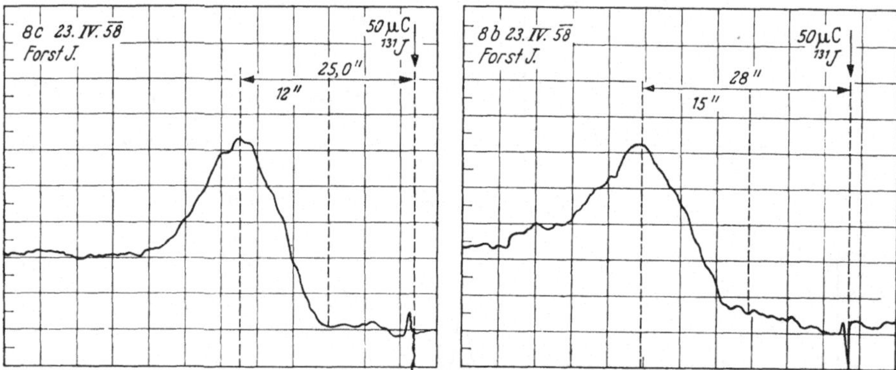

Abb. 26. a F. J., 75 Jahre: Arteriosklerotischer Parkinson. RR 125/75. Leerkurve. b Der gleiche Patient nach ¹/₄ mg Strophantin i. v. Es kommt zu einer typischen Verlängerung der Durchblutungszeit, die als positiver Nutritionseffekt bezeichnet wird.

Aus den Werten der Durchblutungszeit, der Amplitudenhöhe, der mathematisch errechenbaren Fläche können Schlüsse auf die cerebrale Durchblutungsgröße gezogen werden. Bei allen Präparaten, die klinisch beim Syndrom der cerebralen Mangelernährung gute Erfolge zeigten, kam es im Isotopenzirkulogramm zu einer Verlängerung der cerebralen Verweildauer, wogegen beispielsweise nach Ronicol oder Hydergin keinerlei Verschiebung der Kurvenbilder aufzeigbar waren.

Um den Begriff der Nutrition klarer zu fassen, untersuchten wir auch cerebrale Scintigramme. Wir verwendeten auch bei der Scintigraphie J¹³¹, wobei die Schilddrüse vorher mit Lugol'scher Lösung blockiert wurde. Am vierten Tag verabreichten wir 500 Mikro-Curie J¹³¹ in Human-Albumin. Die Aufzeichnungen erfolgten nach einer halben, einer, zwei, drei, vier Stunden sowie alle 24 Stunden bis zum elften Tage. Abb. 28, 29 zeigen die Anreicherungswerte nach 2 Stunden. Bei 12 Patienten mit cerebraler Arteriosklerose konnte nur eine

Speicherungsrate von 26% gegenüber den jugendlichen Raten registriert werden. Während bei der Arteriosklerosis cerebri sofort eine Abnahme der Speicherungsrate einsetzt, kommt es beim jugendlichen

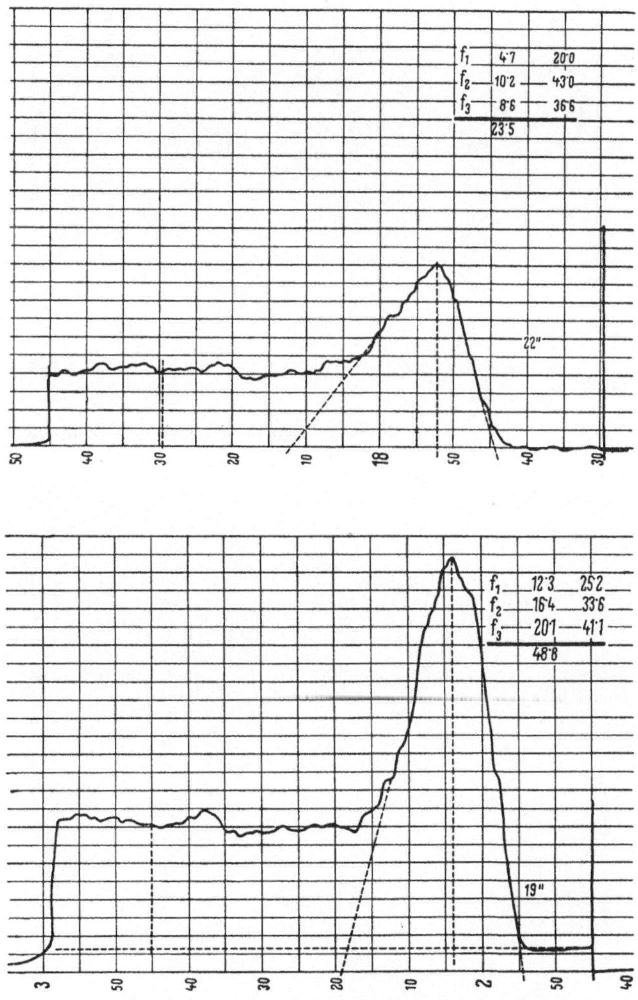

Abb. 27. Patient E. I., Status lacunaris.
Patient E. I., 4 Wochen nach täglicher Behandlung mit Complamin (300 mg i. m.).

Gehirn bis zum dritten Tag zu einer weiteren Anreicherung. Vergleichsmessungen zwischen Hirn und Herz zeigten, daß bei den Arteriosklerotikern im Gehirn 20 bis 30%, beim Jugendlichen hingegen 40% der cardialen Zählrate aufschien (Abb. 30). Gleichzeitige Aktivi-

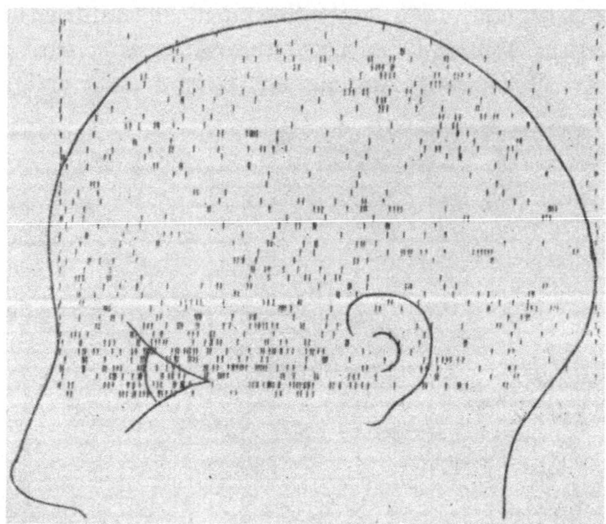

Abb. 28. Cerebrales Szintigramm bei 20jährigem Gesunden, 2 Stunden nach 500 C J^{131}.

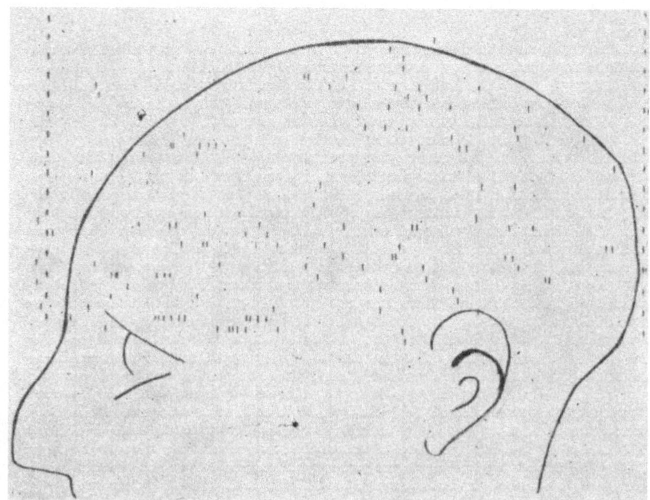

Abb. 29. Cerebrales Szintigramm bei 63jährigem Patienten mit Arteriosklerosis cerebri, 2 Stunden nach 500 C J^{131}.

tätsbestimmungen im Venenblut während der gesamten Versuchszeit ergaben bei Jugendlichen und Arteriosklerotikern ein gleichmäßiges Absinken, welches am dritten Tag auf 22,5% der injizierten Menge abgefallen war (Abb. 31). Dieses gleichmäßige Absinken der Blutrate

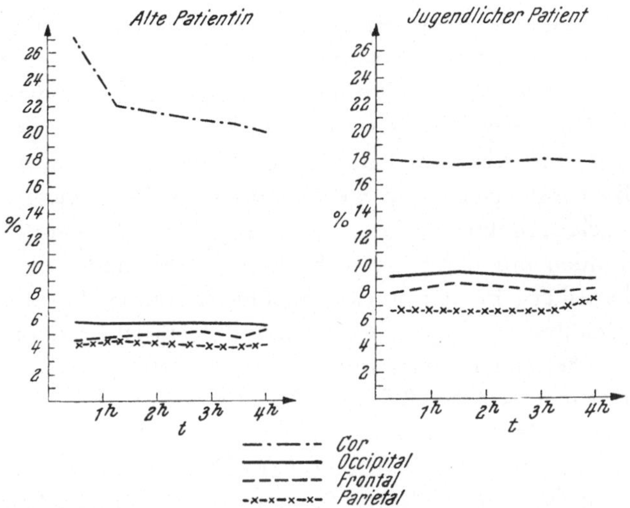

Abb. 30. Vergleich der cerebralen Zählraten (occipital, frontal, parietal), links alter Patient, rechts jugendlicher Gesunder.

zeigt, daß die Unterschiede der Zählrate im Gehirn der Arteriosklerotiker und der jugendlichen Gesunden nicht auf Durchströmungsverhältnissen, sondern auf differenten Speicherungsvorgängen beruhen. Man kann mit dieser Methode zeigen, daß bei der Arteriosklerose des Gehirns nicht nur die Durchströmungsverhältnisse, sondern auch die Stoffwechselvorgänge verlangsamt sind.

Die Speicherrate beim Jugendlichen als Verhältniswert zwischen Herz- und Gehirnrate liegt beim Jugendlichen höher als beim Arteriosklerotiker. Ferner kommt es beim arteriosklerotischen Gehirn sofort zu einem Absinken der Speicherrate, während beim Jugendlichen eine Zunahme der Speicherung bis zum dritten Tag auftritt. Diese Methode der cerebra-

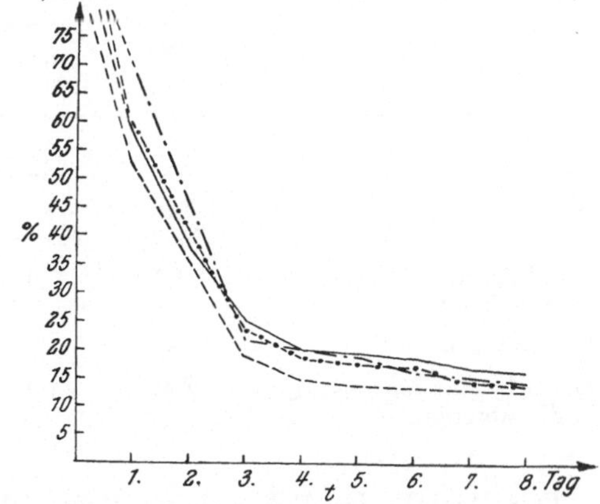

Abb. 31. Gleichmäßiges Absinken der Zählraten im Venenblut bei jugendlichen und alten arteriosklerotischen Patienten, am 3. Tag ist das Niveau 22,5% des Ausgangswertes abgesunken.

len Scintigraphie liefert somit unserer Ansicht nach Anhaltspunkte über die Verwertung der angebotenen Nahrung. Wir haben dem Syndrom der Mangeldurchblutung schon früher das Syndrom der Mangelernährung gegenübergestellt (Birkmayer-Hawliczek-Seemann) und sehen in den jüngsten Untersuchungen von Gottstein-Bernsmeier und Sedelmayer die Gegenüberstellung von Mangeldurchblutung und Mangelernährung bestätigt. Diese Autoren fanden mit der Kety-Schmidt-Methode bei cerebralen Arteriosklerotikern nicht nur die Hirndurchblutung, Sauerstoff- und Glukoseaufnahme verringert, sondern vor allem einen signifikant erniedrigten Quotienten der durch Glukoseverbrauch/Sauerstoffverbrauch errechnet wurde. Bei der Arteriosklerose des Gehirns liegt nicht nur eine Mangeldurchblutung sondern auch eine Verwertungsstörung der angebotenen Nahrung vor. Diese insuffiziente Verwertung der angebotenen Nahrung kommt im cerebralen Scintigramm des Arteriosklerotikers ebenfalls zur Darstellung. Das Maß der cerebralen Speicherung im Verhältnis zur cardialen Zählrate ist ein Gradmesser für die cerebrale Verwertung.

Die Syndrome der cerebralen Mangelernährung

Die Einteilung der cerebralen Mangelernährung ergibt sich aus unsseren Obduktionsprotokollen. Tab. 8 zeigt die Übersicht.

Tabelle 8

	Arteriosklerotische Demenz	Status lacunaris	Encephalomalacie	Embolie	Haemorrhagie
Zahl	66	32	150	11	7
Alter	75 (47—89)	67 (47—89)	63 (33—86)	50 (45—76)	52 (40—62)
Krankheitsdauer bis zum Tode	2.3 J.	5 J.	2.7 J.	—	1 J.
Entlassungen	13	3	55	11	—
Dauer bis zur Einweisung in die Abteilung	2 J.	4 J.	1.5 J.	—	—

Der Beginn der Erkrankung läßt sich naturgemäß bei den akuten Ereignissen der Encephalomalacie, der Embolie und der Haemorrhagie leicht feststellen, wogegen bei der arteriosklerotischen Demenz die Kranken selbst nicht mehr angeben können, wann die Krankheit begonnen hat und die Angaben der Angehörigen nicht verläßlich sind. In Übereinstimmung mit der Literatur (R e i s n e r , S c h e i d , Q u a n d t) sieht man auch bei dieser geringen Fallzahl, daß die Embolien und Haemorrhagien um das 50. Lj. gehäuft auftreten, während die Encephalomalacien etwa 10 Jahre später und die arteriosklerotische Demenz und der status lacunaris als primär vasculär bedingte Krankheiten erst um das 70. Lj. in Erscheinung treten. Die Krankheitsdauer ist aus den angeführten Gründen bei der arteriosklerotischen Demenz ebenfalls nicht exakt anzugeben. Unsere Zahl von 2,3 Jahren ist sicher zu kurz. Das Gleiche gilt für die Kranken mit status lacunaris, deren Krankheitsdauer bei uns durchschnittlich 5 Jahre betrug. Bei den Embolien können wir über die Dauer nichts aussagen, da alle 11 Fälle rehabilitiert in das häusliche Milieu entlassen werden konnten. Von den Haemorrhagien starben bis auf einen Fall alle akut. Bei den Encephalomalacien beträgt die durchschnittliche Krankheitsdauer 2,7 Jahre.

Nimmt man aber die Fälle, die innerhalb der ersten Wochen verstorben sind aus der Zusammenstellung, dann ergibt sich für die übrigen Patienten eine Krankheitsdauer von 5 Jahren, die allgemein gültiger sein dürfte. Die Entlassungen der Fälle mit arteriosklerotischer Demenz und status lacunaris sind keine echten Entlassungen, sondern — die Patienten wurden wegen anderer Krankheiten auf andere Abteilungen verlegt. Die 11 Entlassungen bei den Embolien und die 55 bei den Encephalomalacien sind jedoch echte Rehabilitationserfolge. Die Einweisungen der Haemorrhagien und Embolien erfolgten sofort nach dem Insult, bei den Encephalomalacien durchschnittlich 1,5 Jahre nach dem ersten Insult. Bei den arteriosklerotischen Demenzen erfolgte die Einweisung 2 Jahre, bei den status lacunaris-Fällen 4 Jahre nach Beginn der Erkrankung. Die Indikation zur Einweisung der Encephalomalacien war durch die Notwendigkeit einer Therapie und Rehabilitation gegeben, die Demenz und lacunären Fälle wurden eingewiesen, als ihr Verbleiben im häuslichen Milieu nicht mehr zumutbar war. Ohne Unterschied zeigten alle Gefäßsyndrome eine längere Überlebensdauer wenn sie frühzeitig zur Intensivbehandlung und Pflege aufgenommen wurden. Bevor wir auf die Unterschiede im klinischen Verlauf und Befund eingehen, soll ein passageres Syndrom besprochen werden, das im Verlauf jeder Form von vasculärer Mangelernährung vorkommt und das wir als *haemodynamisch-cerebrale Dekompensation* bezeichnen.

Die haemodynamisch-cerebrale Dekompensation

Klinisch handelt es sich bei der haemodynamisch-cerebralen Dekompensation um eine allgemeine Verhaltensstörung, die sich im affektiv-emotionalen Kontakt, im vegetativen Aussehen, in der motorischen Handlungsfähigkeit, in der Helligkeit des Bewußtseins, in der Orientierungsfähigkeit und in der Aktualisierung geistiger Handlungen äußert. Statt dem von Corday und Putnam geprägten Begriff der cerebro-vasculären Insuffizienz möchten wir den Terminus Haemodynamisch einsetzen, da uns der Begriff vasculär zu eng gefaßt scheint. Pathogenetisch kann der auslösende Faktor eine banale Infektion, eine mangelhafte klimatische Adaptation, eine motorische Überforderung, ein affektiver Streß oder eine cardiale Insuffizienz sein. Gemeinsam ist diesen Faktoren ein Absinken der haemodynamischen Potenz, die bei der gedrosselten Toleranz älterer Menschen zu einer cerebralen Dekompensation führt. Von der leichtesten dysphorischen Verstimmung bis zur hochgradigen Bewußtseinsstörung gibt es alle Übergänge. Bei Patienten, die man lange Zeit kennt, fallen einem die feinsten Nuancen im Verhalten auf. Das Erkennen dieses „Durchgangssyndroms" ist um so wichtiger, als eine frühzeitig einsetzende Therapie eine völlige Rückbildung bewirken kann. Die affektive Fehlhaltung ist der empfindlichste Indikator. Schon in geringer Ausprägung zeigt sich die haemodynamisch-cerebrale Dekompensation in einer leichten dysphorischen Verstimmung mit gereizter, gespannter, erregter Stimmungslage, mit Unentschlossenheit, Entscheidungsunwilligkeit, Verantwortungsscheu und Konzentrationsschwäche. Willensimpulse wie Willenstenazität sind reduziert. Der gewohnte affektive Kontakt zur Umwelt ist eingeengt. Die gereizte Stimmungslage kann zur emotionalen Inkontinenz führen mit unkontrollierten Impulshandlungen, ängstliche Stimmungslage wie euphorische Klebrigkeit fallen auf. Der Duktus im Denkablauf oder in der Gedankenproduktion kann durch absence-ähnliche Lücken unterbrochen sein. Vegetativ fällt eine erschöpfte oder verfallene Physiognomie auf, die Gesichtsfarbe ist blaß, die Augen haloniert, die Lippen leicht cyanotisch.

Schon beim einfachen Gespräch kommt es zu einer Dyspnoe, Appetit und Schlaf sind gestört. Die Zunge ist meist trocken und zeigt in dramatischen Phasen einen braunen borkigen Belag. Damit einher geht eine Austrocknung des gesamten Körpers, ersichtlich am schlaffen Haut- und Gewebsturgor.

Für die leichten Intensitätsgrade des motorischen Funktionswandels könnte man in Analogie zur epikritischen Sensibilität den Begriff einer Störung der epikritischen Motorik prägen; d. h. die feinsten motorischen Leistungen verlieren ihre Präzision, ihre Koordination. Die Motorik der unteren Extremitäten ist früher und intensiver betroffen. Je differenzierter die Leistungen, um so auffälliger ist das Versagen. Aber auch beim Gehen und Stiegen-Steigen kommt es zu Koordinationsstörungen mit Schwanken und sakkadiertem Bewegungsablauf. Je komplizierter die Leistung, um so stärker die Störung. So sieht man — besonders bei älteren Menschen — bei sportlichen Betätigungen häufig einen Bewegungszerfall. Sie stolpern beim Tennisspielen, sie stürzen beim Eislaufen oder Schifahren, es kommt zu Fehltritten beim Bergsteigen, wobei der Sauerstoffmangel der Luft als zusätzlicher Mangelfaktor hinzukommt. Dieser Verlust der epikritischen Motorik als Zeichen einer cerebralen Dekompensation führt im Verlauf von sportlichen Aktionen gehäuft zu Unfällen und bei der handwerklichen Arbeit zu Betriebsunfällen. An den oberen Extremitäten sind die Zeichen des motorischen Funktionswandels weniger ausgeprägt. Es kommt aber immer wieder vor, daß Frauen in so einer Phase keine Nähnadel einfädeln können oder sich bei der Küchenarbeit durch Ungeschicklichkeit Verletzungen zuziehen, während sich Männer beim Zuknöpfen von Hemden oder Manschettenknöpfen besonders insuffizient zeigen. Auch an der Technik der Zerkleinerung und Zurechtlegung der Speisen kann man solche motorische Entgleisungen bei Menschen, die man gut kennt, mit Sicherheit diagnostizieren. Prüft man in einer solchen Phase die Fingerfertigkeit mit einem Test, so fällt beispielsweise beim Tapping-Test oder beim Perlenaufreihen auf, daß sowohl die Planung der Handlung wie die Form des Einzelaktes insuffizient sind. Zielsicherheit, Präzision, Ausdauer und Trefferzahl leiden beträchtlich, sowie die Umständlichkeit der Handlung besonders hervorsticht. Das kann für die Beurteilung des Leistungsrestes im Rahmen einer Arbeitsbegutachtung oft von entscheidender Bedeutung sein.

Geistig kommt es in dieser Phase zur Einengung des Interessenfeldes, der Antrieb ist blockiert. Konzentration und Auffassungsfeld sind reduziert, die Ekphorierung aufgenommener Sinneseindrücke ist mangelhaft, es besteht eine Unfähigkeit Sinnzusammenhänge zu erfassen und produktive Denkleistungen zu schaffen. Die Überschaubarkeit von sinnesmäßig erfaßten Kriterien ist verlorengegangen. Das Disponieren mit Denkergebnissen, das kritische Entscheiden ist verschwunden.

Hierher fallen auch die von K. S c h n e i d e r und W. S c h e i d erwähnten Zuspitzungen von Persönlichkeitszügen; Mißtrauen steigert sich zu paranoiden Reaktionen. Immer wieder äußert ein Kranker während der Visite, daß ihm die Schwestern das Essen wegnehmen, wobei er am nächsten Tag die Sinnlosigkeit der geäußerten Anklagen einsieht. Charakteristisch ist auch die abnorme Ermüdbarkeit im Ge-

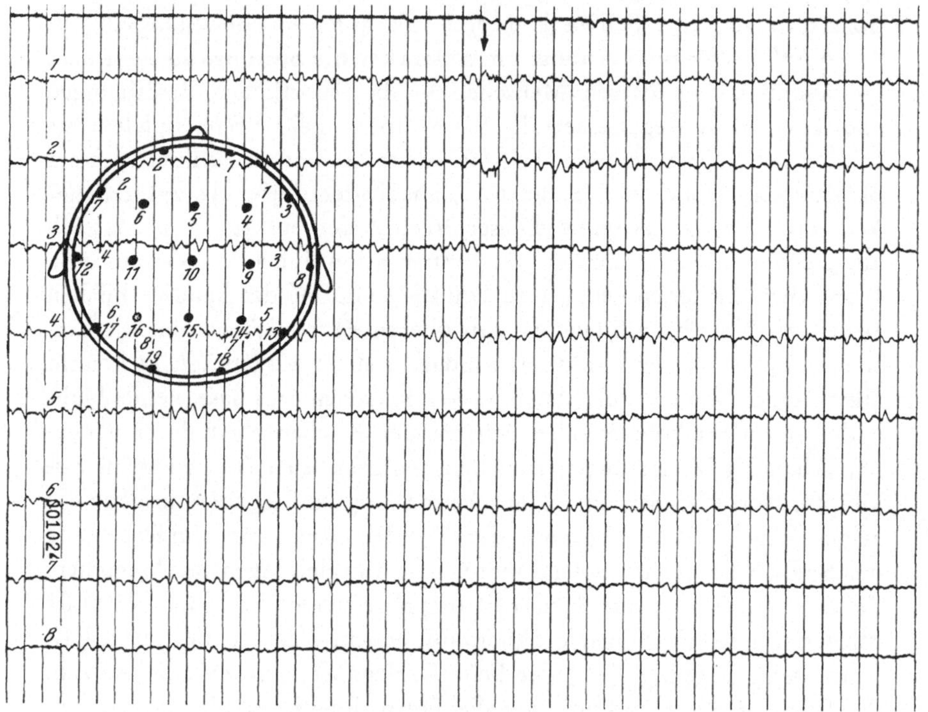

Abb. 32. Fehlende Alpha-Blockierung. ∀ = Augenöffnen.

spräch oder das Versanden bei jeder geistigen Tätigkeit. Taktlosigkeiten, die Nicht-Beachtung der sozial-adäquaten Anstandsregeln vervollständigen das Bild des passageren Persönlichkeitszerfalls.

So weit diese krankhaften biologischen Verhaltensweisen bei voller Bewußtseinshelligkeit ablaufen, kann man sie zu Recht als „Durchgangssyndrom" im Sinne von H. H. W i e c k bezeichnen. Ist die Bewußtseinslage klar, dann besteht auch subjektives Krankheitsgefühl und Einsicht. Die Kranken klagen dann über einen leeren, eingenommenen Kopf, über eine Unfähigkeit klar zu denken, über Schwindel. In den späteren Krankheitsphasen ist aber das Bewußtsein im Sinne eines Nachlassens der Vigilität sehr häufig eingeengt. Von der Benommenheit bis zum Koma kommen alle Intensitätsgrade vor. Diese zusätzliche Bewußtseinstrübung hat absolut Alarmcharakter und entspricht völlig der akuten Form der körperlich begründbaren Psychosen von K. S c h n e i d e r. In diesen bewußtseinsgestörten Phasen ist das affektive Verhalten entweder depressiv-apathisch, antriebsarm oder reizbar-gespannt, aufdringlich, agitiert, explosiv, wobei in letzterem Fall eine motorische Unruhe mit der Stimmungslage gekoppelt auftritt. Das Wischen, Streichen, Zupfen, Klopfen der Hände, wie die unruhigen Beine unter der Decke im Sinne von restless legs, leiten diese delirante Stufe ein, die sich bis zur Bettflüchtigkeit steigern kann. Durch die Bewußtseinseinengung tritt der Koordinationszerfall besonders deutlich in Erscheinung. In umständlicher und apraktischer Weise versuchen diese Patienten über die Steckbretter zu klettern oder einen Gegenstand aus dem Nachtkästchen zu zerren, wobei sie bei Verhinderung äußerst explosiv und aggresiv reagieren. Mit der Bewußtseinsstörung Hand in Hand geht auch der Verlust der örtlichen Orientierung. Die Patienten geistern schwankend herum und suchen ihr Bett oder ihren Eßplatz. Objektiv besteht meist ein Absinken des Blutdruckes, im EEG bleibt die Blockierung des Alphaeffektes aus (Abb. 32), und in gelegentlich durchgeführtem Isotopenzirkulogramm sieht man eine oft beträchtliche Reduktion der cerebralen Durchblutung.

Der diesem Syndrom der haemodynamischen Dekompensation gemeinsame pathogenetische Faktor ist eine akute cerebrale Mangelernährung, die sowohl in Form einer Reizsymptomatik (Plus-Symptome) wie einer Defekt-Symptomatik (Minus-Symptome) in Erscheinung tritt. Das akute Absinken der haemodynamischen Aktivität ist der unmittelbar auslösende Faktor, was durch das Absinken des Blutdruckes und durch die Mangeldurchblutung im Isotopenzirkulogramm objektivierbar ist. Praktisch kann jeder Streß die adaptierte Haemodynamik zur Entgleisung bringen. So sehen wir solche Dekompensationen im Rahmen grippaler Infektionen, nach körperlichen Leistungsüberforderungen, nach banalen affektiven Frustrationen (Ausbleiben eines Verwandtenbesuches), besonders aber als unmittelbare Folge einer akuten cardialen Insuffizienz, die in ihrer Intensität den Internisten noch nicht beeindruckt, seltener nach Intoxikationen, durch Alkohol- oder Schlafmittel bzw. Tranquilizer oder nach einfachen Traumen, die gar nicht den Kopf betreffen müssen. Jedes provozierende Ereignis körperlicher oder psychischer Art, das den Organismus zu einer zusätzlichen Adaptationsleistung zwingt, kann beim latent dekompensierten cerebrum zu einer manifesten haemodynamischen Dekompensation mit dem charakteristischen klinischen Verhaltensmuster führen. Diese haemodynamische cerebrale Dekompensation ist das „kritische Detail" jeder Verlaufsform von cerebralen Gefäßkrankheiten und zieht sich wie ein roter Faden von der Phase der scheinbaren Gesundheit bis zu den Terminalphasen des arteriosklerotischen Persönlichkeitsabbaues. Im einmaligen Ordnungsprinzip der seelischen Störungen, die wir K. S c h n e i d e r verdanken, entspricht dieses Syndrom der akuten Form der körperlich begründbaren Psychosen und, so weit es ohne Bewußtseinstrübung einhergeht dem Durchgangssyndrom von H. H. W i e c k. In der Literatur werden diese klinischen Phänomene meist als pseudoneurasthenisches Vorstadium beschrieben (B e r n s m e i e r, Q u a n d t, S c h e i d). Nun ist dieser Terminus der Neurasthenie reichlich obsolet. J. B e a r d hat 1875 Bilder dieser reizbaren Nervenschwäche beschrieben. Das besondere Kennzeichen ist die Unfähigkeit des Organismus, normalerweise unterschwellige Umweltreize im stillen Weg auszugleichen. Aus dieser Adaptationsschwäche resultieren dann sowohl die subjektiven Beschwerden wie die Fehlleistungen bei der Anpassung an Milieureize. Bei der echten Neurasthenie ist diese Verhaltensschablone von Jugend auf konstitutionell determiniert, bei der Pseudoneurasthenie ist die biologische Adaptationsfähigkeit durch eine zusätzliche Krankheit reduziert, woraus ein scheinbar analoges Verhaltensmuster resultiert. So weit — so gut. Die moderne Medizin hat aber die Aufgabe über das klinische Beschreiben der Phänomene hinaus zum pathogenetischen Faktor vorzustoßen, und uns scheint der Terminus „Pseudoneurasthenie" zu unpräzis und zu allgemein. Jede neurasthenische Verhaltensweise ist Ausdruck einer mangelhaften Adaptation an innere oder äußere Stressoren. Bei der akuten cerebralen Dekompensation liegt bei ähnlicher klinischer Phänomenologie der Schwerpunkt der kausalen Genetik in einer haemodynamischen Insuffizienz, weshalb man dieses passagere Syndrom aus dem großen Topf der Neurasthenie bzw. Pseudoneurasthenie herausklammern sollte.

Der generelle therapeutische Ansatz bei der haemodynamischen Dekompensation liegt bei allen cerebralen Gefäßsyndromen — mit Ausnahme der Haemorrhagia cerebri und Embolie — in einer intensiven Stimulierung bzw. Aktivierung des Kreislaufes, was nach unseren langjährigen Erfahrungen am Besten mit Strophantin erfolgen kann. Im Gegensatz zum Neurologen ist dem Internisten dieses Bild mit der cerebralen Dekompensation weniger zugänglich, weshalb der Durchschnittsinternist fallweise eine cardiale Insuffizienz ablehnt und statt Strophantin zur Digitalisierung rät. Diese ist im akuten Ereignis wirkungslos und auch bei chronischer Verabreichung der günstigen Strophantinwirkung nicht gleichzusetzen. Tritt bei scheinbar gesunden Menschen eine solche cerebrale Dekompensation auf, dann genügt meist eine entsprechende Ruhepause oder eine Schale Tee. Der kundige

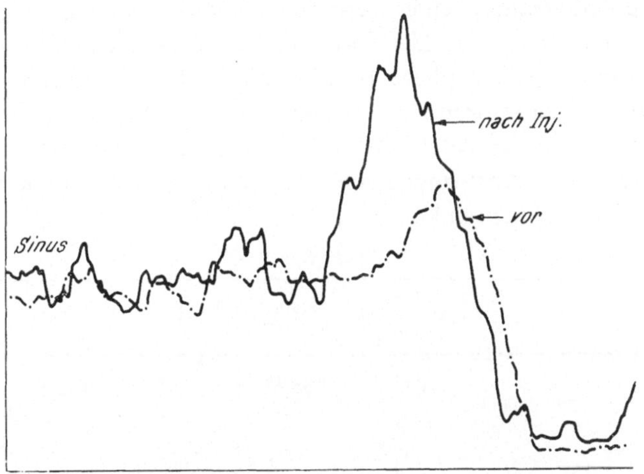

Abb. 33. Positiver Nutritionseffekt nach Gilutensin i. v.

Arzt soll sich aber der haemodynamischen Insuffizienz stets bewußt sein und durch eine gründliche somatische Untersuchung (Internist, EEG, EKG usw.) eine somatische Ursache aufzeigen oder ausschließen. Findet man keine pathologischen Befunde, dann kann man durch eine Korrektur der Lebensweise derartige Dekompensationsphasen hintan halten. Die haemodynamisch-cerebrale Dekompensation ist aber immer ein Alarm-Symptom und benötigt bei vorliegender cerebralen Mangelernährung eine aktivierende Kreislauftherapie. Wie erwähnt ist das Mittel der Wahl: Strophantin, das wir nach der Lage des Falles ein- bis dreimal täglich $^1/_8$ bis $^1/_4$ mg i. v. verabreichen. Bei stark abgesunkenem Blutdruck dreistündlich Depot-Novadral, bei Infektionen zusätzlich 1000 mg Vit. C, bei encephalomalacischen Insulten Dexamethason (Dexa-Scheroson, Fortecortin *Merck*). In den letzten 3 Jahren sahen wir nach *Gilutensin* schöne Kompensationseffekte. Gilutensin (Gebr. *Giulini, Ludwigshafen*) ist ein 2-Aethyl-3,3-Diphenyl-propenyl-Amin. Es hat eine zentralanaleptische Wirkung, die aber im Vergleich zu anderen Weckaminen keine wesentliche Steigerung des Blutdruckes auslöst. Bei 30 mg i. v. sieht man im Isotopenzirkulogramm eine verbesserte cerebrale Nutrition bei im wesentlichen gleicher Durchblutungszeit (Abb. 33).

Wir geben in der akuten Dekompensationsphase zum Strophantin täglich 30 mg Gilutensin i. v. und gehen nach eingetretener Kompensation auf Dragées zu 10 mg über. H. L e c h n e r konnte auch im Rheo-Encephalogramm eine verbesserte Durchblutung zeigen, und E. P i c h l e r fand, daß der retinale Blutdruck nach Gilutensin anstieg, während der periphere Blutdruck gleichblieb. Gilutensin stellt als zentrales Vasomotorenstimulans eine wesentliche therapeutische Bereicherung gegen die cerebrale Dekompensation dar, was wir auch nach schlechtem Anspringen des Kreislaufes nach Elektroschocks immer wieder beobachten konnten.

Tabelle 9

	Arteriosklerotische Demenz	Status lacunaris	Encephalomalacie	Embolie	Haemorrhagie
Blutdruck	165/85	155/88	170/95	150/80	210/116
Aphasie	0	0	51	0	1
Hemiplegie	12	5	126	11	7
Hemianopsie	0	0	3	0	0
Hemianaesthesie	0	0	4	0	0
Doppelbilder	3	0	6	0	0
Bulbäre Symptome	0	1	18	0	0
Diffuse neurologische Ausfälle	20	33	7	0	0
Demenz	66	27	38	0	1
Verwirrtheit	39	0	17	0	6
Bewußtlosigkeit	0	0	6	1	6
Epileptische Anfälle	5	1	0	0	0

Die arteriosklerotische Demenz

1. Aus Tab. 9 ist ersichtlich, daß der Blutdruck bei der arteriosklerotischen Demenz normal bis erniedrigt ist. Neben dem Achsensymptom des Persönlichkeitsabbaues mit Demenz, das ja die Diagnose beinhaltet, kam es bei 39 von 66 Fällen zu passageren Verwirrtheitszuständen. Neben 20 Fällen mit diffusen neurologischen Funktions-

störungen nach der pyramidal-extrapyramidalen Schablone, hatten 12 Fälle ausgeprägte Hemiparesen vom Kapseltyp. Die neurologischen Funktionsstörungen sind bei der arteriosklerotischen Demenz meist vorhanden, was ja grob die Abgrenzung gegenüber anderen Demenz-

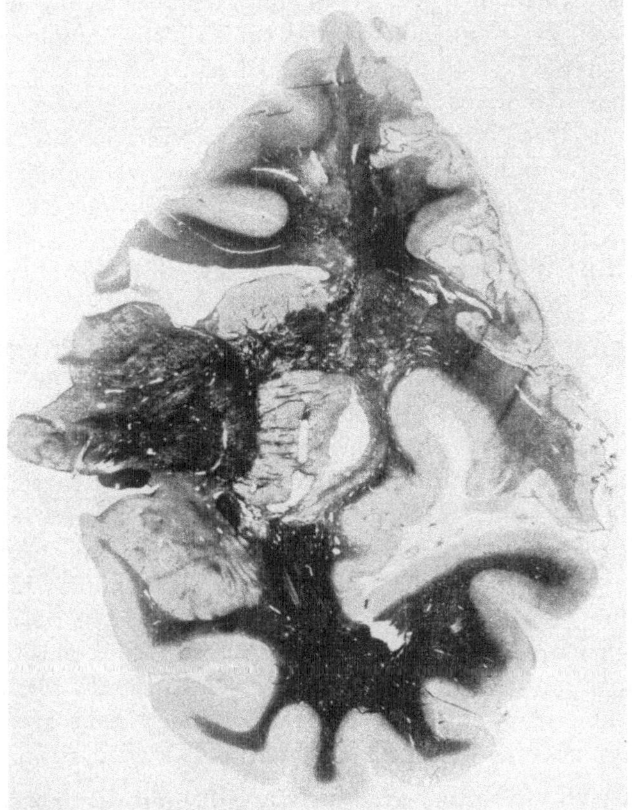

Abb. 34. Schwere, diffuse, gefäßabhängige Parenchymschäden in der Rinde, in den Stammganglien und im Mark.

formen gestattet. Sie sind aber meist weniger ausgeprägt als die Störungen nach Encephalomalacie. Immer sieht man aber einen Verlust der epikritischen Motorik. Physiognomik und Bewegungsreichtum der Mitbewegungen verflachen, Wendigkeit und Reaktionsfähigkeit sind hochgradig eingeengt, obwohl beim groben klinischen Status keine massiven Ausfälle der Kraft, des Tonus und der Reflexe aufzeigbar sind. Diese diskrete Symptomatik weist auf einen diffusen Parenchymschaden mit kleinen Erweichungen oder Kugelblutungen hin. Das pathologisch-anatomische Bild bestätigt im wesentlichen diese diffuse Symptomatik (Abb. 34). Bei allen obduzierten Fällen bestand eine mäßige bis hochgradige Arteriosklerose der Hirngefäße und eine Hirnatrophie, wogegen nur bei 20% eine Arteriosklerose der übrigen Körpergefäße aufschien. Bei den Fällen mit Hemiplegien bestanden natürlich ältere Erweichungshöhlen, und ein Fall bot pathologisch-anatomisch das typische Bild des Status lacunaris, obwohl klinisch keine entsprechende Symptomatik aufgeschienen war. Für das Syndrom der arteriosklerotischen Demenz ist somit eine arteriosklerotische Gefäßerkrankung mit nachfolgender Hirnatrophie eine zwingende Voraussetzung des klinischen Funktionsabbaues. Bemerkenswert ist, daß passagere Verwirrtheitszustände bei zwei Drittel der Demenzfälle auftraten, bei 10% der Encephalomalacien, während wir sie bei den übrigen vasculären Syndromen vermißt haben.

Man kann wohl sicher annehmen, daß diese Verwirrtheitsphasen Zeichen einer haemodynamischen Dekompensation sind. Anfangs sind diese Durchgangsphasen reversibel, während in den späteren Krankheitsstadien nach jeder Verwirrtheitsphase Defektzustände zurückbleiben, welche Q u a n d t auf kleine Erweichungen oder Kugelblutungen bezieht. Die arteriosklerotischen Gefäßveränderungen betreffen hauptsächlich den Carotis-, den Vertebralis- und Basilarisbereich, sie lassen jedoch kein zwingendes System einer Zuordnung erkennen. Ein bevorzugter familiärer Befall der cerebralen Gefäße mit Arteriosklerose scheint wahrscheinlich. Mangels verläßlicher Obduktionsdaten der Eltern-Generation gelingt es jedoch nicht, einen signifikanten Beweis zu liefern. Eine Häufung von Schlaganfällen oder Demenzformen der Eltern scheint aber in den Außenanamnesen immer wieder auf.

Das Auftreten der Intima-Oedeme (B r e d t) mit dem konsekutiven Auftreten von Fibroblasten (B o u c e k u. M.) mit kollagenen Ablagerungen im Intima- und Mediabereich als erste Stufe des arteriosklerotischen Prozesses ist so regel- und systemlos, daß aus unseren Obduktionsprotokollen beim Syndrom der arteriosklerotischen Demenz kein bevorzugter Befall ersichtlich ist, wenn man von den stets befallenen extracerebralen Schlingen der Carotis und der Vertebralis absieht. Die Diskrepanz zwischen Gefäßschaden, Parenchymschaden und klinischen Ausfallserscheinungen ist immer wieder erstaunenswert. Diese Befunde zeigen, daß trotz schlechter Gefäßstruktur, bei guter Haemodynamik Parenchymschäden und klinische Ausfälle nur in geringem Ausmaße entstehen.

Der klinische Verlauf zeigt von den diskretesten cerebralen Dekompensationserscheinungen, wie Versprechen oder Vergessen eines Wortes, bis zu den massivsten Zeichen des Persönlichkeitsabbaues mit völliger Verwirrtheit und Inkontinenz eine zunehmende Progredienz, wobei als besonderes Charakteristikum der arteriosklerotischen Demenz der *kaskadenartige Verlauf* als kritisches Detail hervorzuheben ist.

Ein zweites hervorzuhebendes Kriterium ist das Bestehenbleiben von ruinenartigen Persönlichkeitsresten, die den klinischen Beobachter das praemorbide Persönlichkeitsformat ahnen und erkennen lassen, während dieses tachystoskopische Aufscheinen der alten Persönlichkeitsstruktur bei der senilen Demenz oder bei den posttraumatischen Bildern des organischen Psychosyndroms nicht vorkommt. Hierher gehört auch das in den Früh- und mittleren Phasen auftretende Versanden der geistigen Aktivität, man spricht auch von abnormer Ermüdung, obwohl kein subjektives Müdigkeitsgefühl vorliegt. Solche Kranken sind in den Morgenstunden oft noch zu einer geistig produktiven Arbeit fähig, und mit zunehmender Tageszeit verfallen sie in eine apathische Inaktivität. Q u a n d t betont, daß Neurastheniker, Neurotiker und Psychopathen weit weniger von der cerebralen Form der Arteriosklerose befallen werden als die sthenischen, dynamischen aktiven Leistungstypen. Diese letzteren bieten recht häufig nach einer Grippe, nach einer motorischen Überforderung, nach einer Höhenfahrt mit einer Gondelbahn plötzlich die ersten Zeichen einer cerebralen Mangeldurchblutung, wie wir sie im Abschnitt über die haemodynamisch-cerebrale Dekompensation beschrieben haben. Wenn auch nach der entsprechenden Ruhe und Therapie diese Durchgangsphasen verminderter cerebraler Leistungsfähigkeit und die subjektiven Beschwerden wieder zurücktreten, bleibt doch ein verminderter Biotonus bestehen. Die Durchschlagskraft, die emotional-dynamische vis a tergo der Persönlichkeit sinkt ab, verliert ihren Schwung. Sinneseindrücke werden mangelhaft verarbeitet, Gedankenabläufe werden verlangsamt, geistige Beweglichkeit und Anpassungsfähigkeit lassen nach. Die senso-motorische Modulationsfähigkeit erstarrt, die Reizschwelle für Gemütserregungen ist erniedrigt und die affektive Reflexion inadaequat (Rührseligkeit, Zwangsweinen). Die monotonen Klagen über Kopfschmerzen, Schwindel, Ohrensausen werden bei Kranken mit cerebraler Arteriosklerose immer wieder vorgebracht. Sie sind nicht pathognomonisch, da sie auch ohne cerebrale Gefäßkrankheit aufscheinen.

Hypochondrische Klagen über schlechte Augen, schlechte Verdauung, schmerzhafte Beine werden permanent vorgebracht und sind durch ihre Persistenz für die Arteriosklerose charakteristisch. Das Nachlassen der allgemeinen Leistungsfähigkeit wird vom Betroffenen zunächst seltener beobachtet als von der Umgebung, weshalb — wie Q u a n d t zu Recht hervorhebt — die Aussprache mit den Familien- und Betriebsangehörigen wichtiger ist als die Eigenanamnese. Die feinsten Formen des geistig-biologischen Abbaues werden von der Umgebung, besonders von den nachstrebenden Berufskollegen, schon sehr früh erkannt und diskutiert. Zu diesem Absinken der allgemeinen Leistungsfähigkeit gehört nicht nur das Nachlassen der geistigen Spannkraft, die hochgradige Ermüdbarkeit, die Störung der Merkfähigkeit, sondern auch das Nachlassen des Antriebs, der Mangel an Initiative, die Eigenschaft, alles weiter laufen zu lassen und durch keine Entschlüsse oder Entscheidungen den Weg des Lebens zu beeinflussen oder eine Wendung herbeizuführen. Die Einengung des Interessensfeldes wird immer hervorgehoben (S c h e i d, B r o n i s c h, Q u a n d t). Das Konzentrieren auf kleinere, beschränkte Wirkfelder ist Ausdruck einer cerebralen Ökonomie. Das Einziehen der Pseudopodien ist schon bei den Amoeben ein Zeichen verminderter biologischer Potenz. Neben der intellektuellen Einengung kommt es auch zu einer Rarefizierung der affektiven Kontakte, neue Begegnungserlebnisse werden vermieden. Der affektive Kontakt zum Mitmenschen kostet Betriebsenergie, er wird daher auf wenige Personen und auf kürzere Zeitphasen beschränkt. Nicht nur die emotional-affektive Ausstrahlung sondern auch die Perzeption von Gemüts- und Gefühlsreizen ist ein energetischer Prozeß, der beim cerebralen Gefäßkranken reduziert wird. Jede Lebensumstellung erfordert einen Energieaufwand. Umsiedlungen, Berufsumstellungen, das Beschäftigen mit neuen Problemen, werden nach Tunlichkeit vermieden. Ein gleichmäßiger Ablauf des Tages, der Woche, des Jahres mit schablonenhaften, fixierten Verrichtungen und Begegnungen kennzeichnet diese Ökonomisierung. Wer kennt nicht die alte Dame oder den alten Herren, der zur gewohnten Stunde, in seinem gewohnten Lokal erscheint, seinen gewohnten Platz aufsucht, seine gewohnte Zeitung wünscht und den stereotypen Kaffee mit Gebäck verlangt? Dieses Ökonomisieren des Alltags spart zusätzlichen Energieverbrauch und scheint uns eine Adaptation auf den reduzierten cerebralen Betriebsumsatz. Alle Phänomene des Funktionswandels der Motorik, des affektiv-emotionalen

Abflachens, des intellektuellen Versagens, die wir als haemodynamisch-cerebrale Dekompensation beschrieben haben, treten in diesen Frühstadien auf, wobei nach Überwindung der Dekompensationsphase immer der eine oder andere Defekt erhalten bleibt. Besonders auffallend nach unserer klinischen Beobachtung ist die Abhängigkeit der Befindlichkeit und der objektiven Kriterien von klimatischen und wetterbedingten Umstellungen. Wenn eine Schlechtwetterfront vom Westen im Anzug ist, beobachten wir bei unseren cerebralen Gefäßkranken immer eine Dekompensation, die als „affektiv-vegetatives Reizsyndrom" bzw. als „affektiv-vegetatives Erschöpfungssyndrom" in Erscheinung tritt, wobei bei den schwerst daniederliegenden Patienten diese nicht bewältigte Adaptation die unmittelbare Todesursache darstellt. Besonders markant sind auch die Schlafstörungen, die im Verlauf der cerebralen Arteriosklerose immer auftreten (F. Stern, F. Hiller). Die Schlaflosigkeit mit Verwirrtheit, deliranter Unruhe, Halluzinationen oder Wahnideen ist die stärkste Ausprägung dieser vegetativen Fehlhaltung. Das Absinken der haemodynamischen Potenz während der trophotopen Nachtphase mit der zusätzlichen Verminderung der cerebralen Durchblutung ist die unmittelbare Ursache. Tagsüber schlummern die Patienten dann infolge der verbesserten Kreislaufdynamik friedlich und ruhig. Die abendliche Strophantinspritze kann bei vielen Fällen die nächtliche Dekompensation verhüten und Schlaf bzw. Ruhe bringen.

Wie erwähnt, ist der kaskadenartige Verlauf für die arteriosklerotische Demenz charakteristisch. Bei jeder akuten Dekompensationsphase bleibt ein Defekt zurück, und der Abbau schreitet stufenförmig fort, wobei besonders affektbesetzte Engramme ruinenartig bis in die terminalen Defektstadien ekphorierbar bleiben.

So erlebt man immer wieder Kranke, die Erlebnisse aus der Studentenzeit mit dem adaequaten Affektausdruck reproduzieren, wobei die geistig-seelische Gegenwart im dichten Nebel der Bewußtseinstrübung untergetaucht ist. Das bevorzugte Zuwenden zu Erlebnisinhalten der Vergangenheit und eine Reserviertheit allen Zukunftsplanungen gegenüber scheint uns der kritische Terminationspunkt im individuellen Leben und der Beginn der arteriosklerotischen Demenz zu sein. Wie Quandt hervorhebt, sind die Schichten der Gefühle und Triebe (Thymopsyche Stranskys) früher betroffen als der noopsychische Erkenntnisbereich. Die verschiedenen Formen der affektiven Fehlhaltung von der launischen reizbaren, mürrischen, depressiven Verstimmung bis zu den antriebslosen Affektabstumpfungen und der Lethargie sind die klinischen Indikatoren des arteriosklerotischen Prozesses. Der zunehmende Antriebsmangel als Verlust der Initiative, der Spontaneität, der Impulsivität wie die Verlangsamung und Verplumpung der individuellen Motorik, liegen in derselben Schichte. Obwohl diese pathologischen Verhaltensweisen des Affektes und Antriebs topisch nicht lokalisierbar sind, denkt man doch eher an eine Stammhirnfunktion (W. K l a g e s). Dieses Hervortreten einer Hirnstammsymptomatik bei einer diffusen cerebralen Mangelernährung scheint zunächst paradox, da ja nach dem J a c k s o n'schen Gesetz der größeren Vulnerabilität die phylogenetisch jüngeren Rindengebiete früher Funktionseinbussen zeigen müßten. Man kann sich aber die Hirnstammsymptomatik als Resultat eines cortikalen loss of control vorstellen, der die triebmäßigen Entgleisungen der Sexualsphäre bei den cerebralen arteriosklerotisch Kranken erklärbar erscheinen läßt. Im abgeschwächten Maß gilt dies für die enthemmten Entgleisungen in Takt und Anstand. Hieher sind auch die erhöhten Macht- und Geltungsstrebungen des Arteriosklerotikers einzureihen, der die verminderte biologische Potenz mit einem enthemmten Macht- und Geltungsstreben zu kompensieren versucht.

Im späteren Verlauf überschattet die intellektuelle Demenz alle Daseinsphänomene der Persönlichkeitsstruktur. Der geistige Abbau eines organischen Psychosyndroms (M. B l e u l e r) vasculärer Genese läßt sich aber von dem des senil-Dementen bzw. Posttraumatikers oder Epileptikers klinisch klar abgrenzen. Das vulkanartige Ausbrechen einer affektiv-emotionalen Erruption ist auch für die späteren Abbauphasen ein besonderes Charakteristikum der arteriosklerotischen Demenz und grenzt sie von der absoluten Leere des Morbus A l z h e i m e r oder von der Teigigkeit des Epileptikers wie von der Apathie des Traumatikers ab. Hier kann auch der Begriff der lakunären Demenz von H. H o f f Erwähnung finden. Er besagt, daß trotz allgemein fortgeschrittenem geistigen Abbaues lakunenartige Bestände der freien Willensentscheidung erhalten bleiben, was bei der Frage der Testierfähigkeit von großer praktischer Bedeutung ist. Die Zuspitzung von Persönlichkeitszügen, wie Mißtrauen, Eifersucht, wie die paranoiden, depressiven oder manischen Phasen und auch die passageren Halluzinationen und Wahnideen, sind individuelle Reaktionsmuster des diffusen Parenchymschadens. Aber auch Milderungen explosiver Persönlichkeitszüge kommen vor und geben Veranlassung, von der Weisheit des Alters zu sprechen. Der fortschreitende Abbau führt zu einer weitgehenden biologischen Regression, wobei wie in den ersten Säuglingsphasen nur eine oral-anale Funktionsschiene erhalten bleibt, und die endgültige Nivellierung der Individualität eingetreten ist. Vom rein ärztlichen Gesichtspunkt sind auch diese Phasen als positive Phänomene des Lebendigen zu betrachten. Während Außenstehende und Angehörige die Meinung äußern, man soll doch in diesen Phasen jede Behandlung abbrechen, denn dieses Leben wäre ja sinnlos, kann ich diesen Gedankengängen nicht folgen. Ich habe noch nie einen abgebauten Kranken gesehen, der unglücklich gewesen wäre. Das lustbetonte Schmatzen beim Essen, ja selbst das Kotschmieren sind Lebensinhalte, die uns ärztlich kein Recht einräumen, die Grenze des Lebenswertes von uns aus zu ziehen.

Die Neuropathologie und Histologie hat seit S p i e l m e y e r , S c h o l z , S p a t z , B e c k e r , D i e z e l eine eingehende Beschreibung der Parenchymdefekte gegeben. Die elektiven Parenchymnekrosen, die kleinen Erweichungscysten, die spongiösen Oedemnekrosen (H. J a c o b) wie die großen Erweichungscysten sind verschiedene Phasen der gleichen Krankheit. Sie liefern Einblicke in die Morphologie des Gewebsabbaues, geben aber keinen Hinweis auf die Genetik. Pathogenetisch wesentlich erschienen uns die Befunde von B o d e c h t e l und B e r n s m e i e r über die verminderte Durchblutungsgröße und den verminderten Sauerstoffverbrauch bei der cerebralen Arteriosklerose. Diese Minderdurchblutung ist auch aus den Ergebnissen der Isotopenzirkulographie und Rheoangiographie ersichtlich. Sie ist teilweise durch erhöhten Gefäßwiderstand zu erklären. Die pathologische Struktur der Gefäßwand verursacht Strömungsverlangsamung, die im betroffenen Gebiet zu Parenchymschäden führen. Je weitreichender die Gefäßveränderungen, um so weitreichender der Parenchymschaden und um so ausgeprägter die Hirnatrophie. Die arteriosklerotisch veränderten Hirngefäße sind die Voraussetzung dafür, daß die im Alter nachlassende haemodynamische Potenz zu diffusen Parenchymschäden führt. Im Gegensatz hiezu ist bei den Encephalomalacien nicht der Gefäßfaktor, sondern der haemodynamische Faktor Ursache des lokalen Gewebsschadens. Eine im Rahmen einer Arteriosklerose bestehende Hypertonie scheint als Erfordernishochdruck einen Kompensationsversuch darzustellen. B e r n s m e i e r konnte bei Hypertonikern ohne neurologische Ausfallserscheinungen (also frühe Krankheitsphase) eine normale Hirndurchblutung aufzeigen. Auch klinisch geht jede akute

Hypotonie mit einer haemodynamischen Dekompensation einher und führt zu Defektzuständen.

Die arteriosklerotische Demenz baut sich als Sonderform der cerebralen Mangelernährung in unserer Sicht folgendermaßen auf:

Aetiologisch ungeklärt kommt es durch anlagemäßig bedingte Faktoren zu einer Ernährungsstörung im subendothelialen Bereich der Gefäßwand. Die daraus resultierende Kollagenumwandlung der Wand-

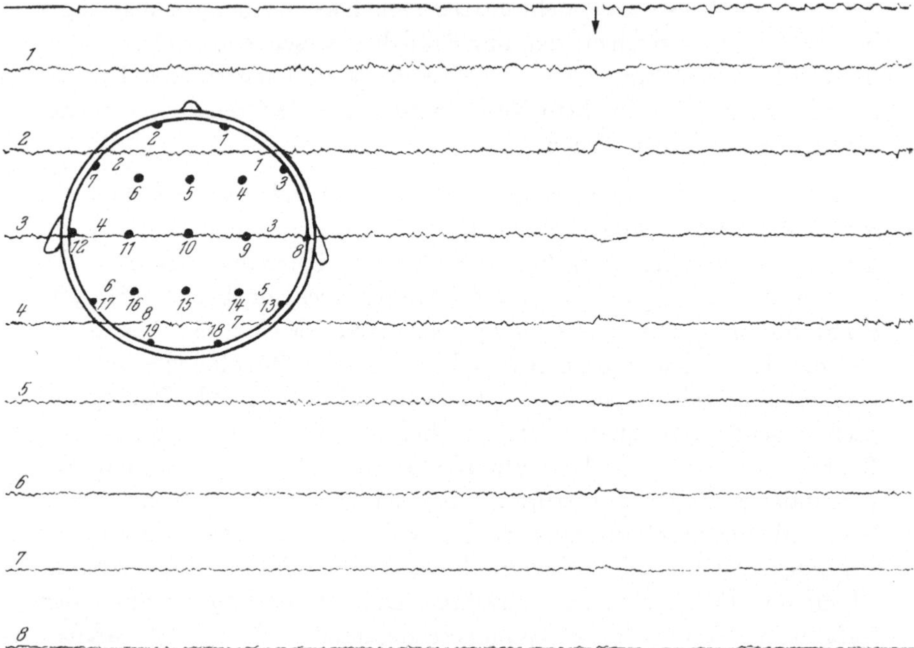

Abb. 35. Gute Alpha-Blockierung nach ¹/₄ mg Strophantin i. v. ▼ = Augenöffnen.

struktur mit dem Verlust der elastischen Elemente führt zur Strömungsverlangsamung und das Nachlassen der haemodynamischen Potenz im Alter zu Parenchymschäden im Berieselungsbereich der pathologischen Gefäßstrukturen. Die durch ein Versagen des Clearing-Systems erfolgte Lipoideinlagerung ist ein Faktor, der die Funktion der pathologischen Gefäßwände zusätzlich beeinträchtigt. Die Parenchymschäden sind kleinflächig und diffus, der Ausfall der letzten Wiesen mit typischen Kapselherden ist für die cerebrale Arteriosklerose eine Ausnahme. Die chronische vasculäre Mangelernährung führt klinisch zunächst zu den haemodynamisch-cerebralen Dekompensationen als akute Formen der körperlich begründbaren Psychose. Nach Überwindung dieser Dekompensationen sind die Funktionsausfälle zunächst reversibel, mit zunehmender Krankheitsdauer treten aber immer mehr Defektsymptome in Erscheinung. Der klinische Verlauf ist durch den kaskadenartigen Progreß und durch das Erhaltenbleiben ruinenartiger Persönlichkeitsstrukturen wie durch das Auftreten affektiver Eruptionen charakterisiert. Im Terminalstadium erfolgt eine völlige Nivellierung des allgemeinen Verhaltens und eine Regression auf frühkindliche Verhaltensweisen.

Daraus ergibt sich auch die Therapie. Da die Gefäßwandveränderungen unserer Erfahrung nach therapeutisch nicht beeinflußbar sind, bleibt als einzig wirksame Maßnahme die haemodynamische Stimulierung bzw. Aktivierung. Diese kommt am effektivsten mit Strophantin zustande. Nicht nur im klinischen Verhalten und im psychologischen Test, sondern auch im Isotopenzirkulogramm wie im EEG ist der positive Nutritionseffekt des Strophantins signifikant darzustellen. Im EEG sehen wir immer wieder die fehlende Alpha-Blockierung wie die fehlende arousal reaction nach Strophantin wieder in Erscheinung treten (Abb. 35). Bleiben diese Veränderungen auch nach längerer Strophantin-Medikation aus, dann zeigt dies einen irreversiblen Parenchymschaden an und wir sprechen vom Syndrom der cerebralen Nutritionsstarre. Abb. 36 zeigt eine solche Nutritionsstarre nach Gilutensin im Isotopenzirkulogramm.

Bei diesem Zustand der Nutritionsstarre haben wir den klinischen Eindruck, daß durch langzeitige Procain-Injektionen (2%iges Novanaesth, 5 cc — 3 × wöchentlich i. m.), die nutritive Verwertungsstörung gebessert und eine allgemeine Verbesserung der diffusen Funktionsausfälle zustande kommt. Euphyllin führt unserer Erfahrung nach häufig zu einer nicht erwünschten Steigerung der Erregungslage, wogegen Complamin in Tabletten oder Injektionen dem Strophantin zugesetzt werden kann, mit einem positiven Nutritionseffekt. In akuten Dekompensationsphasen geben wir 30 mg Gilutensin i. v., bei Austrocknungserscheinungen täglich Kochsalz und Glukose-Infusionen. Größte Vorsicht ist mit blutdrucksenkenden Mitteln zu beachten. Besteht bei einer cerebralen Arteriosklerose ein erhöhter Blutdruck, so ist darin ein Kompensationsversuch zur Verbesserung der Haemodynamik zu erblicken, und eine Blutdrucksenkung wirkt sich klinisch äußerst ungünstig aus. Auch eine Verwendung von sogenannten gefäßerweiternden Mitteln ist im besten Falle wirkungslos. Isotopenzirkulogramme mit Ronicol zeigten keinerlei Veränderungen der cerebralen Durchblutung, was auch B e r n s m e i e r und G o t t s t e i n mit der *Kety-Schmidt*-Methode zeigten. Ausgehend vom sympathomimetischen Effekt des Imipramins (Tofranil, *Geigy*), geben wir morgens sehr gerne 10 bis 20 mg Tofranil oral, was neben dem affektiv belebenden Effekt auch eine haemodynamisch-stimulierende Wirkung

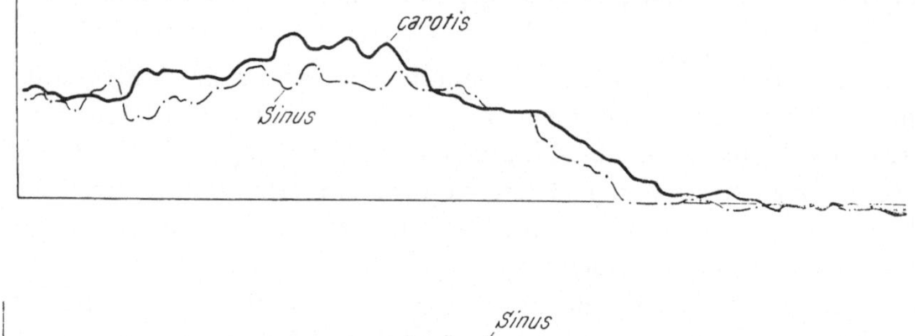

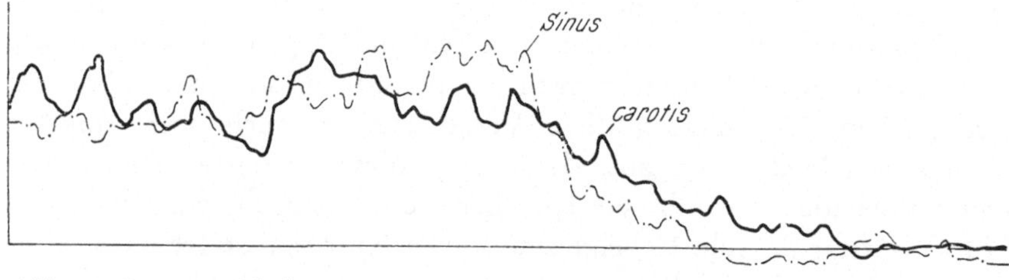

Abb. 36. Isotopenzirkulogramm vor (oben) und 30 Minuten nach (unten) 30 mg Gilutensin. Fehlender Effekt bei völliger arteriosklerotischer Nutritionsstarre.

hat. Gegen die Schlafstörungen leichterer Art wirkt am besten die abendliche Strophantinspritze eventuell mit Coramin und Mikoren. Absolut kontraindiziert sind Barbiturate. Bei höhergradigen deliranten Erregungen kommt man ohne Largactil nicht aus, das in puncto Ruhigstellung noch immer den besten Sofort-Effekt zeigt. Man muß aber gleichzeitig eine Kreislaufaktivierung mit Strophantin kombinieren. Bei ängstlicher Erregung mit leichter Verwirrtheit haben sich uns abendliche Suppositorien von Esucos (Dixyrazin, Fa. UCB) bewährt.

Zusammenfassend: Strophantin und nochmal Strophantin, zusätzlich Complamin. Strengste Beachtung einer Blutdrucksstabilität, Vermeidung von kreislaufsenkenden Mitteln, wie Barbiturate, bei höchsten Erregungszuständen Largactil und gleichzeitig Strophantin. Es ist erstaunlich, in welch gutem somatisch und psychisch kompensierten Zustand man diese Kranken durch eine dauernde Therapie halten kann.

Zur medikamentösen Therapie kommt die Pflege, die auf größte Regelmäßigkeit und Ökonomie abgestellt sein muß. Zweimal wöchentlich Stuhltag, einmal wöchentlich Bad (nicht zu lang und nicht zu warm), zur gleichen Tageszeit Waschen, Essen, Bettenmachen, Umlagern, Rundfunkhören usw. Schon ein längeres Fernsehprogramm kann eine leichte Dekompensation auslösen. Die Therapieerfolge sind nicht epochal, aber man kann schon zufrieden sein, wenn man diesen abgebauten Kranken für einige Stunden des Tages eine psychische und geistige Erlebnisfähigkeit beschert, während sie früher in den Alters- und Siechenheimen in animalischer Somnolenz dahindösten. Auch der schwer Dekompensierte, Verwirrte und Alles-unter-sich-Lassende darf nicht aufgegeben werden, sondern benötigt eine besonders intensive Kreislaufaktivierung. Man erlebt immer wieder die Freude, daß nach wochenlanger Intensivtherapie solche Patienten in ihrer Bewußtseinslage klar werden und wieder eine affektive Anteilnahme an den Lebensereignissen zeigen; dabei besteht eine völlige Amnesie für die Phase der haemodynamischen Dekompensation. Bei den Frühformen taucht immer wieder die Frage auf, die Berufsarbeit vorzeitig aufzugeben. Durch eine vorzeitige Pensionierung kommt es nicht zu selten durch die Entlastungssituation im Sinne S c h u l t e s zu einer Dekompensation mit Verschlechterung der Funktionsausfälle. Auch der von Q u a n d t vorgeschlagene Berufswechsel ist unserer Erfahrung nach nicht förderlich, da ja gerade die Umstellung auf eine neue Tätigkeit, auf ein neues Milieu, auf neue Menschen besonders erschwert ist. Wir sehen noch immer die günstigsten Erfolge von einer Beibehaltung der gewohnten Berufstätigkeit, allerdings mit starker Reduktion der zeitlichen Arbeitsleistung. Es ist immer wieder erstaunlich, welch hochwertige geistige Arbeit von cerebralen Arteriosklerotikern kurzfristig geleistet werden kann.

Status lacunaris

Es ist für den Kliniker immer unbefriedigend, ein klinisches Syndrom mit einem pathologisch-anatomischen Terminus zu bezeichnen. Für die von P. M a r i e als état lacunaire beschriebene Verhaltensweise steht uns jedoch keine klinische Bezeichnung zur Verfügung. Das kritische Detail des lakunären Syndroms ist eine charakteristische motorische Schablone, die mit Demenz gekoppelt ist. Die leicht vorgebeugte Körperhaltung, der kleinschrittige Gang, die Verlangsamung und Erschwerung der Willkürbewegung, die Verarmung an Mitbewegungen, die Erstarrung der Mimik und Gestik, der Verlust des elastischen Schwunges bei allen Bewegungen sind charakteristische Phänomene dieser motorischen Schablone. Daneben besteht fallweise ein mäßiger Tremor der Hände und des Kopfes, wie auch leichte Spasmen und Rigores der Extremitäten. Es bestehen aber nie lokale Defekte mit massiven Hemiplegien oder Aphasien. Daneben kommt eine stille Demenz mit einer euphorisch zufriedenen Grundstimmung zur Beobachtung. Das klinische Bild entbehrt jeder Dynamik, es ist ein Abbild des absinkenden Sonnenjahres und des Hineingleitens in den Herbst. Motorik und Intellekt klingen con sordini aus. Wie aus Tab. 8 und 9 zu ersehen ist, boten 33 Fälle unseres Krankengutes dieses Syndrom. Es ist ein Defektsyndrom des höheren Alters, das neben der charakteristischen motorischen Schablone die typische arteriosklerotische Demenz zeigt. Der Blutdruck unserer Fälle ist eher hypoton, bei 5 Fällen bestand neben der typischen Symptomatik eine leichte Hemiparese vom Kapseltyp. Die Verlaufsdauer ist länger als bei der arteriosklerotischen Demenz, der Verlauf hat nicht den kaskadenartigen Charakter, sondern bietet ein allmähliches Versanden der körperlichen und geistigen Funktionen, wobei selten die schwersten Abbaustufen der arteriosklerotischen Demenz erreicht werden.

Der Tod trat bei 20 Fällen an Kreislaufversagen und bei 10 Fällen durch einen Decubitus ein. Es ist ein allmähliches Erschöpfen und Erlöschen.

Pathologisch-anatomisch wiesen alle Fälle eine Arteriosklerose der Hirngefäße auf, und bei der Hälfte bestand der typische Befund eines Status lacunaris im Stammganglienbereich mit kleincystischen Erweichungen und Atrophien im striären, pallidären und Kapselbereich (Abb. 37). Zusätzlich bestanden vasculär bedingte und selten umschriebene Encephalomalacien im Markgebiet.

Aus dieser Zusammenstellung könnte man schließen, daß zwischen pathologisch-anatomischen Befund eines Status lacunaris und dem typischen klinischen Syndrom keine enge Korrelation besteht. Diese Divergenz ist zunächst nicht erklärbar. Selbstverständlich wird man immer annehmen können, daß bei den leichteren Fällen von Status lacunaris nur eine funktionelle Mangelernährung im Stammganglienbereich ohne morphologische Defekte besteht. Differentialdiagnostisch bestehen keine Schwierigkeiten, dieses Syndrom gegenüber einem arteriosklerotischen Parkinson abzugrenzen, da beim lakunären Syndrom Tremor, Rigor und Akinese nie solche Intensitätsgrade wie beim Parkinson erreichen. Auch die spastischen Symptome beim lakunären

Syndrom sind nie so ausgeprägt wie bei den lokalen pyramidalen Störungen. Die Demenz zeigt ebenfalls nie so schwere Defekt- und Abbau-Symptome wie bei der arteriosklerotischen Demenz. Therapeutisch ergibt sich die gleiche Therapie wie bei der arteriosklerotischen

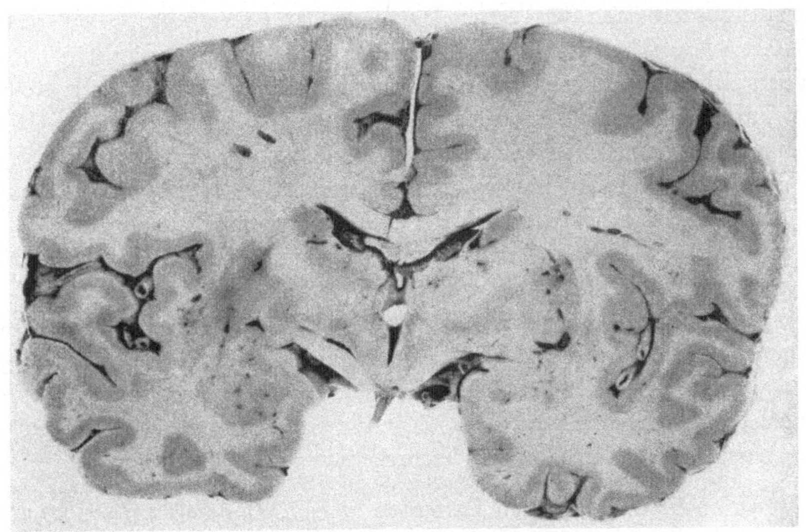

Abb. 37. Status lacunaris.

Demenz, nicht so eingreifend und nicht so aktiv. Aktive und passive Bewegungsübungen sind immer von Nutzen, desgleichen eine Beschäftigung in der Arbeitstherapie. Die Patienten zeigen wohl keine besondere Initiative und Antrieb, ordnen sich jedoch in einen zwangsmäßig fixierten Alltagsbetrieb störungsfrei ein.

Encephalomalacia cerebri

Die 150 Fälle unseres Beobachtungsgutes zeigen ein Durchschnittsalter von 63 Jahren. Aus Tab. 10 ist die Altersverteilung ersichtlich, die den allgemeinen Erfahrungen (S c h e i d, R e i s n e r) entspricht.

Tabelle 10

30 bis 40 Jahre	2 Fälle
40 bis 50 Jahre	14 Fälle
50 bis 60 Jahre	45 Fälle
60 bis 70 Jahre	40 Fälle
70 bis 80 Jahre	36 Fälle
80 bis 90 Jahre	13 Fälle

Der durchschnittliche Blutdruck beträgt 170/95, ist also etwa entsprechend, obwohl man bei diesen Patienten, die lange Zeit an unserer Abteilung verweilen, immer wieder feststellen kann, daß die Blutdruckwerte äußerst labil sind und mehr als bei jedem anderen Krankheitsbild schwanken. Die verwerteten Blutdruckwerte stammen aus der Remissionszeit nach dem ersten Insult. Sie sind zweifellos höher als im weiteren Krankheitsverlauf, insbesondere als in den Phasen der hämodynamischen Dekompensation. In der klinischen Symptomatik stehen 126 Fällen mit charakteristischer Kapselhemiplegie 24 Fällen mit Hirnstammsymptomatik gegenüber. Die 51 Aphasien waren immer mit einer entsprechenden Hemiparese gekoppelt, desgleichen die Hemianopsien und die Hypaesthesien. Die Hirnstammfälle boten neben der Hemiparese beidseitige Hirnnervensymptome. Nur 6 der 150 Fälle hatten eine Bewußtlosigkeit, was der allgemeinen Erfahrung entspricht (P o p p e r, R e i s n e r). 38 Fälle boten eine Demenz, die mit einer allgemeinen Hirnatrophie und Arteriosklerose der Hirngefäße gekoppelt war. R e i s n e r hatte in seinem großen Material bei 55% der Überlebenden Demenzzeichen. 17 Fälle boten wiederholte Verwirrtheitszustände als Zeichen einer haemodynamischen Dekompensation.

Von den 95 verstorbenen Patienten wiesen 51 eine mäßige Arteriosklerose der Hirngefäße auf, bei 44 bestanden keine pathologischen Gefäßbefunde. Y a t e s und H u t c h i n s o n gaben in ihrer Monographie ebenfalls an, daß von 100 Obduktionsfällen nur bei 41 arteriosklerotische Gefäßveränderungen der intracraniellen Arterien gefunden wurden und bei 32 eine Arteriosklerose der extracraniellen Gefäße. N e w t o n legt daher besonderen Wert auf die arteriographische Darstellung der aortanahen Gefäßabgänge der Carotis und Vertebralis. Bei uns fand sich nur bei 28 Fällen eine Arteriosklerose der extracraniellen großen Gefäße. 66 Fälle zeigten im Obduktionsbefund multiple Encephalomalacien, was etwa den Angaben von R e i s n e r entspricht. Das Freisein der Hirngefäße von arteriosklerotischen Veränderungen bei 44 Fällen (46%) zeigt einen signifikanten Unterschied gegenüber den Fällen der arteriosklerotischen Demenz und weist daraufhin, daß eine arteriosklerotische Gefäßveränderung zur Entstehung eines encephalomalacischen Insultes keine unbedingte Voraussetzung darstellt, sondern daß das Absinken der allgemeinen Haemodynamik die unmittelbare Ursache darstellt (B o d e c h t e l - B e r n s m e i e r, W. S c h e i d, Q u a n d t, Z ü l c h). Das Überwiegen der monotonen Kapselherde in unserem Material weist daraufhin, daß in diesem Gebiet ein besonders mangelhafter Kollateralkreislauf besteht (W. S c h e i d), der bei Absinken der Durchblutungsverhältnisse (Hypotonie) den typischen Grenzflächeninfarkt (Z ü l c h) auslöst. Dieser Grenzbereich zwischen media und anterior stellt zweifellos die schwächste Stelle des gesamten cerebralen haemodynamischen Systems dar, da sie einen stereotypen Befall zeigt. Z ü l c h, der die charakteristische Topik der cerebralen Infarkte eingehend bearbeitet hat, unterscheidet zwei Typen von „letzten Wiesen" bzw. Hirnregionen, die durch ihre geringe kollaterale Durchblutungssicherung besonders gefährdet sind. Er unterscheidet Grenzflächeninfarkte, die an den Grenzgebieten zweier großer Gefäßbezirke liegen (beispielsweise zwischen Arteria cerebri media und anterior) und die Endflächeninfarkte, die in den äußersten Grenzen eines Gefäßversorgungsgebietes liegen.

Das schablonenartige Überwiegen der Kapselherde oder kapselnahen Herde bei den Encephalomalacien zeigt die besondere haemodynamische Vulnerabilität dieser Region. Die Hirnstammerweichungen treten zahlenmäßig geringer auf, was der B ü c h n e r'schen Regel von der geringeren Vulnerabilität caudaler Hirnabschnitte entspricht. Die lebenswichtigen Regulationszentren im Hirnstamm und Medulla sind vasculär und haemodynamisch besser gesichert. So betrachtet ist die arteriosklerotische Hirnatrophie mit Demenz eine zweckmäßige Leistung des Organismus mit dem Ziel, die für das Leben nicht unbedingt notwendigen Hirnareale in ihrer Durchblutung zu drosseln, um für die lebenswichtigen Hirnstammregionen eine ausreichende Ernährung aufrecht erhalten zu können. Die als Resultat dieser Drosselung entstehende Demenz stellt keine Lebensbedrohung dar. Die encephalomalacischen Herde im Hirnstamm sind Endflächeninfarkte der Arteria basilaris. Die Multilokularität und die mangelhafte Rückbildungstendenz sind für diese Endflächeninfarkte charakteristisch. M i l l i k a n und Mitarbeiter haben die passagere Symptomatik dieses Basilaris-Syndroms charakteristisch herausgearbeitet.

Die 44 autoptisch gesicherten Fälle ohne Gefäßveränderungen zeigen, daß zur Entstehung einer Encephalomalacie die Gefäßkrankheit nicht notwendig ist, sondern, daß als causaler Faktor eine haemodynamische Dekompensation anzunehmen ist. Im akuten Insult kam es bei allen Fällen zu einem dramatischen Absinken des Blutdruckes, soferne er an unserer Abteilung beobachtet werden konnte. Auf dieses Absinken des Blutdruckes als Infarktauslösermechanismus hat schon d e S è z e 1931 hingewiesen, und D e n n y - B r o w n hat ebenfalls den Blutdruckabfall als unmittelbaren causalen Faktor hervorgehoben. Das Absinken des Blutdruckes ist aber ein integrales Phänomen, das seinerseits durch mehrere Faktoren zustande kommen kann. B o d e c h t e l und B e r n s m e i e r haben als wichtigsten causalen Faktor die cardiale Insuffizienz betont. Bei 80% ihrer Insulte ging ein Kreislaufversagen voraus. Das entspricht auch insofern unserer Erfahrung, als die einzig wirksame Sofort-Therapie beim encephalomalacischen Insult in einer ausgiebigen Strophantinisierung besteht. Die Versuche, den abgesunkenen Blutdruck mit Novadral oder ähnlichem zu erhöhen, wie Z ü l c h vorschlägt, sind unserer Erfahrung nach nicht imstande, die Insultprognose zu verbessern.

Der entscheidende Faktor zur Behebung einer Insultgefahr oder eines eingetretenen Insultes besteht in einer anhaltenden Steigerung des Herzminutenvolumens. Bemerkenswert ist, daß die Topik der Infarkte von der Lokalisation der arteriosklerotischen Gefäßveränderungen unabhängig ist, worauf schon Q u a n d t hingewiesen hat. Natürlich spielt die Strömungsverlangsamung in arteriosklerotisch veränderten Gefäßen und der erhöhte Gefäßwiderstand eine fördernde Rolle beim Entstehen einer Mangeldurchblutung. Der erhöhte Gefäßwiderstand löst zur besseren Hirndurchblutung eine reflektorische Hypertonie aus, die zunächst eine normale Hirndurchblutung und Ernährung garantiert (B e r n s m e i e r). Gerade bei älteren Menschen mit Erfordernishochdruck führt ein plötzliches cardiales Versagen zu einem Absinken des Blutdruckes und damit zu einer Mangeldurchblutung in der letzten Wiese zwischen Anterior- und Media-Bereich. Die geringen Kreislaufschwankungen führen hingegen bei der durch die arteriosklerotischen Gefäßwandveränderungen gedrosselten Hirndurchblutung zur diffusen, kleinflächigen Atrophie mit Demenz. Bei Strömungsverlangsamung des Blutes kommt es zu erhöhter Viscosität und damit zur erhöhten Gerinnungsbereitschaft (Q u a n d t, B e r n s m e i e r). Es wäre demnach zu erwarten, daß in der überwiegenden Mehrzahl der Encephalomalacien Thrombosen im Obduktionsbefund aufscheinen. Dies ist aber nicht der Fall. Von den 95 obduzierten Fällen konnten nur bei 5 Fällen thrombotische Verschlüsse gefunden werden. Der thrombotische Gefäßverschluß ist demnach nicht die Regel als auslösender Faktor eines encephalomalacischen Insultes, sondern Ausnahme, was auch den Erfahrungen von Z ü l c h entspricht. H. R e i s n e r — der über jüngere Patienten verfügt — fand bei 146 Verstorbenen in 65% keine Thrombose. L. P o p p e r fand bei 315

Encephalomalacien 40 Thrombosen und 177 Infarkte ohne Gefäßverschluß. Als unmittelbare Ursache des Infarktes möchten wir einen durch die haemodynamische Mangeldurchblutung ausgelösten *Ernährungsstop* annehmen. D. h.: der Übergang der Nährstoffe vom Blut ins Gehirn ist an einen gewissen Druck im Gefäß gebunden.

Sinkt dieser Druck unter eine bestimmte Größe, dann fehlt die physikalische Kraft, die die Nährsubstanzen ins Parenchym befördert. Das Resultat ist ein Ernährungsstop, was patho-physiologisch eine Hypoxydose des Parenchyms mit Oedem nach sich zieht. Die 11 Fälle, die unmittelbar an einem zweiten encephalomalacischen Insult gestorben sind, zeigten alle ein wechselnd großes perifokales Oedem. Dieser Ernährungsstop ist durch die Erhöhung des Herzminutenvolumens fallweise überwindbar, was die klinischen Vollremissionen nach einer Soforttherapie beweisen. Wir können somit auf Grund unserer Erfahrung aussagen, daß eine Encephalomalacie primär keine arteriosklerotische Gefäßveränderung zur Voraussetzung hat, sondern dadurch zustande kommt, daß bei plötzlichem Absinken der Herzkraft eine Minderdurchblutung, sicher auch eine Strömungsverlangsamung auftreten, die in den ernährungsmäßig empfindlichen letzten Wiesen infolge der fehlenden vis a tergo zu einem Ernährungsstop führt, der seinerseits eine Hypoxydose und ein Oedem und bei längerer Dauer eine lokale Nekrose zur Folge hat. Da bei Menschen im höheren Alter die Hirndurchblutung an sich schon auf weniger als die Hälfte reduziert ist (Bernsmeier), schwebt der ältere Mensch dauernd im gedrosselten Bereich des Funktions- und Strukturstoffwechsels und ist daher auch für leichte Kreislaufschwankungen vulnerabel. Selbstverständlich ist eine Arteriosklerose der Hirngefäße oder auch der extracraniellen Gefäße eine zusätzliche Belastung für den Hirnkreislauf mit allen Folgen der Minderdurchblutung. Das Herz, das gegen den erhöhten Widerstand der starren Gefäßwände arbeitet, wird häufiger und früher zur Dekompensation kommen. Die Gefahr eines encephalomalacischen Insultes ist durch eine bestehende Arteriosklerose vergrößert, aber das Vorhandensein einer cerebralen Arteriosklerose schließt nicht zwingend die Folge einer Encephalomalacie mit sich ein.

Zur Frage des angiospastischen Insultes möchten wir bemerken: Seit Bergmann und Kaufmann wurde der Gedanke eines Gefäßspasmus als Ursache der Ischämie allgemein akzeptiert. Man könnte einwenden, je logischer bei biologischen Vorgängen eine Erklärung anmutet, um so mißtrauischer müßte man dieser Hypothese gegenüberstehen.

Da in den Hirngefäßen muskuläre Elemente im wesentlichen fehlen (B e n n i n g h o f f), kann man sich zunächst schwer vorstellen, welche Elemente den Gefäßkrampf bewerkstelligen sollen. Nun hat jeder Kliniker im Arteriogramm Lumenverengungen gesehen, die bei Kontrollen wieder normal weit waren. Diese Befunde wurden als echte Spasmen gedeutet. Es ist jedoch sicher, daß diese Verengungen durch Intimaverquellungen zustande kommen, die sich nach B r e d t und Q u a n d t wieder spurlos zurückbilden können. Diese Lumenverengungen durch Intimaverquellung sind als Ursache der intermittierenden Ischämie anzusehen, die man im Verlauf von cerebralen Gefäßkrankheiten, besonders aber bei den encephalomalacischen Patienten als flüchtige Insulte immer wieder beobachten kann und die — je nach der Symptomatik — dem Media- oder Basilarisbereich zuzuordnen sind. Die Dauer dieser ischämischen Krisen schwankt von Minuten bis Stunden; nach kreislaufstimulierender Therapie verschwinden die klinischen Ausfälle meist völlig. Ob die von Z ü l c h inaugurierten seltenen Fälle von echten angiospastischen Insulten bei hypertonischen Krisen tatsächlich bestehen, ist noch eine offene Frage.

Differentialdiagnostisch bereitet der encephalomalacische Insult gegenüber der Embolie und der Haemorrhagie im Allgemeinen keine Schwierigkeiten. Die Encephalomalacie entsteht meist allmählich, ohne Bewußtseinsverlust, in den Nacht- oder Morgenstunden, die Embolie plötzlich, ohne Bewußtlosigkeit und die Haemorrhagie plötzlich mit tiefer Bewußtlosigkeit und blasender, schnarchender Atmung, wobei das Gesicht meist gerötet ist. Die Hypertonie ist nicht verläßlich, da sie nach der Blutung absinken und auch bei der Encephalomalacie vorhanden sein kann. Kennt man die Patienten schon vor dem Insult, dann bereitet die Differentialdiagnose meist keine Schwierigkeiten.

Therapie

Von diesen Erfahrungen ausgehend, ergibt sich zwingend die generelle Therapie. Eine sinnvolle Therapie der Gefäßwandveränderung gibt es bis jetzt nicht. Die Summe der diätetischen Maßnahmen und Medikamente gegen die Arteriosklerose sind entweder ohne Erfolg, oder sie kommen zu spät. Das entscheidende Absinken der haemodynamischen Funktion kann man aber sehr gut beeinflussen, und zwar unserer Erfahrung nach am besten mit Strophantin. In der Kontroverse zwischen Internisten und Neurologen, ob für die Therapie Digitalis oder Strophantin zu verwenden ist, kann man aus langjähriger Erfahrung nur sagen, daß für das Syndrom der vasculären-cerebralen Mangelernährung das Strophantin das Mittel der Wahl ist. Auch bei voll digitalisierten Patienten kann man in der akuten Phase der haemodynamisch-cerebralen Dekompensation gefahrlos $1/_8$ mg Strophantin geben und wird dabei immer wieder erleben, daß nach mehreren Injektionen die haemodynamische Krise behoben ist. Im akuten Fall eines drohenden Insultes oder der schon eingetretenen Lähmung geben wir $1/_8$ bis $1/_4$ mg Strophantin — ein- bis dreimal täglich. Außerdem Gilutensin — 30 mg i. v. — und Dexamethason. Der entquellende Effekt des Cortisons ist dabei oft augenfällig. Es hat natürlich keinen Sinn, das Cortison länger als 3 bis 5 Tage zu geben, während das Strophantin je nach der Situation — jahrelang — allerdings in reduzierter Frequenz, zu geben ist. Wir erleben es immer wieder, daß Patienten nach Reduktion der Strophantininjektionen von zweimal täglich auf einmal täglich in eine cerebrale Dekompensation mit Verwirrtheit geraten, aus der sie nach Erhöhung der Injektionsfrequenz sofort wieder herauskommen. Natürlich kann man nach der akuten Phase — wenn die Kreislaufverhältnisse stabilisiert sind — das Strophantin reduzieren. In der gesamten Rehabilitationsphase — die ja eine Kreislaufbelastung darstellt — ist jedoch die permanente Weitergabe von Strophantin zu empfehlen. Bleibt der Blutdruck nach dem akuten Insult niedrig, dann setzen wir dem Strophantin kreislaufstimulierende Medikamente — wie Gilutensin, Depot-Novadral, Effortil, Euphyllin, Peripherin, Apoplectal — zu. Mit diesen Mitteln allein kann man aber keinen encephalomalacischen Insult rekompensieren. Sie dienen nur als Zusatz, sie haben außerdem den Nachteil einer kurzfristigen Wirkung. Manche Kranken reagieren auf Euphyllin mit Erregungszuständen, so daß man das Mittel häufig absetzen muß. Bestehen Austrocknungserscheinungen, wie trocken belegte Zunge, halonierte Augen, schlaffer Gewebsturgor, dann geben wir 5%ige Traubenzucker- und physiologische Kochsalzinfusionen mit der ganzen Skala der oben angeführten Medikamente.

Mit der Auffüllung des Kreislaufes wird auch der Blutdruck normalisiert. Von gefäßerweiternden Mitteln wie Hydergin u. a., haben wir im Gegensatz zu H e y c k — weder einen sicheren Soforteffekt noch Dauererfolge beobachten können. In Phasen einer besonders darniederliegenden Kreislaufsituation mit tiefer Bewußtlosigkeit und C h e y n e - S t o c k e'scher Atmung geben wir dreistündlich Coffein-Strychnin, Micoren oder Aramine (ein Weckamin von *Merck-Sharpe* und *Dohme*). Von intermittierenden Beatmungen mit Sauerstoff und Kohlensäuregemisch sieht man immer eine belebende Wirkung. Auch in solchen aussichtslos anmutenden Phasen gelingt es relativ oft, die Patienten mit einer Intensivtherapie herauszubekommen. Gefährlich sind alle retikulär-blockierende Medikamente, wie Largactil, Barbiturate oder blutdrucksenkende Medikamente. Erst wenn der Blutdruck über 200/110 ansteigt, geben wir Adelphan-Esidrex oder Serpasil, aber gleichzeitig stets eine Strophantingabe. Beim nichtdekompensierten hohen Druck geben wir fortlaufend $2 \times {}^1/_8$ mg Strophantin täglich. Echte Blutdruckkrisen mit Anstieg über 250 mm Hg kommen bei älteren Menschen äußerst selten vor. Bei derartigen Krisen senken wir den Blutdruck abrupt mit einem Ganglienblocker (Pendiomid) unter gleichzeitiger Strophantin-Infusion. Über die im anglikanischen Schrifttum teils pro- und teils contra-beurteilte Antikoagulantionbehandlung (S h a w) kann heute noch keine abschließende Beurteilung abgegeben werden. R e i s n e r, der sicher das größte Krankengut überblickt, nimmt eher eine zurückhaltende Stellung ein. Sollte sich an einem großen statistischen Material ein signifikanter Fortschritt errechnen lassen, wird man sich wohl zur Einführung entschließen müssen und die belastenden Bestimmungen der Prothrombinzeit in Kauf nehmen. Die von anglikanischer Seite durchgeführten By pass-Operationen bei arteriosklerotischen Stenosen an extracraniellen Gefäßen werden sich bei zunehmender Technik und klarer Indikation im breiteren Umfang durchsetzen.

Ist die akute Phase der haemodynamisch-cerebralen Dekompensation überwunden, dann muß man die gelähmten Extremitäten sofort richtig lagern und mit passiven Bewegungsübungen und Massagen beginnen. Durch frühzeitige Lagerung kann man die später sehr behindernden Sekundärkontrakturen weitgehend verhindern. Die Bewegungsübungen bringen eine trophische und zirkulatorische Anregung. Das Ausmaß der Bewegungstherapie, der Massage und Unterwasserbehandlung richtet sich nach der Kreislaufsituation. Nach den angeführten Grundsätzen unserer gestuften Rehabilitation darf nach einem Übungsprogramm keine Dekompensation in Form von Ermüdung oder Verstimmung auftreten. Insbesondere der gute Erfolg von warmen Unterwasserübungen mit Unterwasserstrahlmassage wird durch die allgemeine Kreislaufbelastung oft in Frage gestellt. In jeder Rehabilitationsstufe (Liegen, Sitzen, Stehen, Gehen, Arbeitstherapie) werden aber passive und aktive Bewegungsübungen mit Massage durchgeführt. Von der Elektrotherapie (Schwellstrom, Galvanisieren usw.) halten wir bezüglich einer Bewegungsförderung nicht viel, Kurzwellenbestrahlungen über schmerzhaften Gelenken und Extremitäten werden aber immer sehr wohltuend empfunden. So erfreulich das baldige Einschießen der Spasmen von uns begrüßt wird, und der Streckspasmus der Beine ja eine unbedingte Voraussetzung für die ersten Steh- und Gehversuche darstellt, wird es gelegentlich notwendig sein, eine überschießende Spastizität durch tonolythische Medikamente zu hemmen. Wie im Abschnitt über das spastische Syndrom ausgeführt, haben fast alle myotonolytischen Pharmaka einen retikulär-blockierenden Effekt, was mit subjektiver Ermüdung und objektiv mit einem Absinken der Kreislaufdynamik einhergeht. Nur sthenische, leicht erregte Patienten nehmen die Myotonolytika gern, während die vegetativ Darniederliegende sie wegen der zusätzlichen Ermüdung ablehnen. Gelegentlich erkennt man aus der Wirkung des myotonolytischen Medikamentes erst das wahre Ausmaß der Lähmung, das hinter dem Spasmus verdeckt ist. Jüngere Patienten vertragen im allgemeinen die tonolytischen Medikamente gut und zeigen eine Verbesserung der Motorik im Sinne eines ungehemmten Bewegungsablaufes. Bei älteren Patienten sind wir eher zurückhaltend. Die Summe der pharmakologischen und Rehabilitationsmaßnahmen bewirken bei einem Großteil der Encephalomalacie-Kranken eine Zunahme der motorischen Bewältigung, und rund ein Drittel unserer Patienten konnte in das familiäre Milieu entlassen werden. Die Aphasien zeigen allerdings bei unseren Patienten keinerlei Rückbildungstendenz.

Embolia cerebri

Die 11 Fälle von Embolien an unserer Abteilung waren auf Grund von Mitralvitien entstanden. Der Beginn war plötzlich, bei einem Fall mit Bewußtlosigkeit einhergehend. Der Funktionsausfall bei allen 11 Fällen bestand aus einer typischen Kapselhemiplegie. Wegen des jüngeren Alters und der ausreichend vorhandenen Rehabilitationspotenz konnten alle 11 Patienten in das häusliche Milieu entlassen werden. Diagnostisch bieten die Embolien keine Schwierigkeiten, pathophysiologisch gehören sie im engeren Sinn nicht zu den Gefäßkrankheiten des Gehirns, das Gehirn ist nur sekundär betroffen. Die Regenerationstendenz ist daher viel größer als bei den üblichen Syndromen der vasculären Mangelernährung. In der akuten Phase werden gefäßerweiternde Mittel angewendet, obwohl praktisch der ärzt-

liche Eingriff erst stattfindet, wenn die Wiederbelebungszeit überschritten ist. In den ersten Tagen einer Embolie sind Antikoagulantien
sicher empfehlenswert, da in dieser Zeit eine erhöhte Thrombose-
neigung besteht. Der bestehende Thrombus oder Embolus läßt sich
natürlich durch diese Therapie nicht lösen, aber das Fortschreiten der
Funktionsausfälle, das durch eine zusätzliche Thrombose zustande
kommt, läßt sich bei den meisten Fällen verhindern. Länger als eine
Woche geben wir sie allerdings nie. Nach ein bis zwei Wochen stabilisiert sich der Prozeß. Der bestehende Funktionsausfall wird nun mit
allen Maßnahmen der gestuften Rehabilitation angegangen, wobei die
Rehabilitation nicht nur auf die Gehirnfunktion, sondern vor allem auf
die Grundkrankheit Rücksicht zu nehmen hat. Das Tempo und Ausmaß der Rehabilitationsmaßnahmen muß daher nach unseren Erfahrungen geringer sein als beispielsweise beim Hirntraumatiker. Die sonst
so hervorragende Warmwasserbehandlung löst bei den Embolikern
häufig Kreislaufbeschwerden aus, die ein Absetzen erfordern.

Haemorrhagia cerebri

Von unseren 7 Fällen starben innerhalb der ersten Woche 6 Patienten;
einer überlebte 6 Jahre und starb an Kreislaufversagen. Der Blut-
druck war bei allen Fällen in typischer Weise erhöht, der Beginn des
Insultes war schlagartig. Es bestand zunächst eine massive schlaffe
Hemiplegie, bei 6 Fällen bestand eine tiefe Bewußtlosigkeit. Bei einem
Fall mit einer Brückenblutung erfolgte der Tod innerhalb des ersten
Tages, bei den übrigen Fällen nach mehreren Tagen. Pathologisch-
anatomisch bestanden neben der Massenblutung im striolentikulären
Bereich vereinzelte Kugelblutungen. Alle Fälle wiesen ein massives
Hirnoedem in beiden Hemisphären auf. Bei 4 der 7 Fälle bestand neben der Hyalinose eine massive Arteriosklerose der basalen
Hirngefäße. Die Pathogenese der Massenblutung scheint heute weitgehend geklärt. Im Verlauf des erhöhten Blutdrucks kommt es zu Verletzungen der Intima mit Verquellung, Verlust der elastischen Elemente, worauf als Ersatzgewebe Hyalin gebildet wird, das letztlich
ein homogenes starres Rohr bewirkt. Durch die Intimaläsionen entstehen aneurysmatische Auflockerungen der Gefäßwände, die dann
einer plötzlichen Drucksteigerung beim Defäkationsakt, beim Heben
schwerer Lasten, beim Bücken usw. nicht standhalten können und fast
immer im striolentikulären Bereich durch den rechtwinkeligen Abgang
begünstigt, eine Gefäßperforation mit Blutung in das Parenchym ent-

steht. Die Aetiologie der Hyalinose ist noch nicht geklärt. Es wäre denkbar, daß es sich primär um einen biologischen Schutzreflex handelt, bei dem durch die Umformung der Gefäße in starre Rohre eine gleichbleibende Perfusion des Blutes aufrecht erhalten wird. Oder die Hyalinose ist eine primäre konstitutionelle Gefäßerkrankung, bei der im Sinne von D i e z e l eine Stoffwechselstörung der Gefäßwand zu dieser biochemisch charakteristischen Umwandlung führt.

Diese ungeklärte Aetiologie macht den Arzt bezüglich einer Prophylaxe ziemlich hilflos. Wir alle kennen den vollblütigen sthenischen Typ, der mit rot angelaufenem Gesicht, mit Schweißneigung schon jahrelang vor dem haemorrhagischen Insult über flüchtige Prodrome, wie Paraesthesien, Kopfdruck, Schwindel, flüchtige Paresen, klagt, und doch können wir mit unserer prophylaktischen Therapie den Insult nicht verhindern. Schon die Frage der Hypertoniebehandlung ist problematisch. Wissen wir doch, daß durch eine Blutdrucksenkung eine cerebrale Mangeldurchblutung einsetzt mit der Gefahr eines encephalomalacischen Insultes. Als Komplikation kommt noch hinzu, daß die essentiellen Hypertoniker meist vitale Leistungstypen und daher nicht gewillt sind, die mit der medikamentösen Blutdrucksenkung einhergehende Ermüdung und verringerte Leistungsfähigkeit in Kauf zu nehmen. Wir versuchen mit Adelphan-Esidrex *(CIBA)*, Serpasil oder anderen verträglichen Rauwolfia-Präparaten den Blutdruck zwischen 180 und 200 systolisch und 100 mm Hg diastolisch zu erhalten, geben aber gleichzeitig immer Strophantin, um die durch die Hypotonisierung verursachte Minderdurchblutung zu kompensieren. Die angeführten Prodromalerscheinungen im Sinne der flüchtigen Insulte lassen sich mit Strophantin stets beseitigen, nicht jedoch mit blutdrucksenkenden Mitteln. Das zeigt an, daß der Kopfschmerz, der Schwindel, die Paraesthesien und die passageren Paresen nicht durch den hohen Blutdruck an sich, sondern durch eine Mangeldurchblutung verursacht sind. Es gibt eine Reihe von Patienten mit einem Blutdruck von 220 und darüber, die über keinerlei Beschwerden klagen. Die Prodrome des haemorrhagischen Insultes sind demnach die ersten Anzeichen einer hypertonischen Dekompensation, d. h. die Herzkraft ist nicht mehr imstande, gegen den erhöhten Gefäßwiderstand den entsprechenden Nahrungsdruck zu liefern. In dieser Phase genügt es völlig, ein- bis zweimal $^1/_4$ mg Strophantin zu geben. Mit dieser Prophylaxe können wir den Insult hinausschieben, selten aber völlig verhindern. Die frommen ärztlichen Ratschläge vom Leben ohne Aufregung, ohne Hast, ohne Getriebenheit, ohne Überlastung, treffen bei diesen Kranken auf einen ungünstigen Boden.

Diese Typen lehnen jede Reduktion ihrer Vitalkraft als unerwünschtes Einmischen in ihre Intimsphäre ab. Ist der vorausgesehene haemorrhagische Insult eingetreten, dann ist zunächst jede ärztliche Therapie sinnlos. Um nicht tatenlos herumzustehen, geben wir Calcium, Sangostop oder ein anderes Haemostypticum, Eisbeutel in den Nacken, aber das Schicksal einer Hirnblutung läuft unbeeinflußt von unseren Handlungen ab. Besteht eine Bewußtlosigkeit länger als 24 Stunden, dann ist die Prognose infaust. Kommt es aus unvoraussagbaren Gründen zu einer Autotamponade, dann bedroht das Hirnoedem das weitere Leben. In dieser Phase der wiedererlangten Ansprechbarkeit mit Benommenheit, verlangsamter Reaktion auf Sinnesreize und einem bradycarden Puls, geben wir 10 ccm 20%iges Human-Albumin, das unserer Erfahrung nach das sicherste Entquellungsmittel beim Hirnoedem darstellt. Wegen der raschen und ausgiebigen Entquellung stellt Human-Albumin allerdings eine cardiale Belastung dar. Die Freihaltung der Atemwege, das Katheterisieren und die Decubitusprophylaxe gehören zu den Routinehandlungen einer Spezialstation. Die Diskussion über die operative Entfernung der Blutungshöhle ist noch nicht abgeschlossen, es ist vor allem nicht leicht, eine klare Indikation für den Zeitpunkt dieses Eingriffes anzugeben. Wir verfügen über einen einzigen Fall, bei dem ein Haematom nach einem haemorrhagischen Insult operativ entfernt wurde, und die Patientin lebt heute — nach acht Jahren — noch immer. Es besteht allerdings eine völlige motorische Aphasie mit kompletter Hemiplegie ohne jede Restitutionstendenz. Die Patientin ist aber nicht unglücklich, sondern in ihrer Stimmungslage eher leicht euphorisch und unkritisch. Diese Erfahrung läßt einen Eingriff bei einem Krankheitsgeschehen wie der cerebralen Haemorrhagie mit einer so trüben Prognose absolut gerechtfertigt erscheinen. Die Rehabilitationsmaßnahmen nach der Haemorrhagie sind an sich die gleichen wie nach den Encephalomalacien und Embolien. Wegen der persistenten Hypertonie ist natürlich die Rehabilitationspotenz weitgehend reduziert, und man sollte vor allem den Angehörigen gegenüber nur einen gedämpften Optimismus zur Schau tragen.

Zusammenfassung

Die große Gruppe der vasculären Mangelernährung gliedert sich in ein Syndrom, bei dem durch die arteriosklerotische Wandveränderung

der Gefäße im Berieselungsgebiet der pathologischen Gefäße klein-
räumige Parenchymläsionen mit dem Resultat einer Demenz bzw.
eines Status lacunaris entstehen. Beim zweiten Syndrom wird durch
eine akute haemodynamische Insuffizienz in den letzten Wiesen der
Anterior- und Media-Regionen ein Ernährungsstop mit dem Resultat
eines großräumigen Infarktes mit den stereotypen Funktionsausfällen
ausgelöst. Die Arteriosklerose der Hirngefäße führt an sich zu einer
Mangeldurchblutung und fördert somit auch das Entstehen von encephalomalacischen Insulten. Sie ist aber keine unbedingte Voraussetzung
für das Zustandekommen der cerebralen Infarkte. Beide Syndrome
sind durch die Minus-Symptome einer akuten oder chronischen Mangeldurchblutung verursacht, im Gegensatz zur Hirnblutung, bei der
eine sthenische Herzkraft zur Auslösung notwendig ist, weshalb diese
im mittleren Lebensalter, jene in den späteren Lebensphasen gehäuft
auftreten. Die Minus-Symptome der Mangeldurchblutung sind durch
Aktivierung mit Strophantin, Gilutensin, Novadral, Effortil, Peripherin zu kompensieren, wogegen das Anstreben eines stabilen Blutdruckes,
der zur cerebralen Ernährung ausreicht, mit zusätzlicher cardialer
Stützung bei der zweiten Gruppe eine sinnvolle Prophylaxe darstellt.

Literatur

B e c k e r, H., Zbl. ges. Neurol. *132* (1954), 8. — B e n n i n g h o f f, A.,
Hdb. mikroskop. Anatomie d. Menschen. Springer-Verlag, Berlin, 1930. — B e r g-
m a n n, W., Funktionelle Pathologie. Springer-Verlag, Berlin, 1932. — B e r n s-
m e i e r, A., Verh. Dtsch. Ges. inn. Med. *19* (1953), 411. — B e r n s m e i e r, A.,
Therapiewoche, Karlsruhe, *6* (1956), 363. — B e r n s m e i e r, A., und O. G o t t-
s t e i n, Pflügers Arch. Physiol. *263* (1956), 102. — B e r n s m e i e r, A., und
O. G o t t s t e i n, Münch. med. Wschr. *99* (1957), 1750. — B i r k m a y e r, W.,
Wien. klin. Wschr. *72* (1960), 27. — B i r k m a y e r, W., F. H a w l i c z e k, E.
L a n g n e r und D. S e e m a n n, Acta neurochir., Wien, *VI* (1961), 186. — B i r k-
m a y e r, W., F. H a w l i c z e k und D. S e e m a n n, Arch. Psychiatr. und Zscnr.
Neurol. *202* (1961), 346. — B i r k m a y e r, W., F. H a w l i c z e k und D. S e e-
m a n n, Münch. med. Wschr. *103* (1961), 488. — B o d e c h t e l, G., Verh. Dtsch.
Ges. Kreisl.forsch. *19* (1953), 109. — B o n n e t, H., und J. C o u r j o n, Rev. neu-
rol., Paris, *87* (1952), 470. — B o u c e k, R. J., N. L. N o b l e und F. W o e s s n e r,
Connective Tissue, Thrombosis and Atherosclerosis. Academie Press, New York-
London, 1959, S. 193. — B r e d t, H., Beitr. path. Anat., Jena, *110* (1949), 295. —
B r o b e i l, A., Hirndurchblutungsstörungen. Thieme-Verlag, Stuttgart, 1950. —
B r o n i s c h, F. W.: Die psychischen Störungen des älteren Menschen. F. Enke,
Stuttgart, 1962. — B ü c h n e r, F., Spezielle Pathologie. Urban & Schwarzenberg,
München-Berlin, 1955. — C o r d a y, E., S. F. R o t h e n b e r g und T. C. P u t-
n a m, Arch. Neurol. Psychiatr., Chicago, *69* (1953), 551. — D e n n y - B r o w n, D.,
Med. Clin. North America *35* (1951), 1457. — E i c h h o r n, O., Verh. Dtsch. Ges.
inn. Med. *64* (1958), 326. — E i c h h o r n, O., Therapiewoche, Karlsruhe, *10* (1960),
618. — G l o n i n g, K., und E. K l a u s b e r g e r, Wien. med. Wschr. *108* (1958),

561. — Gottstein, U., A. Bernsmeier und K. Steiner, Klin. Wschr. *40* (1962), 772. — Gottstein, U., A. Bernsmeier und I. Sedlmayer, Klin. Wschr. *41* (1963), 943. — Gottstein, U., Klin. Wschr. *42* (1964), 310. — Gottstein, U., und A. Bernsmeier, Med. Klin. *56* (1961), 1589. — Held, J. P., und R. Lecasble, Rev. neurol., Paris, *87* (1952), 201. — Heyck, H., Dtsch. Zschr. Nervenhk. *179* (1959), 58. — Hiller, F., Hdb. Neurol., Springer-Verlag, Berlin, *XI* (1936), 178. — Holzer, W., und K. Polzer, Ärztl. Rheokardiographie. W. Maudrich, Wien, 1948. — Jacob, H., Arch. Psychiatr. *179* (1947), 14. — Jung, R., Verh. Dtsch. Ges. Kreisl.forsch. *19* (1953), 170. — Kaufmann, F., Zschr. exper. Med. *42* (1925), 43. — Klages, W., Fortschr. Neurol. *24* (1956), 609. — Klausberger, E., Wien. med. Wschr. *107* (1957), 481. — Lechner, H., und H. Rodler, Elektromedizin *6* (1961), 75. — Lechner, H., H. Rodler, F. Jenkner und F. Heppner, Acta neurochir., Wien, *VII* (1961), 197. — Lechner, H., und H. Rodler, Wien. med. Wschr. *112* (1962), 435. — Löhr, W., Zbl. Neurochir. *4* (1939), 65. — Meyer, J. E., Arch. Psychiatr. *182* (1949), 681. — Meyer, J. E., Arch. Psychiatr. *190* (1953), 328. — Mifka, P., Wien. Zschr. Nervenhk. *9* (1954), 118. — Millikan, C. G., und M. A., Proc. Staff. Meet. Mayo Clin. *30* (1955), 61. — Moniz, E., Die cerebrale Arteriographie und Phlebographie. Springer-Verlag, Berlin, 1940. — Newton, T. H., und M. A., N. England J. Med. *270* (1964), 14. — Noell, W., Pflügers Arch. Physiol. *247* (1944), 528. — Noell, W., Arch. Psychiatr. *180* (1948), 687. — Nylin, G., und H. Blömer, Circulation, *3* (1955), 79. — Opitz, E., und F. Palme, Pflügers. Arch. Physiol. *248* (1944), 339. — Opitz, E., und M. Schneider, Erg. Physiol. *46* (1950), 126. — Popper, L., Wien. Zschr. inn. Med. *1* (1949), 30. — Quandt, J., Die cerebralen Durchblutungsstörungen des Erwachsenenalters. VEB-Verlag Volk u. Gesundheit, Berlin, 1959. — Rausch, F., W. Schiefer und G. Struck, Fortschr. Neurol. *24* (1956), 512. — Rein, H., Erg. Physiol. *32* (1931), 28. — Reisner, H., C. P. Felger und E. Scherzer, Wien. klin. Wschr. *73* (1961), 397. — Reisner, H., Wien. Zschr. Nervenhk. *9* (1954), 92. — Reisner, H., Wien. klin. Wschr. *69* (1957), 427. — Rohmer, M., H. Gastaut und M. B. Dell, Rev. neurol., Paris, *87* (1952), 93. — Scheid, W., Hdb. inn. Med. V/3 (1953), Springer-Verlag, Berlin-Göttingen-Heidelberg. — Scheid, W., Lehrbuch der Neurologie. Thieme-Verlag, Stuttgart, 1963. — Schneider, K., Klinische Psychopathologie. Thieme-Verlag, Stuttgart, 1962. — Schneider, M., Dtsch. Zschr. Nervenhk. *162* (1950), 113. — Scholz, W., Hdb. d. spez. pathologischen Anatomie u. Histologie. Bd. 13, B. 1284, Springer-Verlag, Berlin-Göttingen-Heidelberg, 1957. — Schulte, W., Nervenarzt, Berlin, *22* (1951), 140. — Schulte, W., Klinik der Anstaltspsychiatrie. Thieme-Verlag, Stuttgart, 1962. — Schulte, W., Fortschr. Neurol. *32* (1964), 78. — Séze, S. de, Recherches cliniques. Paris, 1931. — Shaw, D. A., Brit. Med. J. *II* (1962), 1003. — Spatz, H., Zbl. ges. Neurol. *167* (1939), 301. — Steinmann, B., Der Internist *4* (1963), 43. — Stern, F., Arterioskler. Psychosen. Hdb. d. Geisteskranken. Springer-Verlag, Berlin, *8* (1930), 461. — Stöhr, Ph., jr., Erg. Anat. *32* (1938), 1. — Weickmann, F., In: Quandt, Die cerebralen Durchblutungsstörungen des Erwachsenenalters. VEB-Verlag Volk und Gesundheit, S. 112, Berlin, 1959. — Wieck, H. H., Schweiz. Arch. Neurol. *88* (1961), 409. — Wilcke, O., und H. Zeh, Zbl. Neurochir. *23* (1963), 145. — Yates, P. O., und E. C. Hutchinson, Cerebral Infarction. London, Her Majesty's Stat. Office, 1961. — Zülch, K. J., Zbl. Chir. *86* (1961), 350. — Zülch, K. J., Medizinische, Stuttgart, *14* (1959), 622. — Zülch, K. J., Aerztl. Mitt., Leipzig, *46* (1961), 735. — Zülch, K. J., Zbl. Neurochir. *21* (1961), 158. — Zülch, K. J., Dtsch. med. Wschr. *85* (1960), 1524, 1585.

C. Die vasculäre Myelopathie
Von
E. Neumayer

I.

Gefäßerkrankungen des Rückenmarkes — insbesondere die Arteriosklerose der Rückenmarksgefäße — haben bereits um die Jahrhundertwende in der Diskussion der Genese der Gangstörung im Greisenalter eine Rolle gespielt. Der Begriff der arteriosklerotischen Myelopathie war schon zu dieser Zeit geprägt worden (J. L h e r m i t t e, F ü r s t n e r, M a l a i s é).

Die Schwierigkeit einer geschlossenen Literaturübersicht besteht darin, daß die Fälle in zahlreichen Einzelpublikationen verstreut veröffentlicht wurden, so daß eine geschlossenere Übersicht über dieses Thema erst in aller jüngster Zeit möglich war. Davon machen auch die verschiedenen Handbucharartikel über die gefäßbedingten Rückenmarkserkrankungen nur wenig Ausnahme. Erst ab 1953 mehren sich erneut die Publikationen über die gefäßbedingten Rückenmarksschäden.

Der Grund hierfür ist, daß die akuten gefäßbedingten Rückenmarksbilder einer genaueren Untersuchung und auch Klärung zugeführt worden waren.

Das Krankengut unserer Abteilung hat aus begreiflichen Gründen diese eigenartigen klinischen Zustandsbilder in größerer Zahl zur Beobachtung gebracht, als dies beispielsweise an Abteilungen mit akuten neurologischen Krankheitsfällen der Fall war. So konnte bereits 1928 K u t t n e r 4 Fälle von eigenartigen Rückenmarksbefunden mitteilen, welche er als eine senile Myelopathie auf vasculärer Basis auffaßte. N e u m a y e r hat dann im Jahre 1955 erneut Fälle beschrieben, welche unter einem der myatrophischen Lateralsklerose ähnlichen Bild klinisch in Erscheinung getreten waren, sich jedoch bei eingehender klinischer und vor allem histo-pathologischer Analyse von dieser Systemerkrankung abtrennen ließen.

Etwa um die gleiche Zeit herum haben G a r c i n und G r u n e r so wie B a r t s c h ebenfalls auf Rückenmarkssyndrome bei Durchblutungsstörungen hingewiesen.

Im Jahre 1962 konnten dann J e l l i n g e r und N e u m a y e r über 21 Fälle berichten, welche sie als progressive Myelopathie vasculären Ursprungs auffaßten.

Gleichzeitig fand in diesem Jahr ein repräsentativer Kongreß über die Gefäßpathologie des Rückenmarkes statt, welcher erstmalig in geschlossener Weise über akute sowie chronische Zirkulationsschäden des Rückenmarkes Auskunft gab. Dabei zeigte sich, daß diese chronischen Krankheitsbilder in der französischen Schule als tephromalacie anterieur insbesondere bei syphilitischen Gefäßveränderungen des Rückenmarkes bekannt waren bzw. daß auch im amerikanischen Schrifttum ähnliche Beobachtungen vorhanden waren (K e s c h n e r und D a v i s o n). B a r t s c h hatte vor allem auf die Bedeutung des Herz-Kreislaufversagens bei vasculären Rückenmarkserkrankungen aufmerksam gemacht, wobei von M a d o w und A l p e r s ähnliche Beobachtungen in Amerika gemacht worden waren.

Trotzdem dieses Krankheitsbild — so etwa von S k i n h o j im skandinavischen Schrifttum — ubiquitär zur Beobachtung gelangte, scheint es doch beim Vergleich der Zahl der mitgeteilten Fälle eines jener Krankheitsbilder zu sein, welches für die „Anstaltsneurologie" besonders charakteristisch ist. So konnten wir, einmal darauf aufmerksam gemacht, in den letzten 10 Jahren mehr als 50 einschlägige Fälle an der eigenen Abteilung klinisch und histo-pathologisch beobachten. Dies ist auch der Grund warum wir über dieses Krankheitsbild ausführlicher berichten.

II.

Eine wesentliche Voraussetzung für das Verständnis der Pathogenese der vasculären Myelopathie ist die Kenntnis der Anatomie der Gefäßversorgung des Rückenmarkes (B o l t o n, S u h und A l e x a n d e r, H e r r e n und A l e x a n d e r, R o s s, C o r b i n, L a z o r t h e s). Alle diese Untersuchungen moderner Autoren stützen sich aber auf die beiden grundlegenden Arbeiten von A d a m k i e w i c z und K a d y i. Diese beiden Arbeiten, Ende des 19. Jahrhunderts erschienen, haben aufgezeigt, daß die Blutversorgung des Rückenmarkes nach Rückbildung der embryonal angelegten Wurzelarterien praktisch nur aus drei großen Zuflußgebieten gespeist wird.

Der Halsmarkabschnitt sowie der Abschnitt des obersten Brustmarkes wird im allgemeinen von den absteigenden Ästen der Arteria vertebralis versorgt. Vor allem aber ist es die Arteria spinalis posterior, welche aus dieser Quelle ihre Zuflüsse erhält. Die vordere Rückenmarksarterie dagegen bekommt aus den Wurzelarterien C 4 bis C 7 zusätzlich ihren Zufluß.

Somit ist die Halsanschwellung als relativ gefäßreich zu bezeichnen. Ebenso gefäßgünstige Verhältnisse finden sich im Lendenabschnitt. Hier ist es vor allem die Arteria radicularis magna, welche den Blutstrom an die vordere Spinalarterie heranbringt. Der dritte Gefäßabschnitt ist der mittlere Brustabschnitt, welcher von D 3/4 bis D 7/8 ein ausgesprochen spärlich vascularisiertes Rückenmarksgebiet darstellt, welches nur wenige dünne Intercostalzuflüsse erhält.

Im Detail ist noch hervorzuheben, daß nach B o l t o n bis etwa C 3 der intracranielle Abschnitt der Arteria vertebralis für die Blut-

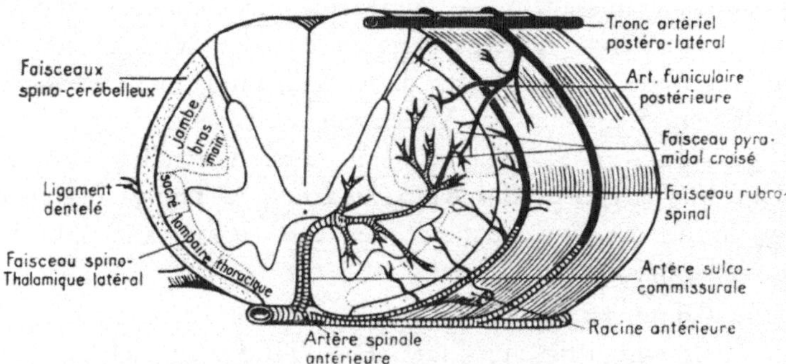

Abb. 38. Segmentale Gefäßversorgung des Rückenmarks.

versorgung verantwortlich ist, während bis D 1 der vertebrale Anteil der Arteria vertebralis die Blutversorgung übernimmt.

Die Spinalis anterior stellt das Hauptgefäß des Rückenmarkes dar und verbindet die einzelnen Abschnitte bzw. Versorgungsterritorien miteinander. Besonders im Brust- und Lendenmark scheint sie oberhalb des Eintrittes eines seitlichen Astes enger und unterhalb weiter zu sein. Diese Veränderungen haben für die noch zu besprechende Blutströmungsrichtung eine besondere Bedeutung.

Die Arteria spinalis posterior, welche paarig angelegt ist, hat zusammen mit der Arteria spinalis anterolateralis und Arteria spinalis lateralis ein reiches Querverbindungsnetz, welches die sogenannte Vasocorona bildet.

Die in das Rückenmark eintretende Sulcocommissuralarterie versorgt je ein Rückenmarkssegment, wobei in jedem Segment nur eine solche Arterie eintritt. Die Ausbreitung dieses Gefäßgebietes bzw. ihre Verbindung mit den genannten anderen Rückenmarksarterien geben die Bilder wieder, welche G a r c i n und Mitarbeiter in ihrer Arbeit über die Klinik der vasculär bedingten Myelopathien verwendet haben (Abb. 38).

Daraus ist ersichtlich, daß die vordere Spinalarterie nicht nur die graue Substanz des Vorderhornes samt seiner Basis, sondern auch Teile des Vorderseitenstranges und vor allem auch die Pyramidenbahn versorgt.

Die rückwärtigen bzw. seitlichen Spinalarterien sind für die Blutversorgung der übrigen Teile — vor allem auch des Hinterstranggebietes — verantwortlich.

Ein Wort noch zur venösen Drainage des Rückenmarkes. Während die vordere Spinalarterie durch Abgabe ihrer Äste — Arteria zentralis, Arteria sulcocommissuralis — praktisch nur einseitig direkt ein Rückenmarkssegment versorgt, drainieren die Venen des Sulcus anterior jede Seite. Offenbar ist diese Anordnung deshalb getroffen, um eine bessere Regelung des Venendruckes zu erreichen (Herren und Alexander). Man könnte sich dabei vorstellen, daß die erforderliche Beweglichkeit des Rückenmarkes, welche ja bis zu einem gewissen Grade der Beweglichkeit der Wirbelsäule angepaßt ist, im Anlageplan berücksichtigt ist.

Die Blutströmungsrichtung in den genannten Rückenmarksgefäßen ist noch nicht endgültig abgeklärt. Die Hauptstromrichtung soll im Bereiche der Arteria spinalis anterior im allgemeinen caudalwärts gehen, doch soll vor allem im Brustmark der Blutstrom auch cranialwärts verlaufen können. Für diese Annahme sprechen auch die Kaliberschwankungen der vorderen Spinalarterie. Insbesondere im Lendenabschnitt strömt das aus der Arteria radicularis magna kommende Blut caudalwärts, es gelangt aber auch einerseits über die Rami cruciantes in das dorsale Gefäßsystem, welches seinerseits durch Umbiegen der Arteria spinalis anterior auch aus dem descendierenden Blutstrom gespeist wird. Es hat daher den Anschein, daß die Lendenanschwellung besonders gut vascularisiert ist, was auch einen Hinweis auf ihre Sauerstoffbedürftigkeit gibt.

Diese anatomischen Gegebenheiten werden für die Pathologie von großer Bedeutung sein (Zülch). Besonders die Grenzzonen zwischen unterem Hals- und oberem Brustmark wie auch unteres Brust- und Lendenmark stellen Gebiete dar, welche Zülch mit Recht zu jenen Territorien rechnet, wie sie von M. Schneider als „letzte Wiese" aufgezeigt wurden. Im besonderen hat dann Zülch im Rückenmark selbst eine Zone aufgezeigt, welche eine besondere Prädilektionsstelle eines Gefäßschadens ist. An der Grenzzone zwischen den Gefäßen der Corona a vasorum bzw. jedes einzelnen ihrer Äste kommt es zu einer, etwa im Bereiche des Zentralkanales gelegenen Stelle, wo die Blutversorgung unter bestimmten Umständen ungenügend werden kann. Nachdem die Rückenmarksgefäße, insbesondere die aus der Arteria spinalis anterior kommenden Äste, als funktionelle Endarterien aufzufassen sind, kann es hier zu Nekrosenbildungen im Rückenmark kommen. Z ü l c h hat durch diese Erkenntnis den Begriff des „Erweichungsstiftes" klar aufzeigen können.

III.

Das klinische Bild der vasculären Myelopathie läßt sich im wesentlichen durch drei Syndrome charakterisieren.

1. *Das Syndrom der nucleären Myatrophie.*

Dieses Krankheitsbild stellt das von uns am häufigsten beobachtete dar. Rund 40 Fälle unseres Krankengutes boten diese Symptomatik, welche bei oberflächlicher Betrachtung auch als Syndrom der myatrophischen Lateralsklerose imponiert. Wenn wir trotzdem die eingangs gemachte Bezeichnung wählten, so deshalb, weil man korrekterweise von einer „pseudomyatrophischen" sprechen müßte, das Wort „Pseudo" in der medizinischen Diagnostik aber einen unangenehmen Beigeschmack besitzt.

Der Krankheitsbeginn unserer Fälle erfolgt im höheren Lebensalter, im Durchschnitt ist es etwa das 65. bis 66. Lebensjahr, in welchem die Krankheit einsetzt. Sie beginnt langsam, es kommt dabei zum Auftreten von Atrophien an den kleinen Handmuskeln und allmählich auch zu einer Atrophie im Bereiche der Beinmuskulatur. Die Patienten klagen häufig über Schwächegefühle bzw. Abnahme der motorischen Kraft in den Extremitäten, und schließlich kommt es auch zu ausgeprägten Lähmungserscheinungen, welche sowohl schlaff wie spastisch sein können. Das Auftreten von pathologischen Reflexen im Sinne eines Babinski gehört zur Regel. Die Sehnenreflexe selbst können trotzdem abgeschwächt sein oder fehlen, in anderen Fällen sind sie wieder gesteigert. Sowohl das Verteilungsmuster der Störung der Eigenreflexe an den Extremitäten wie die Art ihrer Störung ist als unsystematisch zu klassifizieren.

Der elektrische Befund ist durch eine Entartungsreaktion gekennzeichnet, das Elektromyogramm zeigt die typischen Vorderhornzeichen.

Die Sensibilität ist objektiv ungestört, gelegentlich treten Schmerzen oder Paraesthesien auf.

Blasenstörungen können gelegentlich auftreten.

Das Fasciculieren läßt sich in einer Reihe von Fällen nachweisen, ist aber nicht obligat.

Von den übrigen Hilfsbefunden — wie Blutbild, Liquoruntersuchung, Myelographie — sind negative Resultate zu berichten. Dagegen zeigt das EEG bei einigen Fällen Hinweise auf eine gefäßabhängige Störung der bioelektrischen Hirntätigkeit.

Der weitere Verlauf mit langsam progredienter Symptomatik ist vor allem dadurch charakterisiert, daß es zum Auftreten bulbärparalytischer Erscheinungen kommt. Diese erreichen wohl relativ hohe Grade, führten aber nur in etwa einem Drittel unserer Fälle unmittelbar zum Exitus letalis. Die übliche Todesursache dagegen ist ein Kreislaufversagen allgemeiner Art, in 2 Fällen auch ein apoplektischer Insult. Einzelne Fälle können natürlich auch an einer Pneumonie oder an einem Decubitus ad exitum kommen. Die Krankheitsdauer unserer Fälle beträgt bis zu 10 Jahren, im Durchschnitt 5 bis 6 Jahre.

Differentialdiagnostisch müssen wir hiebei in erster Linie die echte myatrophische Lateralsklerose in Erwägung ziehen. Gegenüber diesem Leiden ergeben sich folgende Kriterien diagnostischer Art, wodurch eine Abgrenzung ermöglicht wird.

1. Der Krankheitsbeginn. An Hand unseres Krankengutes dürfen wir feststellen, daß die myatrophische Lateralsklerose (AL) im Durchschnitt etwa um das 50. Lebensjahr beginnt.

2. Der Verlauf. Der Krankheitsverlauf ist viel akuter und führt in etwa 2 Jahren bei AL im Durchschnitt ad exitum.

3. Die Todesursache. Hier finden wir bei AL obligat in allen Fällen die Bulbärparalyse als Ursache. Gleichzeitig dürfen wir darauf hinweisen, daß die myatrophische Lateralsklerose schon nach kurzer Krankheitsdauer — wenn nicht sogar schon initial — bulbärparalytische Symptome aufweist.

4. Das eigenartige unsystematische Läsionsmuster der Sehnenreflexe sowie das Vorhandensein von Pyramidenzeichen stellen eine weitere differentialdiagnostische Eigenart der vasculären Myelopathie dar.

2. *Das Syndrom der spastischen Spinalparalyse.*

Dieses Krankheitsbild haben wir nur in einigen wenigen Fällen — etwa rund 8 Fälle — selbst beobachten können. Dieses Syndrom war vor allem seinerzeit durch die Gangstörung im Greisenalter häufig beschrieben worden. Wir selbst möchten eine Zuordnung zu dem klassischen Greisengang nicht treffen, sondern glauben auf Grund unserer Erfahrungen, daß das Bild der sogenannten „Alters-Multiplen Skle-

rose" jenes Krankheitsbild darstellt, welches in dieses Syndrom einzuordnen ist. Der Beginn dieser Fälle liegt etwa in der Mitte des 5. Dezen-
niums, es kann dabei zu einem plötzlichen Auftreten von spastischen
Paresen an den Beinen kommen, welche sich auch wiederum — wenn
auch nicht vollständig — rückbilden können. Langsam kann sich so ein
Patient erholen, bis dann plötzlich unter den Zeichen einer allgemeinen Kreislaufinsuffizienz erneut Lähmungserscheinungen in stär-
kerem Maße auftreten. Der Gang dieser Patienten ist typisch spastisch-
paretisch, läßt aber ataktische Züge vermissen. Dementsprechend ist
auch die Angabe der subjektiven Beschwerden über eine Steifigkeit
und über Kraftlosigkeit in den Beinen.

Das klinische Bild läßt im Vordergrund die spastische Paraparese
der Beine stehen. Die Sehnenreflexe sind gesteigert, es kommt zum
Auftreten von Pyramidenzeichen. Die Muskulatur ist oft nur gering
atrophisch, die BRD fehlen.

An den oberen Extremitäten bzw. an den Hirnnerven zeigen sich
— zumindest im Anfang — nur recht verwaschene Symptome, etwa
eine geringe Hypodiadochokinese, eine fragliche Steigerung der Sehnenreflexe oder eine geringfügige Verflachung einer Nasolabialfalte.
Das hier relativ häufig zu beobachtende Auftreten von Blasenstörungen
kann verständlicherweise die falsche Diagnose einer Multiplen Sklerose
stellen lassen.

Von den Hilfsbefunden sind die Fundi außer den Zeichen einer
gewissen Gefäßsklerose unauffällig. Liquor sowie Serumbefunde und
Blutbild sind regelrecht, dagegen finden sich hier oft erhöhte Blutdruckwerte.

Der Krankheitsverlauf wird dann immer mehr langsam progredient
und schließlich kommt es entweder zum Auftreten eines Decubitus
oder zu Störungen von seiten des Harntraktes. Auch hier ist das unmittelbar zum Tode führende Ereignis oft eine Kreislaufschwäche. In
Differentialdiagnose kommen vor allem zwei Krankheitsbilder.

Das erste Krankheitsbild ist die schon erwähnte Multiple Sklerose.
Hier ist vor allem der Krankheitsbeginn nach dem 50. Lebensjahr ein
sehr gewichtiges differentialdiagnostisches Kriterium. Wir konnten in
den letzten 10 Jahren bei 190 Fällen von klinisch und autoptisch gesicherter Multipler Sklerose lediglich einen einzigen Fall beobachten,
welcher im 53. Lebensjahr erstmalig erkrankte!

Ein weiteres wesentliches differentialdiagnostisches Merkmal stellt
das Fehlen von Hirnnervensymptomen dar. Auch die Abwesenheit von

nur geringfügigen cerebellaren Symptomen spricht gegen das Vorliegen einer Multiplen Sklerose.

Die zweite in Differentialdiagnose kommende Erkrankung ist die Syringomyelie. Auch hier ist der Erkrankungsbeginn mit etwa 10 Jahren früher anzusetzen als bei vasculären Myelopathien dieser Form. Das Fehlen von Hinweisen auf eine Dysgenesie im Sinne von bestimmten Dysproportionen der Extremitäten, das Fehlen von trophischen Störungen sowie von Sensibilitätsstörungen und die fast elektive Symptomatik an den unteren Extremitäten sprechen für das Vorliegen einer vasculären Myelopathie und gegen eine Syringomyelie.

3. *Das Syndrom des inkompletten Querschnittes.*

Wir selbst konnten in unserem Krankengut keinen solchen Fall bisher beobachten. B a r t s c h hat vor allem auf diese Krankheitsbilder aufmerksam gemacht, wobei er in besonderer Weise auf die gestörte Herzfunktion verwies. Ähnliche Fälle haben beispielsweise M a d o w und A l p e r s berichtet. Hiebei handelt es sich um relativ akut auftretende Fälle, welche meistens auch im jüngeren Lebensalter erkrankten. So waren die Fälle von B a r t s c h jugendliche Patienten, welche an schweren Herzklappenfehlern seit Jugend litten und zur Operation vorgesehen waren.

Das klinische Bild ist sowohl durch sensible wie motorische Querschnittssyndrome gekennzeichnet.

Auch hier kommt in Differentialdiagnose eine Multiple Sklerose oder auch eine Syringomyelie.

Da uns jedoch eigene Beobachtungen fehlen, möchten wir über diese Bilder auf eine eingehendere Diskussion verzichten. Vollständigkeitshalber haben wir sie jedoch erwähnt.

IV.

Das neuropathologische Substrat würde an sich ebenfalls eine Klassifizierung der Krankheitssymptome ergeben. J e l l i n g e r hat eine solche Einteilung versucht, indem er von arteriosklerotisch-senilen Myelopathien, von Myelopathien bei chronischer Meningitis mit sekundärer Angiitis, von chronischer Myelopathie bei obliterierenden Arteritiden und schließlich von vasculären Myelopathien verschiedener Genese spricht.

Daraus ergibt sich aber weiters, daß offenkundig all diesen pathologischen Bildern etwas Gemeinsames inne sein muß, wenn man alle diese Veränderungen unter der Bezeichnung der Myelopathie zusammenfaßt. Die Notwendigkeit einer Definition des Myelopathie-Begriffes liegt daher auf der Hand. Hier sei nur der wesentlichste Punkt hervorgehoben, nämlich die charakteristische nicht entzündliche, an das Gefäßsystem gebundene Läsion des Rückenmarksparenchyms mit ihrer Abgrenzbarkeit von degenerativen Krankheiten. Die für unsere Fälle verbindlichen pathologisch-anatomischen Befunde ergeben folgende Bilder.

1. *Makroskopisch:*

In mehr als 20 Fällen fand sich eine schwere Aortensklerose, welche im Rahmen einer allgemeinen schweren Arteriosklerose anzutreffen war. Ferner Hochdruckzeichen an Herz und Nieren sowie cardiale Läsionen und Störungen im Sinne von Dekompensationszeichen. Auch bestand in 7 Fällen eine schwere Spondylose und Kyphoskoliose der Wirbelsäule.

Das Rückenmark selbst zeigte eine leichte Canellierung, kleine Blutpunkte und Cysten in der grauen Substanz, vorwiegend im Bereiche des unteren Hals- und oberen Brustmarkes sowie eine verwaschene Zeichnung des Rückenmarksquerschnittes mit einer erschwerten Abgrenzung zwischen grauer und weißer Substanz. Besonders in den Fällen, welche klinisch das Syndrom der spastischen Spinalparalyse geboten hatten, bestanden schon makroskopisch Cystenbildungen im Rückenmark. Gleichzeitig waren auch diese Fälle dadurch charakterisiert, daß hier besonders die Bilder der Hypertonie bei der Körpersektion vorgefunden wurden.

Die Gefäße des Rückenmarkes waren bei allen Beobachtungen nie durch einen Thrombus oder durch eine Embolie verschlossen. Auch lassen sich an den intraspinalen- bzw. intramedullären Gefäßen die charakteristischen Zeichen einer Arteriosklerose nicht nachweisen.

2. *Mikroskopisch:*

Das histo-pathologische Bild ist ebenfalls durch eine besondere Läsionstopik charakterisiert. Vor allem die Segmente C 4 bis C 5 lassen das punctum maximum der Veränderungen erkennen.

In der grauen Substanz reichen die Läsionen von einer bloß parenchymatösen Degeneration der Vorderhörner (Abb. 39) über eine spongiöse Degeneration bis zur ausgeprägten cystischen Nekrose (Abb. 40 und 41). Auffallend ist dabei die geringe gliöse Reaktion als Ausdruck einer langsam progredienten Schädigung.

Die weiße Substanz zeigt im allgemeinen eine marginale Schädigung der Markscheiden sowie eine Läsion der tiefen Hinterstränge (Abb. 42).

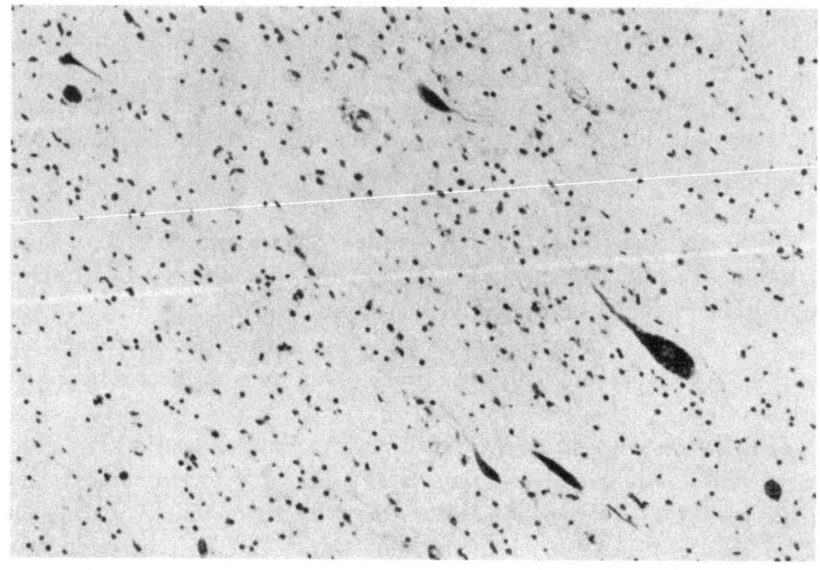

Abb. 39.

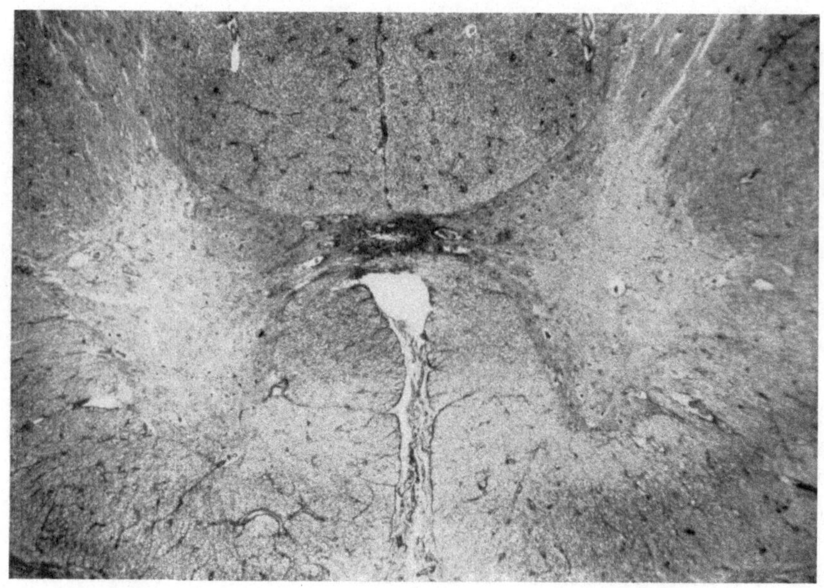

Abb. 40.

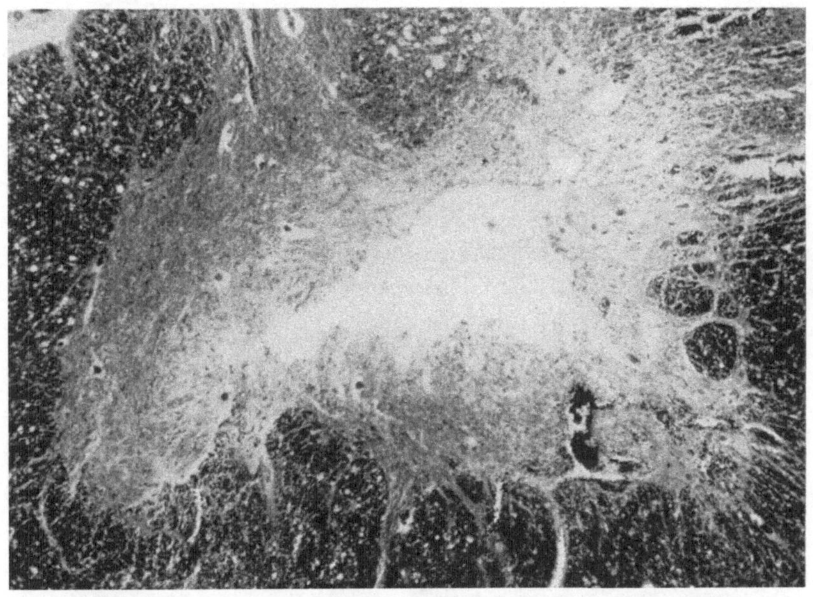

Abb. 41.

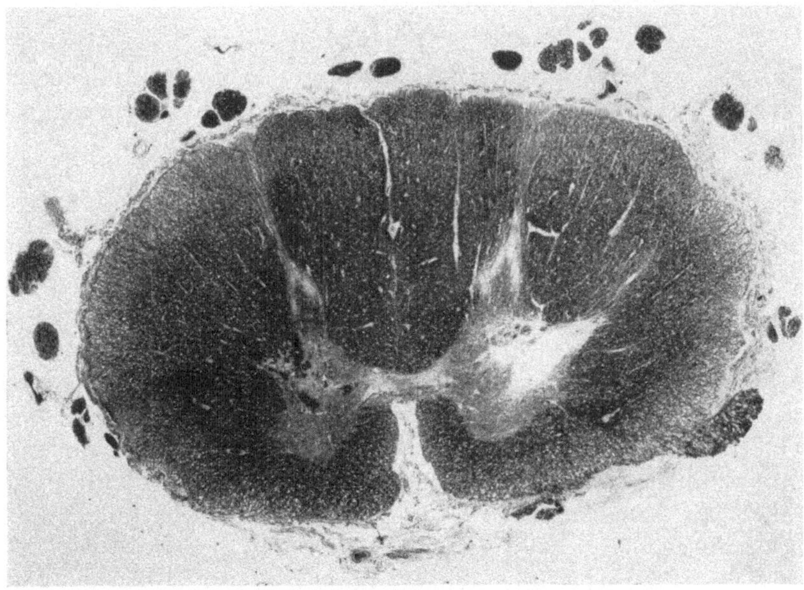

Abb. 42.

Der Gefäßbindegewebsapparat ist durch eine Fibrohyalinose der intra- und extramedullären Gefäße ohne nennenswerte Arteriosklerose sowie eine mäßige Meningealfibrose charakterisiert. Diese geschilderten Veränderungen stellen das klassische morphologische Substrat jener der myatrophischen Lateralsklerose klinisch ähnelnden Bilder dar.

Die Fälle mit dem Syndrom der spastischen Spinalparalyse unterscheiden sich dadurch, daß einerseits das Pyramiden-Seitenstrang-Areal vielfach deutliche Marklichtungen erkennen läßt. Gleichzeitig können auch dabei cystische Nekrosen in Erscheinung treten (Abb. 43).

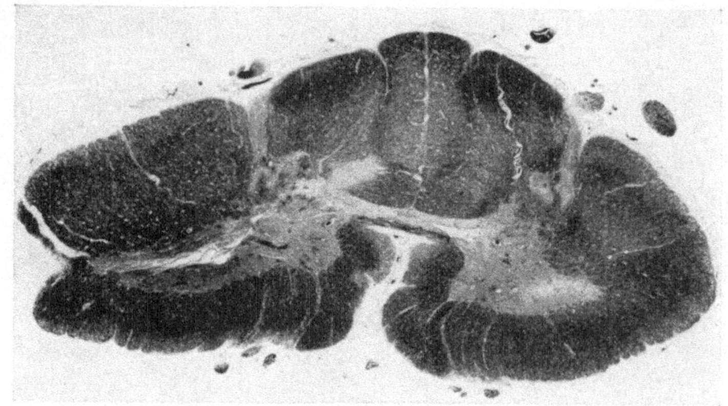

Abb. 43.

Das klinische Syndrom des Querschnittes weist pathologisch-anatomisch ausgedehnte Zentralnekrosen auf, wodurch sich zwanglos die klinische Symptomatik erklären läßt (Abb. 44).

Die Pathogenese dieser Rückenmarksschädigungen ist durch folgende Momente gegeben. Die Läsionstopik sowie die Art der Parenchymveränderungen des Rückenmarkes lassen ihre Zuordnung zu einem gefäßabhängigen Schaden zu. Freilich bleibt in diesem Zusammenhang die Frage offen, welche pathogenetischen Mechanismen im einzelnen maßgeblich sind. Können für die klinischen Bilder der nucleären Myatrophie langsame progrediente Zirkulationsstörungen angenommen werden, welche durch die altersbedingten Wandveränderungen der Spinalgefäße potenziert werden, so muß man zusätzlich für die Vorderhornläsion bei diesen Fällen offenkundig auch noch die Vulnerabilität des Ganglienzellstoffwechsels im höheren Lebensalter mit berücksichtigen.

Es wird also nicht ein einzelner Faktor sein, welcher für die pathogenetischen Mechanismen verantwortlich ist, sondern das Zusammen-

spiel von vasculären bzw. haemodynamischen Faktoren mit Stoff-
wechselfaktoren im Alter werden jene Situation schaffen, welche
schließlich zu den charakteristischen Läsionsbildern führt. Die Topik
wird dabei weitgehend von der Gefäßanatomie des Rückenmarkes bestimmt.

In diesem Sinne läßt sich daher auch nach J e l l i n g e r von einer
arteriosklerotisch-senilen Myelopathie sprechen. Wir selbst ziehen die
Bezeichnung „progressive vasculäre Myelopathie des höheren Lebens-

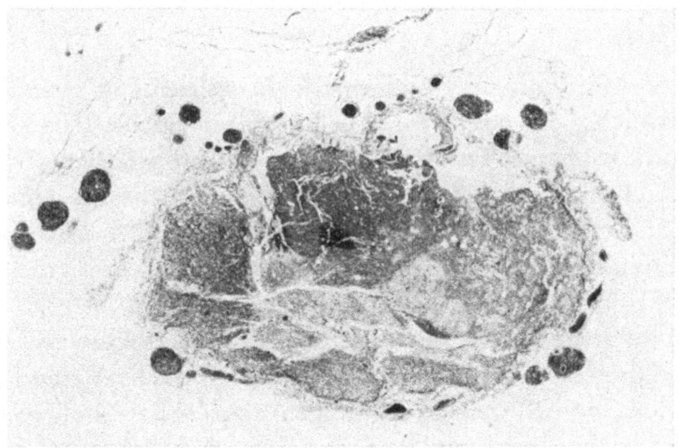

Abb. 44.

alters" für jene Fälle, welche klinisch das Bild der nucleären Myatrophie bieten, vor.

Dagegen scheint uns für die Krankheitsbilder der spastischen Spinalparalyse und des Querschnittes die Bezeichnung einer arteriosklerotischen senilen Myelopathie zutreffend, weil hier die Rückenmarks-
pathologie cystische Veränderungen aufweist und arteriosklerotische
Gefäßwandveränderungen sowie plötzliche Zirkulationsstörungen ähnliche Bedingungen schaffen, wie wir sie von der Gehirnpathologie bei
den apoplektischen Insulten kennen. Insbesonders die schweren Veränderungen der Aorta lassen Beziehungen zu den Befunden von
Y a t e s am Gehirn herstellen.

Scheinen auch morphologische Befunde und Klinik in guter Übereinstimmung, so lassen sich bei intensiverer Befassung eine Fülle von
offenen Problemen feststellen.

So ist zunächst die Frage offen, unter welchen Bedingungen die
langsam progredienten Kreislaufstörungen des Rückenmarkes ihre pa-

thogene Wirksamkeit erlangen. Es wäre denkbar, daß unter Umständen auch pathoklitische Faktoren eine Rolle spielen könnten. Dies wäre vor allem im Hinblick auf die Bilder der nucleären Myatrophie zu diskutieren.

Des weiteren ist die Läsionstopik nur bedingt mit jenen Rückenmarksabschnitten zu korrelieren, welche auf Grund der Gefäßversorgung als „letzte Wiese" anzusehen sind. Schließlich ist auch der Bedeutung der Venendrainage des Rückenmarkes vielleicht mehr Aufmerksamkeit zu schenken.

V.

Klinik und Morphologie gestatten die Umschreibung eines Krankheitsbildes, welches als vasculäre Myelopathie im Schrifttum Eingang gefunden hat. Es handelt sich dabei um ein progressives, im allgemeinen auch chronisches Krankheitsgeschehen, welches zu charakteristischen, vom Gefäßsystem des Rückenmarkes sowohl hinsichtlich Topik wie Läsionsqualität weitgehend abhängigen Veränderungen am Rückenmark führt.

Könnte man auch so den Myelopathiebegriff versuchsweise definieren und hinzufügen, daß es sich um nicht entzündliche Veränderungen handelt, welche von Systemerkrankungen abgrenzbar sind, so scheint bezüglich der pathogenetischen bzw. aetiologischen Faktoren eine Vielfalt ursächlich wirksam sein zu können. Das ist auch der Grund, warum eine einheitliche Darstellung des Myelopathiebegriffes bzw. des Myelopathieproblems bisher nur in Ansätzen erfolgte.

Die Anstaltsneurologie hat hier insoferne einen besonderen Beitrag leisten können, als sie jene unklaren klinischen Krankheitsbilder, welche Systemerkrankungen einerseits, die Alters-Multiple-Sklerose andrerseits imitieren, einer Klärung zuführen konnte. Besonders die Alters-Multiple-Sklerose scheint nach unseren Beobachtungen in ihrer Diagnose nicht gerechtfertigt zu sein, sondern ist als eine Form der vasculären Myelopathie im höheren Lebensalter anzusprechen.

Damit wäre aber prognostisch eine andere Einstellung zu einem solchen Syndrom möglich, als wenn es sich um eine echte Multiple Sklerose handelte.

Das gleiche gilt für jene Fälle, welche im höheren Lebensalter an einer myatrophischen Lateralsklerose erkranken, aber eine wesentlich längere Krankheitsdauer aufweisen. Wir gehen nicht fehl, wenn wir die Meinung vertreten, daß die im Schrifttum aufscheinenden Fälle von myatrophischer Lateralsklerose mit einer Verlaufsdauer von bis zu 10 Jahren mit Wahrscheinlichkeit in die Gruppe unserer Fälle einzuordnen sind.

Schließlich ergibt sich aus dieser Gegenüberstellung der erhobenen Befunde und der damit erlangten Kenntnis des wahren Krankheitsgeschehens mit den klinischen Syndromen auch die Forderung nach einer prognostischen und therapeutischen Konzeptänderung. Die Therapie unserer vasculären Myelopathien wird daher bestrebt sein müssen, den Rückenmarkskreislauf in ähnlicher Weise zu stützen, wie dies bei den vasculären Schäden des Großhirns aufgezeigt wurde.

Neben einer Strophanthin-Therapie verwenden wir Complamin — etwa 3 $\times$ $^{1}/_{2}$ Tbl. täglich — oder aber bei schweren Fällen täglich eine Ampulle i. m. Auch das PH 203 hat sich bei uns in einer Anwendung von 3 $\times$ wöchentlich 1 Ampulle i. m. bewährt.

Von den Vitamin-Präparaten hat die parenterale Zufuhr von B-Komplex sich vorteilhaft erwiesen.

Anabole Wirkstoffe haben wir ebenfalls versucht und dabei den Eindruck gehabt, daß auch dadurch eine günstige Beeinflußung möglich ist.

Oberster Grundsatz bei der Behandlung dieser Leidenszustände ist aber, durchblutungsfördernde und stoffwechselfördernde Medikamente gleichzeitig anzuwenden.

Die physikalische Therapie kann durch Unterwassermassage, gelegentlich auch Zellenbäder, die Lähmungen in ihrer Rückbildungstendenz unterstützen. Bei besonders ausgeprägten spastischen Syndromen wird die Unterwassertherapie durch Myotonolytika effektvoll unterstützt.

Bulbärparalytische Erscheinungen können mit Prostigmin-Gaben vor den Mahlzeiten gebessert werden. Bei akuten Krisen hat oft Human-Albumin einen günstigen Effekt.

Die Rehabilitation solcher Patienten gelingt in manchen Fällen, doch haben wir auch hier das stufenweise Vorgehen wie bei den vasculären Hirngeschädigten zu berücksichtigen.

VI.

Die Kenntnis dieser Krankheitsbilder wird es ermöglichen, bisher schwer zu klassifizierende spinale Syndrome aufzudecken und einer richtigen diagnostischen und prognostischen Beurteilung zuzuführen. Wenn auch viele Probleme noch offen sind, so scheint doch ein Ansatz gemacht zu sein, wodurch der Gefäßpathologie des Rückenmarkes die ihr zukommende Beachtung geschenkt wird. Daraus läßt sich die Hoffnung gewinnen, bestimmte neue therapeutische Handlungen zu setzen, welche in der Lage sind, die Durchblutung des Rückenmarkes wirkungsvoll zu beeinflussen. Andrerseits ergibt sich gerade bei jenen Krankheitsbildern, welche Systemerkrankungen nachahmen, die Möglichkeit, aus diesem Symptomenebenbild auch in die Pathogenese der echten Systemerkrankung einen Einblick zu gewinnen. Möglicherweise lassen sich beim Zustandekommen der Läsion pathogenetische Gleichartigkeiten in einem bestimmten Zeitpunkt der Schädigung finden, so daß über eine symptomatische Therapie bestimmte — klinisch besonders gravierende — Ausfälle behoben werden könnten. Als Leitvorstellung haben wir dabei die Bedeutung etwa des Dopamin für die Parkinson-Akinese.

Diese wenigen Ausblicke zeigen in aller Deutlichkeit, welche Bedeutung die Erforschung des Myelopathie-Geschehens hat, und welche Aufgabe gerade der Anstaltsneurologie dabei erwächst.

Literatur

A d a m s, H. D., und H. H. v. G e r t r u y c e n, Ann. Surg. *144* (1956), 574. — A d a m k i e w i c z, A., Sitzungsber. Akad. Wiss., Wien, Math. naturw. *Kl. 84* (1881), 469. — B a r t s c h, W., Acta neurochir., Wien, Suppl. 7 (1961), 255. — B a r t s c h, W., Rev. neurol., Paris, *106* (1962), 722. — B a r t s c h, W., und G. H. H o f f, Dtsch. Zschr. Nervenhk. *184* (1964), 288. — B l a s i u s, W., und H. Z i m m e r m a n n, Pflügers. Arch. Physiol. *264* (1957), 618. — B o l t o n, B., J. Neurol., London, *2* (1939), 137. — C o r b i n, J. L., Anatomie et pathologie art. Masson, Paris, 1961. — F ü r s t n e r, Arch. Psychiatr. *30* (1898), 1. — G a r c i n, A., und J. G r u n e r, Presse méd., Paris, *82* (1953), 1123. — G a r c i n, R., St. G o d l e w s k i, J. L a p r e s l e und M. F a r d e a u, Rev. Neurol. Psychol. *100* (1959), 212. — H e r r e n, R. Y., und L. A l e x a n d e r, Arch. Neurol. Psychiatr., Chicago, *41* (1939), 678. — J e l l i n g e r, K., Wien. klin. Wschr. *74* (1962), 721. — J e l l i n g e r, K., Wien. klin. Wschr. *76* (1964), 109. — J e l l i n g e r, K., und E. N e u m a y e r, Rev. neurol., Paris, *106* (1962), 666. — J e l l i n g e r, K., und E. N e u m a y e r, Acta neurol. psychiatr. Belg. *62* (1962), 944. — K a d y i, H., Über die Blutgefäße des menschlichen Rückenmarkes. Gubynowicz u. Schmidt, Lemberg 1889. — K e s c h n e r, M., und C. D a v i s o n, Arch. Neurol. Psychiatr. *29* (1933), 702. — K u t t n e r, H. P., Arb. Neur. Inst. Univ. Wien *30* (1928), 247. — L a z o r t h e s, G., Presse méd., Paris, *71* (1963), 1705. — L a z o r t h e s, G., und Mitarb., Rapp. XXVe Réun. Int. Neur., Masson & Cie., 1961/5. — L a z o r t h e s, G., J. P o u l h e s, J. R o u l l e a u und A. R. C h a n c o l l e, Neuro-chir., Paris, *4* (1958), 3. — L a z o r t h e s, G., J. P o u l h e s, G. B a s t i d e, R. C h a n c o l l e und O. Z a d o h, Rev. neurol., Paris, *106* (1962), 535. — L h e r m i t t e, J., Arch. générales Méd. 2 (1905), 300. — M a d o w, L., und B. J. A l p e r s, Arch. Neurol. Psychiatr., Chicago, *61* (1949), 430. — M a l a i s é, P. E. v., Arch. Psychiatr. *46* (1910), 902. — N e u m a y e r, E., Zschr. Nervenhk. *11* (1955), 196. — R o s s, J., Brain, London, *3* (1880), 80. — S a n d e r, W., Neurol. Zbl. *18* (1899), 954. — S u h, Th., und L. A l e x a n d e r, Arch. Neurol. Psychiatr., Chicago, *31* (1939), 659.

— S c h n e i d e r, M., Verh. Dtsch. Ges. Kreisl.forsch. *19* (1953), 1. — S k i n h o j, E., Acta psychiatr. neurol., K'hvn, *29* (1954), 139. — S t o c h d o r p h, O., Zbl. ges. Neurol. *158* (1960), 257. — S t o c h d o r p h, O., Acta neurochir., Wien, Suppl. 7 (1961), 386. — T u r e e n, L. L., Arch. Neurol. Psychiatr., Chicago, *39* (1938), 455. — W e i n g a r t e n, K., Wien. Zschr. Nervenhk. *20* (1962), 257. — Y a t e s, P. O., und E. C. H u t c h i n s o n, Cerebral Infarction. Her Majesty's Stat. Office, London, 1961. — Z ü l c h, K., Dtsch. Zschr. Nervenhk. *172* (1954), 89. — Z ü l c h, K., Rev. neurol., Paris, *106* (1962), 632.

D. Das Parkinson-Syndrom

Als Unterlage zur Bearbeitung standen neben den 60 Parkinson-Kranken, die an der Abteilung verweilen, die Krankengeschichten und Obduktionsprotokolle von 100 postencephalitischen Parkinsonisten, 41 Morbus-Parkinson-Kranken und 50 arteriosklerotischen Parkinsonisten zur Verfügung, die in den letzten 10 Jahren an der Abteilung verweilten. Wir verwenden den alten Ausdruck arteriosklerotischer Parkinson, obwohl es unserer Ansicht einen arteriosklerotischen Parkinson nicht gibt, d. h. es gibt keine arteriosklerotischen Herde in der substantia nigra, sondern es gibt einen senilen Parkinson, der klinisch mit dem Morbus Parkinson identisch ist, jedoch im höheren Lebensalter auftritt und daher vermehrt arteriosklerotische cerebrale Gefäße mit deren Parenchymveränderungen aufweist. Der senile Parkinson verhält sich zum Morbus Parkinson wie die senile Demenz zum Morbus Alzheimer. Aus Gründen der gebräuchlichen Terminologie wird jedoch in diesem Zusammenhang noch der Ausdruck arteriosklerotischer Parkinson verwendet. Pathogenetisch gehören natürlich nur die Postencephalitiker und die Arteriosklerotiker in diesen Abschnitt, während der Morbus Parkinson als Systematrophie im Sinne von H. S p a t z eine autochthone neurologische Erkrankung darstellt. Wegen der Symptomverwandschaft wird jedoch das gesamte Syndrom geschlossen abgehandelt. H. S p a t z meint wörtlich: „Der Morbus Parkinson erscheint im Lichte dieser Untersuchungen als eine milde verlaufende, symptomärmere, sporadisch auftretende Altersform des postencephalitischen Parkinsonismus."

Zur gleichen Ansicht kommt R. K l a u e auf Grund seiner vergleichenden pathologisch-anatomischen Untersuchungen. Auch S o u q u e s, N e t t e r, S i c a r d vertreten die Ansicht, daß zwischen postencephalitischem Parkinson und Morbus Parkinson kein Unterschied ist. Wir hingegen sind mit G a m p e r, K l e i s t und H a s s l e r der Ansicht, daß die drei Erscheinungsbilder des Parkinson-Syndroms aetiologisch und klinisch verschiedene noetische Einheiten darstellen.

Wenn K l a u e meint, daß es kein einziges Symptom gäbe, das nicht bei beiden Krankheitsformen vorkommt, so können wir auf Grund unserer Zusammenstellung eine Reihe von Phänomenen demonstrieren,

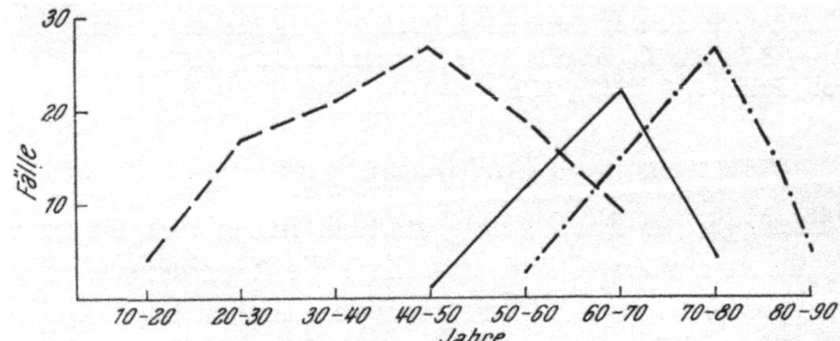

Abb. 45. Beginn der Erkrankung. — — — postencephalitischer Parkinson (100 Fälle). ———— Morbus Parkinson (41 Fälle). — . — . — . Arteriosklerotischer Parkinson (50 Fälle).

die eindeutig für eine Untergruppe sprechen. Abb. 45 zeigt den Beginn von 100 Postencephalitikern, 41 Morbus-Parkinson-Kranken und 50 arteriosklerotischen Parkinson-Kranken. Die Gipfel des Krankheitsbeginnes zeigen drei charakteristische Spitzen. So kann man danach

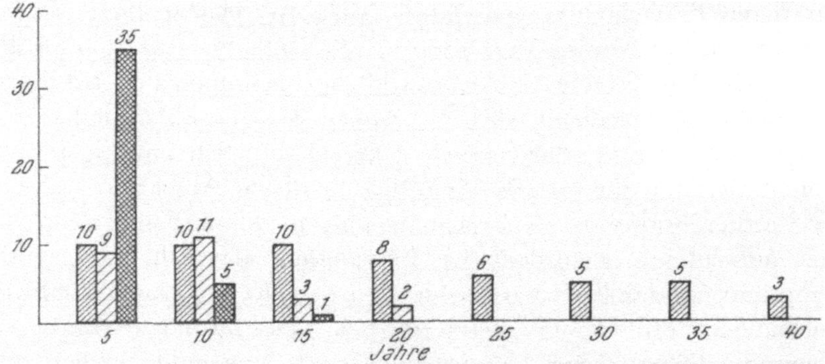

Abb. 46. Krankheitsdauer. Enge Schraffierung = Postencephalitischer Parkinson. Weite Schraffierung = Morbus Parkinson. Kreuz-Schraffierung = Arteriosklerotischer Parkinson.

mit Sicherheit sagen, daß ein Parkinson-Syndrom — das bis zum 40. Lebensjahr auftritt — postencephalitischer Genese ist. Der Gipfel des Beginnes beim Morbus Parkinson liegt um das 60. Jahr, der des arteriosklerotischen Parkinson um das 70. Lebensjahr. Das mathematisch errechnete Durchschnittsalter beim Beginn liegt beim Postencephalitiker bei 39.6 J., beim Morbus Parkinson bei 61.5 Jahren, und beim arteriosklerotischen Parkinson bei 71.2 Jahren.

Überschneidungen kommen demnach nur zwischen dem 40. und 60. Lebensjahr vor. Beginnt ein Parkinson-Syndrom in dieser Zeitspanne, dann sind zur Differential-Diagnose zusätzliche Faktoren heranzuziehen. Abb. 46 zeigt die Krankheitsdauer. Besonders auffallend ist dabei, daß 70% der arteriosklerotischen Parkinsonisten kürzer als 5 Jahre vom Beginn der Symptome an leben. Die Krankheitsdauer des Morbus Parkinson beträgt bei 80% höchstens 10 Jahre, so daß man sagen kann, wenn eine Parkinson-Symptomatik länger als 10 Jahre

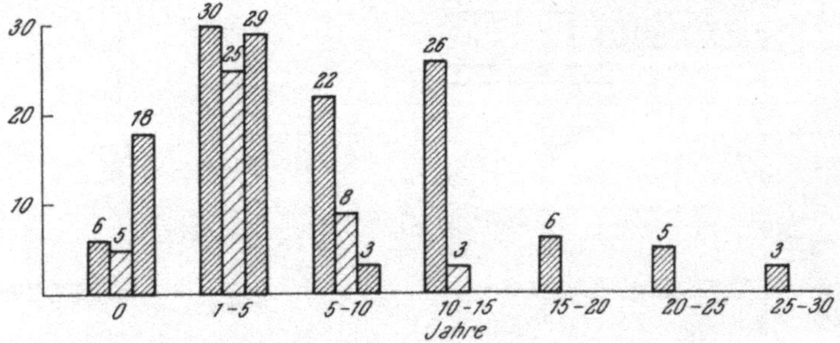

Abb. 47. Aufenthaltsdauer im Spital. Enge Schraffierung = Postencephalitischer Parkinson. Weite Schraffierung = Morbus Parkinson.

besteht, dann handelt es sich mit großer Wahrscheinlichkeit um einen postencephalitischen Parkinson. Die mathematisch-durchschnittliche Krankheitsdauer beträgt beim postencephalitischen Parkinson (p. P.) 18.2 Jahre, beim Morbus Parkinson (M. P.) 9.5 Jahre, und beim arteriosklerotischen Parkinson (a. P.) 4.4 Jahre. Abb. 47 zeigt eine Übersicht über die Aufenthaltsdauer an der Abteilung. Daraus ist zu ersehen, daß Parkinsonisten — die länger als 10 Jahre im Spital verweilen — den p. P. zuzurechnen sind. Die durchschnittliche Verweildauer beim p. P. betrug 8.2 Jahre, bei M. P. 3.4 Jahre, beim a. P. 1.3 Jahre. Die Gegenüberstellung von Spitalsaufenthalten und Krankheitsdauer ergibt, daß je früher der Spitalsaufenthalt beginnt, um so länger die Lebenserwartung ist. Die Lebensregeln einer Neurologischen Anstalt werden naturgemäß vom Kranken als Einschränkung seiner Freiheit und als Nivellierung seiner individuellen Lebensgestaltung empfunden. Doch bewirkt die ärztliche Behandlung und Pflege eine entscheidende Verlängerung der Krankheitsdauer. p. P.-Kranke, die bis zu 5 Jahren an unserer Abteilung lagen, haben eine durchschnittliche Krankheitsdauer von 12 Jahren, schon bei zehnjähriger Aufenthaltsdauer stieg die Lebenserwartung auf 21 Jahre an. Bei M. P.-Kranken mit einer Aufenthaltsdauer bis zu 5 Jahren war die Krankheitsdauer 7 Jahre, bei zehnjähriger Aufenthaltsdauer betrug sie 13 Jahre. Diese positiven Ergebnisse bestätigen nicht nur die Notwendigkeit einer solchen Spezialabteilung, sondern verpflichten vor allem den Spitalsunterhalter, die Ärzte und Pflegepersonen zu immer

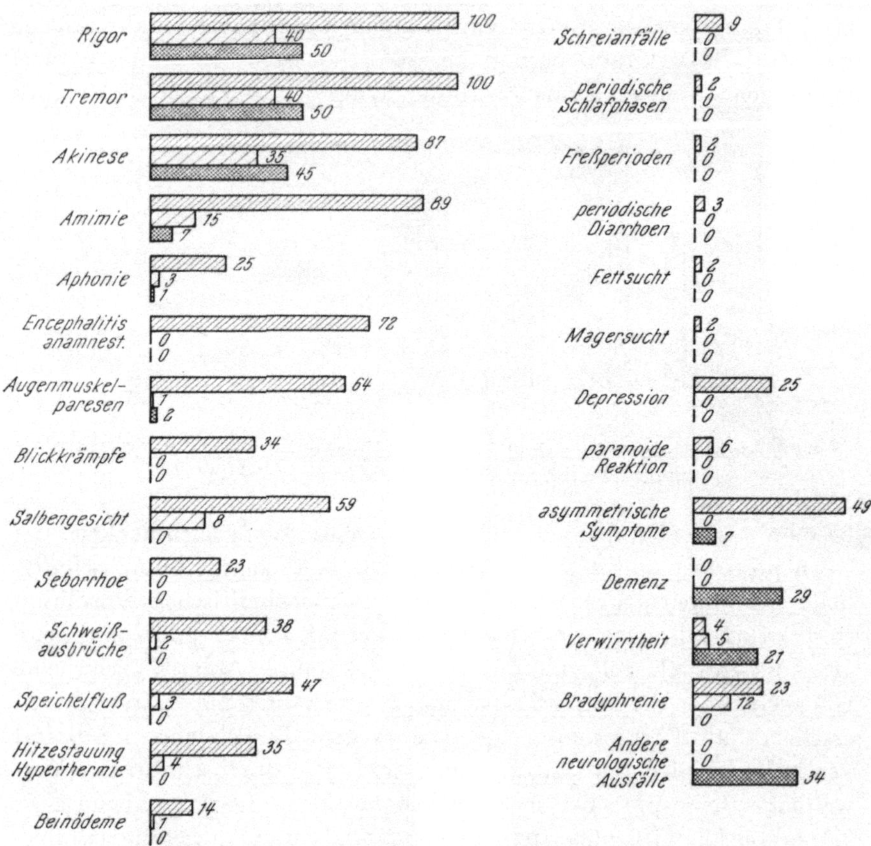

Abb. 48. Klinische Symptomverteilung. Enge Schraffierung = Postencephalitischer Parkinson. Weite Schraffierung = Morbus Parkinson. Kreuz-Schraffierung = Arteriosklerotischer Parkinson.

weiteren Anstrengungen, die Lebensbedingungen an solchen Anstalten sowohl physisch wie psychisch ständig zu verbessern und die durch den Aufenthalt gewonnenen Lebensjahre auch lebenswürdig zu gestalten.

Abb. 48 gibt einen Vergleich der Symptome der 3 Gruppen des Parkinson-Syndroms wieder. Man sieht daraus, daß die Standard-Symptome des Rigor, Tremor und der Akinese bei allen 3 Gruppen aufscheinen, insofern notwendigerweise, da sie ja das Leitsymptom darstellen. Weiter differenzieren sich aber die Symptombilder sehr deutlich. Bei über 70% der p. P. konnte in der Vorgeschichte bzw. in den ausgehobenen Krankenblättern eine Encephalitis erhoben werden. Dabei war bemerkenswert, daß bei 14 Patienten die Encephalitis in der Zeit von 1932 bis 1945 durchgemacht wurde, also in einer Zeit, die über die Phase der typischen Encephalitis lethargica Economo weit hinausreicht. Man kann demnach annehmen, daß der p. P. nicht ausschließlich eine Folgeerkrankung der Encephalitis lethargica ist, oder man nimmt an, daß auch später sporadisch auftretende Fälle von Encephalitis lethargica vorgekommen sind. Diese Frage ist jedoch nicht zu klären, da heute nicht jede auftretende Encephalitis auf ihren spezifischen Virusbefall identifiziert wird. Erst wenn man mit Komplementsbindungs- und Neutralisationstest im großen Rahmen alle viralen Infektionen des Zentralnervensystems identifizieren kann, wird es nach Ablauf einer gewissen Zeit möglich sein aufzuzeigen, welche Encephalitisformen zur Nachkrankheit des p. P. führen können.

Der Befall der Augenmuskeln — insbesondere der Convergenz — ist für den p. P. sehr charakteristisch und kommt bei M. P. und a. P. praktisch nicht vor. Noch ausschließlicher gilt dies für die Blickkrämpfe, die man nur im Rahmen eines p. P. antrifft, womit der Meinung von R. K l a u e — daß es kein Symptom im Rahmen des Parkinson-Syndroms gibt, das nicht bei beiden Gruppen auftreten kann — gewichtig widersprochen werden kann. Die folgenden Symptome des Salbengesichtes, der Seborrhoe, des Speichelflusses, der Schweißausbrüche, der Hitzestauung mit Hyperthermie, der Beinoedeme, stellen Zeichen einer parasympathischen Irritation dar. Sie treten in bestimmten Intensitätsschwankungen und Phasen in Erscheinung. Am Ausmaß der Seborrhoe am Kopf kann man den Grad des jeweiligen klinischen Zustandes ablesen. Noch periodischer gebunden treten die diffusen Schweißausbrüche mit Hautrötungen auf, die einem zentral-Flush-Syndrom entsprechen und fallweise mit den schon von J. P a r k i n s o n beschriebenen Hitzewallungen gekoppelt sind.

Diese Stunden bis Tage andauernden Schweißausbrüche mit Hyperthermien treten besonders in den heißen Jahreszeiten auf, sie sind demnach milieubedingt, exogen ausgelöst. In den nordischen Staaten sind sie — wie mir Prof. E k b o m aus Upsala versichert hat — unbekannt. Einen analog anfallsartigen Charakter haben die Schreikrämpfe, die als Aequivalent von Blickkrämpfen auftreten und aus gellenden, unartikulierten Schreien bestehen, wie ich sie sonst nur bei geburtsgeschädigten Säuglingen mit Blutungen in den dritten Ventrikel kennengelernt habe. Auch die periodischen Schlafphasen, Freßphasen, Durchfälle, die ebenfalls tagelang anhalten können, fassen wir als Blickkrampf-Aequivalente auf. Alle vegetativen Reaktionen — ob konstant oder phasenartig auftretend — sind für den p. P. fast spezifisch, da sie beim M. P. sehr selten und nie in der gleichen Intensität auftreten.

Die monoforme Genese der parasympathischen Reaktionen war Ausgangspunkt von pathogenetischen Betrachtungen, die im folgenden referiert werden sollen. Zunächst noch die psychisch abnormen Verhaltensweisen, die ausschließlich im Rahmen des p. P. auftreten. Besonders depressive Phasen scheinen immer wieder auf, die phänomenologisch völlig einer endogenen Depression gleichen, aber immer nur Tage bis Wochen andauern. Emotionale Drangphasen sind für den p. P. ebenfalls sehr charakteristisch. Sie bestehen darin, daß die Patienten gespannt, erregt und agitiert auf der Abteilung herumrennen und dranghafte poriomane Attacken absolvieren. Während sie sich normal wie Lämmchen in die soziale Gemeinschaft der Abteilung eingliedern, benehmen sie sich jetzt aggressiv, fangen mit jedem Streit an, projizieren ihre Aggressionen auch auf Objekte, wie Geschirr, Einrichtungsgegenstände und Autos. Die Bewußtseinslage ist während dieser Ausnahmezustände eingeengt aber nicht aufgehoben. In den kriminellen Bereich gerieten nur zwei dieser Patienten, der eine mit homosexuellen Handlungen, der andere mit Körperverletzungen.

Wir untersuchten p. P.- und M. P.-Kranke mit dem Rorschach-Test (A m b r o z i - B i r k m a y e r) und konnten zeigen, daß die p. P.- im Gegensatz zu den M. P.-Kranken rasche Reaktionszeiten, eine gesteigerte Antwortenzahl, eine gesteigerte Assoziationsmenge, ein erweitertes Auffassungsfeld, eine gesteigerte Zahl der Farbantworten und schließlich vermehrte Bewegungsantworten lieferten.

M. P.-Kranke hingegen wiesen eine Verlangsamung des Gedankenablaufes, eine Verlängerung der Reaktionszeiten und Perseverationstendenzen auf, wie sie der Bradyphrenie eigen sind (N a v i l l e). Die bei den p. P. aufscheinende gesteigerte affektiv-emotionale Aktivität ist Ausdruck einer pathologischen Verhaltensweise im Temperamentbereich. Zunächst sei nur darauf hingewiesen, daß diese psychischen Verhaltensstörungen unserer Ansicht nach analog den vegetativen Fehlsteuerungen Ausdruck einer biochemischen Defektregelung sind. Bei den M. P.-Kranken kommen solche Phasen von emotionaler Dystonie nie zur Beobachtung. Ob die seltenen paranoiden Reaktionen, die ebenfalls nur bei p. P. auftreten, eine analoge krankheitsspezifische Erklärung haben oder Ausdruck von durch den Morbus freigewordenen praemorbiden Tendenzen sind, möchten wir derzeit noch nicht entscheiden. Die depressiven Verstimmungszustände und die emotionalen Drangphasen bei den p. P. sind jedoch unserer Auffassung nach Ausdruck einer biochemischen Dysregulation, worauf später noch einzugehen ist.

Phänomenologisch ist ein bevorzugtes asymmetrisches Auftreten der Funktionsstörungen für den p. P. charakteristisch. Eine ausgesprochene Demenz, Verwirrtheitsphasen und das Aufscheinen von anderen neurologischen Symptomen — wie Pyramidenzeichen oder Ataxien — sind nach unserem Krankengut sichere Zeichen für das Vorliegen eines a. P., der sich zusätzlich durch das hohe Alter und durch die eigenartige verschleierte Symptomatik auszeichnet.

Durch die angeführten Kriterien ist es für den Erfahrenen leicht, eine Differentialdiagnose zwischen p. P., M. P. und a. P. zu stellen. Für den p. P. spricht ein Beginn um das 40. bis 50. Lebensjahr, das Auftreten von Blickkrämpfen, das permanente oder phasenhafte Auftreten von parasympathischen Irritationsphänomenen, ferner periodische Verstimmungszustände bzw. Phasen einer emotionalen Inkontinenz sowie eine ausgeprägte Asymmetrie der motorischen Symptome. Die Krankheitsdauer ist beim p. P. wesentlich länger als bei den anderen Formen. Der M. P. ist durch die motorische Trias, Rigor, Tremor, Akinese gekennzeichnet, wobei psychisch abnorme Verhaltensweisen nie zur Beobachtung kommen und vegetative Reizerscheinungen, wenn überhaupt, in wesentlich geringerer Intensität in Erscheinung treten. Der Beginn tritt hauptsächlich um das 60. Lebensjahr auf, und die Krankheitsdauer ist wesentlich geringer als beim p. P. Beim a. P. schließlich treten Tremor, Rigor und Akinese vermengt mit pyramidalen oder ataktischen Defektsymptomen auf, wobei Rigor und Tremor nie die Intensität der beiden anderen Parkinson-Gruppen erreichen. Der Beginn ist hauptsächlich um das 70. Lebensjahr, der Verlauf ist wesentlich kürzer, 40% sterben innerhalb der Zwei-Jahres-Grenze. Verwirrtheitsphasen, organisches Psychosyndrom und die arteriosklerotische Demenz gehören zum typischen Bild des a. P.

So verschieden der Beginn, die Dauer und die Nebensymptomatik, so monoton ist der Exitus bei allen 3 Formen. Bei allen 3 Gruppen kommt es durch die terminale Akinese bei 50% zu einem Decubitus, der beim Parkinson-Syndrom immer ein Signum mali ominis darstellt und viel schwieriger zu rekompensieren ist als beispielsweise bei einer Multiplen Sklerose. Die Decubitalsepsis ist bei über 50% die unmittelbare Todesursache. Ein Kreislaufversagen ist bei 28% der p. P.-Kranken, bei 44% der M. P.-Kranken und bei 41% der a. P.-Kranken die unmittelbare Todesursache. Ein Exitus durch Hyperthermie kam bei p. P. in 13% der Fälle vor, während wir ihn bei M. P. und a. P. nie beobachten konnten. Als Nebenbefund bei der Obduktion ergab sich bei den p. P. in 28% eine Arteriosklerose der cerebralen Gefäße, bei M. P. in 40% und bei a. P. in 56% der Fälle. Die Zunahme dieser Prozentsätze entspricht dem entsprechenden Lebensalter. Bemerkenswert ist, daß beim p. P. nie klinische Zeichen für das Vorliegen einer cerebralen Gefäßsklerose aufgeschienen sind und selbst beim a. P. nur in 56% der Todesfälle eine Arteriosklerose der Hirngefäße erhoben werden konnte. D. h., daß immerhin bei 40% der a. P. keine morphologisch sichtbaren Gefäßbefunde aufgeschienen sind, was den im vorigen Kapitel über die cerebrale Mangelernährung aufgezeigten Befunden über die haemodynamische Insuffizienz ein besonderes Gewicht verleiht. Die Korrelation zwischen pathologischen-cerebralen Gefäßbefunden und klinischen Funktionsausfällen ist durchaus keine signifikante.

Zu den vegetativen Reizerscheinungen: Besonders die phasenhaften vegetativen Symptome ließen uns immer daran denken, daß zentral ein Überträgerstoff unkontrolliert in Freiheit gesetzt wird, der an den diversen Synapsen die klinisch sichtbaren Phänomene auslöst. Wegen der gleichförmigen Symptomatik dachten wir an einen parasympathischen Wirkstoff. Da die Substanz P im Striatum und in der substantia nigra in größter Konzentration verhanden ist und, wie G a d d u m und v. E u l e r gezeigt haben, eine ausgesprochen parasympathikomimetische Wirkung hat, glaubten wir eine Freisetzung von Substanz P für die vegetative Symptomatik verantwortlich machen zu können. Biochemische Untersuchungen von L e m b e c k, und in letzter Zeit auch von H o r n y k i e w i c z, erbrachten aber sowohl im Caudatum wie in der substantia nigra von verstorbenen Parkinson-Kranken gleich hohe Mengen wie in den Kontrollgehirnen. Im Rahmen unserer Affektiv-vegetativen Belastungs-Diagramme führten wir Untersuchungen mit Serotonin durch. Dabei kam es zu jenen Flush-Syndromen, die den Hautrötungen und Hitzestauungen unserer Parkinson-Kranken sehr ähnlich waren. Wir vermuteten nun, daß freigesetztes Serotonin der

Auslöserfaktor der vegetativen Reizerscheinungen sei. Als wir 1956 am Beginn der Reserpin-Aera sahen, daß durch Reserpin-Injektionen die Parkinson-Symptomatik wesentlich verschlechtert wurde, wurde uns diese Konzeption zur Gewißheit. Gleichzeitig stellten wir uns vor,

Tabelle 11

	Ausgangswert	Endwert nach 8 Tagen 750 mg α-Methyl-DOPA.
10 Hypertoniker	RR 185/90	135/80
5 Normotoniker	RR 150/80	125/70
10 Parkinsonisten	RR 135/80	140/80

daß ein Nor-Adrenalin-Mangel im Hirnstamm für die Parkinson-Akinese verantwortlich zu machen wäre. Ein celluläres Defizit von Nor-Adrenalin glaubten wir annehmen zu können, da wir bei vegetativen Belastungsversuchen bei Parkinson-Kranken keine oder nur unwesentliche Blutdrucksteigerungen demonstrieren konnten. Das gleiche starre Verhalten des Blutdruckes fanden wir bei Parkinson-Kranken nach Verabreichung von Alpha-Methyl-Dopa. Wir verabreichen 8 Tage

Tabelle 12

	5 HT µg/g Gewebe	Noradrenalin	Dopamin
Striatum	0,33 (0,12)	0,1 (0,02)	3,5 (0,1)
Pallidum	0,23 (0,14)	0,02 (0,01)	0,1 (0,07)
Thalamus	0,26 (0,13)	0,05 (0,05)	0,01 (0,01)
Hypothalamus	0,29 (0,12)	1,33 (0,47)	0,02 —
Subst. nigra	0,55 (0,26)	0,04 (0,02)	0,46 (0,07)
Boden des 4. Ventrikels	0,60 (0,55)	0,35 —	0,6 —

hindurch täglich 750 mg Alpha-Methyl-Dopa, wobei keinerlei Blutdruck-Verschiebung auftrat (Tab. 11). Der von uns auf Grund klinischer Befunde vermutete Mangel an Serotonin und Nor-Adrenalin in Parkinson-Gehirnen ließ sich durch biochemische Analysen verifizieren (B e r n h e i m e r - B i r k m a y e r - H o r n y k i e w i c z). Tab. 12 zeigt die gefundenen Werte von Serotonin, Nor-Adrenalin und Dopamin in verschiedenen Regionen von normalen und Parkinson-Gehirnen. Es war damit erstmals gezeigt, daß bei einer charakteristischen neurologischen Erkrankung in bestimmten Hirnregionen eine bestimmte biochemische Substanz fehlt oder vermindert vorhanden war. Diese biochemischen Analysen brachten nicht nur neue Erkenntnisse der pathogenetischen Zusammenhänge beim Parkinson-Syndrom, sondern stellen unserer Meinung nach einen entscheidenden Vorstoß in ein wissenschaftliches Neuland dar, dessen Auswirkungen derzeit noch nicht absehbar sind.

Weitere experimentelle Untersuchungen konnten klinisch diese Befunde unterbauen. Die biochemischen Analysen (E h r i n g e r - H o r - n y k i e w i c z, B e r n h e i m e r - B i r k m a y e r - H o r n y k i e - w i c z), erbrachten beim Parkinson-Syndrom — und zwar beim p. P. intensiver als beim M. P. — ein Defizit an Serotonin, Nor-Adrenalin und Dopamin, wobei letzteres um eine Zehnerpotenz niedriger war als in Normalgehirnen. Wenn die Verminderung von Serotonin und Nor-Adrenalin für die Parkinson-Symptomatik verantwortlich wäre, dann müßte durch eine Reserpin-Medikation eine Verschlechterung der Symptome auftreten. Wir gaben 10 leichten Parkinson-Kranken, die noch herumgehen konnten, täglich 0,75 mg Serpasil oral. Schon nach 3 Tagen mußte die Medikation abgesetzt werden, da es zu einer bedeutenden Verschlechterung der Funktionsausfälle — insbesondere der Akinese — gekommen war, aber auch die Salivation und Talgproduktion waren sichtlich gesteigert. Der Blutdruck war um durchschnittlich 20 mm Hg abgesunken. Da Reserpin die biogenen Amine Serotonin, Nor-Adrenalin und Dopamin aus dem Gehirn freisetzt, war beim Parkinson-Kranken — dessen Gehirn an sich schon eine verminderte Menge dieser Substanzen aufweist — mit einer Symptomverschlechterung zu rechnen, wie sie realiter zustande kam. Bei 5 schweren Parkinson-Kranken, die völlig unbeweglich im Bett lagen, konnte hingegen auch nach achttägiger Verabreichnug von 0,75 mg Serpasil oral keinerlei Verschlechterung der Defektsymptome und auch keine Blutdrucksenkung beobachtet werden. Dies ist erklärlich, da bei den schweren Fällen eben schon so wenig biogene Amine in den Zellen vorhanden sind, daß Reserpin keine vermehrte Ausschüttung bewirken kann. Auch das ähnlich wirkende Alpha-Methyl-Dopa — dessen pharmakologische Wirkung noch ungeklärt ist — zeigte analoge Ergebnisse. Bei leichten Parkinson-Fällen kam es zu einer deutlichen Symptom-Verschlechterung, und bei schweren Fällen trat keinerlei Reaktion auf.

Die auf Grund der klinischen Überlegungen angenommenen Fehlregulationen des biogenen Amin-Stoffwechsels konnten durch biochemische Analysen insofern unterbaut werden, als in den verschiedenen Kerngebieten des Hirnstammes ein Defizit an biogenen Aminen gefunden wurde.

B e r t l e r und R o s e n g r e e n hatten in biochemischen Analysen im Tierversuch gezeigt, daß im Striatum der höchste Dopamingehalt vorliegt. Sie vermuteten eine Funktion des Dopamins bei der extra-pyramidalen Motorik. H o r n y k i e w i c z hat daraufhin den Do-pamingehalt an Parkinson-Gehirnen untersucht und eine beträchtliche Reduktion gegenüber Normalgehirnen gefunden (E h r i n g e r - H o r n y k i e w i c z). Es war nun naheliegend, dieses Defizit an biogenen Aminen beim Parkinson-Syndrom durch eine Substitution zu kompensieren. Da die biogenen Amine die Blut-Hirn-Schranke nicht oder nur unzureichend passieren, muß man entsprechende Aminosäuren als Precursoren verabreichen, die dann in allen Zellen des Zentralner-vensystems zum entsprechenden Amin mit der physiologischen Wirk-samkeit synthetisiert werden. Das Dopamin-Defizit wurde von uns mit L-Dopa-Injektionen aufgefüllt, mit dem klinischen Resultat eines kinetischen Effektes (B i r k m a y e r - H o r n y k i e w i c z). Die Par-kinson-Akinese ist durch den Dopamin-Mangel bedingt und kann durch L-Dopa vorübergehend aufgehoben werden. 5-Hydroxy-Tryp-tophan, als Vorstufe des Serotonin (50 mg i. v.), zeigte bei Parkinson-Kranken im akuten Versuch außer einer mäßigen Blutdrucksenkung und Übelkeiten keinerlei Reaktion. Desgleichen ergab Dioxyphenyl-serin (100 mg i. v.), als Precursor von Nor-Adrenalin, keinerlei klini-sche Effekte in bezug auf Blutdruck oder Akinese. Nun gab eine aus anderen Motiven durchgeführte Experimentreihe einen Hinweis auf die Wirksamkeit von Serotonin. Wie aus Abb. 48 ersichtlich ist, traten bei 35 p. P.-Patienten in den heißen Sommermonaten Hitzestauungen mit Hyperthermie auf, die bei 13 Fällen tödlich endeten. Die Patienten bekommen plötzlich einen diffusen Schweißausbruch, eine Flush-artige Rötung im Gesicht und Oberkörper und zeigen einen Temperatur-anstieg auf 40^0. Antipyretische Mittel haben keinerlei Wirkung. Als einzig wirksame Therapie erwiesen sich lauwarme Dauerbäder unter gleichzeitiger Kreislaufstützung. Trotzdem kamen 13 Patienten ad exitum. Wegen des Auftretens in der heißen Jahreszeit, und wegen der Wirksamkeit von physikalischen Unterkühlungen war uns klar, daß beim Parkinson-Kranken eine Regulationsstörung der physikalischen Wärmeabgabe vorliegen müsse. Aus den Untersuchungen von J. A s c h o f f ist bekannt, daß die physikalische Wärmeabgabe im we-sentlichen durch eine Wärmeabstrahlung der Hautgefäße zustande kommt.

Die Wärmeabgabe ist vom Volumenoberflächenquotienten abhängig, d. h. von der Blutmenge, die in der Zeiteinheit eine bestimmte Ober-fläche durchströmt. Dieser Volumenoberflächenquotient ist nun nicht

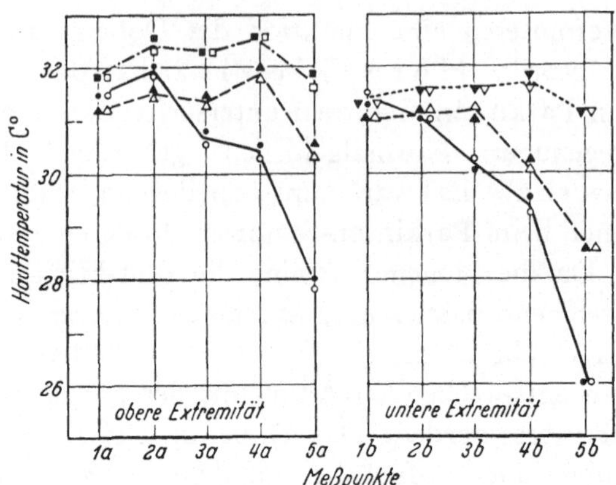

Abb. 49. Verteilung der Hauttemperatur nach A u e r s w a l d und B o r n s c h e i n.
— — — und ———— Nackt. — . — . — . Rumpf und obere Extremitäten bedeckt.
1 a Oberarm. 1 b Oberschenkel. 5 a Fingerkuppe. 5 b Große Zehe.

an allen Regionen der Körperoberfläche gleich groß und vor allem
nicht konstant. So kann er an den Akren der Extremitäten durch
Öffnung von Hautgefäßen beträchtlich vergrößert werden, wodurch
die physikalische Wärmeabgabe ansteigt, und damit die Kerntempe-
ratur des Organismus konstant gehalten werden kann. A u e r s-

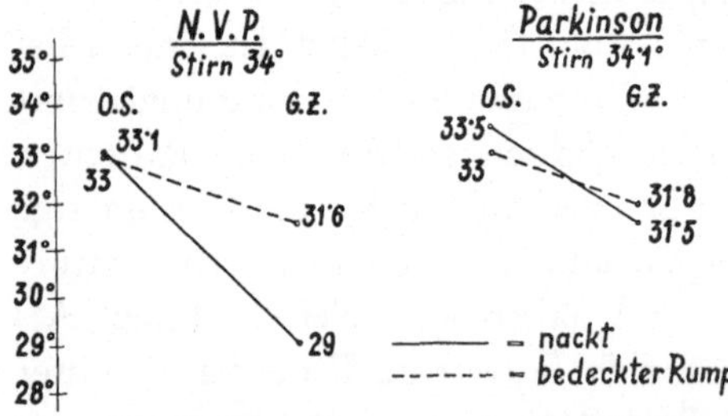

w a l d und B o r n s c h e i n
haben an Studenten bei einer
Raumtemperatur von 21° im
nackten Zustand Hauttem-
peraturmessungen durchge-
führt (Abb. 49). Im nackten
Zustand sank die Hauttem-
peratur vom Oberarm bis zu
den Fingerspitzen kontinuierlich ab, das gleiche Verhalten zeigte sich zwischen
Oberschenkel und großer

Abb. 50. Hauttemperaturmessung bei Normalen und postencephalitischen Parkinson-Kranken. ——— Nackt. — — — Bedeckter Rumpf
und obere Extremitäten. O. S. Oberschenkel.
G. Z. Große Zehe.

Zehe. Hier betrug die Temperaturdifferenz 5°. Wurden der Rumpf und
die Arme mit einer Decke zugedeckt, dann kam es nach 20 Minuten zu
einem Ansteigen der Hauttemperatur an den Zehenspitzen. Die durch
das Zudecken blockierte Wärmeabstrahlung wurde dadurch konstant
erhalten. Den gleichen Versuch unternahmen wir bei 10 normalen Versuchspersonen und bei 16 Parkinson-Kranken. Abb. 50 zeigt die Ergebnisse. Bei den normalen Versuchspersonen konnten wir die Ergebnisse

von A u e r s w a l d und B o r n s c h e i n bestätigen, bei den Parkinson-Kranken bestand eine Starre der physikalischen Wärmeabgabe,
d. h., bei den Parkinsonisten war die Fähigkeit, bei bedecktem Rumpf
und Oberarmen durch Öffnung von Hautgefäßen an den Akren die
Wärmeabgabe zu steigern, verloren gegangen. Diese Regulationsstarre
der Wärmeabgabe ist nun im warmen Milieu die Ursache der Hitzestauung, der Hyperthermie und des Wärmetodes. Da wir in den letzten

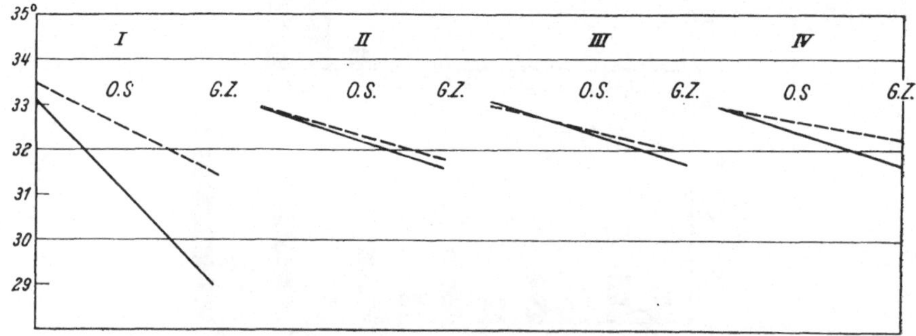

Abb. 51. *I* Hauttemperaturen am Oberschenkel und großer Zehe bei zehn normalen
Versuchspersonen; *II* Hauttemperaturen am Oberschenkel und großer Zehe bei
16 Parkinson-Patienten; *III* Hauttemperaturen am Oberschenkel und großer Zehe
bei 10 Parkinson-Kranken — 30 Min. nach 50 mg L-DOPA i. v.; *IV* Hauttemperaturen am Oberschenkel und großer Zehe bei 10 Parkinson-Patienten — 30 Min.
nach 50 mg 5-Hydroxytryptophan i. v. ———— im nackten Zustand; — — — Rumpf
und obere Extremitäten zugedeckt. *I:* t score 3,24 (signifikant); *IV:* t score 5,08
(signifikant).

4 Jahren trotz heißer Sommer keinen Hitzetod mehr beobachten
konnten, glaubten wir dieses Resultat auf die seit dieser Zeit durchgeführte L-Dopa-Therapie zurückführen zu können. Wir wiederholten
daher die Messungen der Hauttemperaturen vor und nach L-Dopa
und 50 mg 5-Hydroxytryptophan. Abb. 51 zeigt die Vergleichswerte.
Während nach L-Dopa keinerlei Verschiebung auftrat, kam es nach
5-Hydroxytryptophan zu einem Anstieg der Hauttemperatur an den
großen Zehen als Ausdruck einer wiedererlangten Steuerungsfähigkeit
der Wärmeabgabe.

Tatsächlich konnten wir in der Folgezeit bei auftretenden Hyperthermien durch 50 mg 5-Hydroxytryptophan Schweißausbruch und
Hitzestauung innerhalb 30 Minuten beseitigen. Die Dauer der Wirkung
schwankte von 3 bis 24 Stunden. Dieser Entfieberungseffekt nach
5-Hydroxytryptophan ließ sich beliebig oft reproduzieren und stellt
eine wirksame Therapie gegen die Hitzestauung bzw. der Hyperthermie
dar. Neue Untersuchungen von F e l d b e r g unterstreichen die Be-

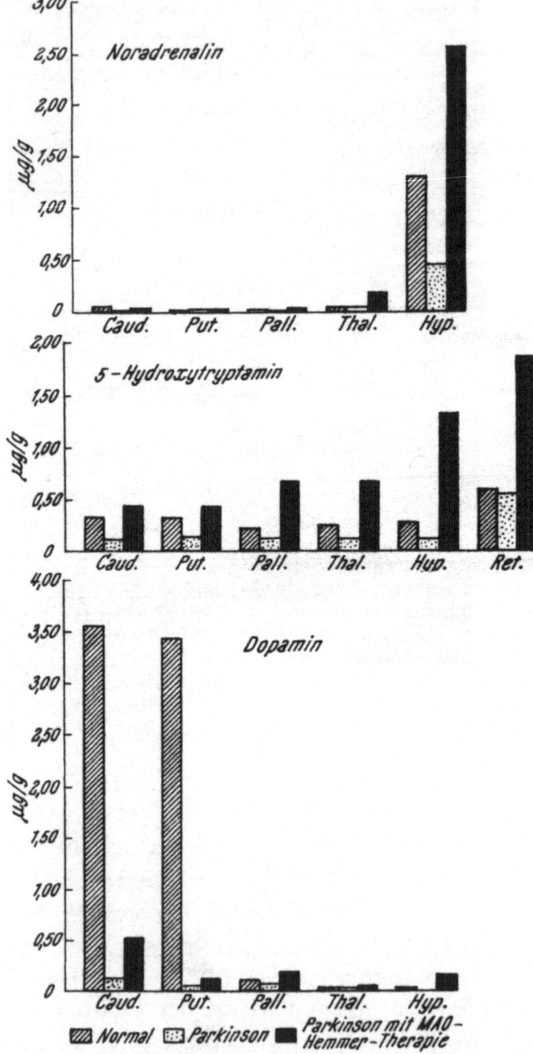

Abb. 52. Gegenüberstellung der Konzentration von Noradrenalin, 5-Hydroxytrypt-amin und Dopamin im Gehirn von normalen Menschen, von Parkinson-Kranken und von Parkinson-Kranken mit MAO-Hemmer-Therapie. Die Abkürzungen bedeuten: Caud. = Nucleus caudatus, Put. = Putamen, Pall. = Pallidum, Thal. = Thalamus, Hyp. = Hypothalamus, Ret. = Boden des IV. Ventrikels mit der Formatio reticularis.

deutung von Serotonin für die Wärmeregulation. Der Autor fand bei künstlichem Fieber durch Pyrogene im Liquor des dritten Ventrikels vermehrte Serotonin-Mengen. Applizierte er mittels Mikrokanülen

Nor-Adrenalin in den dritten Ventrikel der Katzen, dann kam es zum Temperaturabfall. Führte er Serotonin ein, dann kam es zu Tempperatursteigerungen. Analog scheint uns die Hyperthermie der Parkinson-Kranken durch freigesetztes Serotonin zustande zu kommen, wobei durch den Nor-Adrenalin-Mangel im Hypothalamus eine Regulationsfähigkeit unterbleibt.

Die biogenen Amine Nor-Adrenalin, Serotonin, Dopamin werden aus den Zellen des Hirnstammes freigesetzt, was im allgemeinen mit einer Erregung einhergeht (H o l t z). Durch die Monoaminooxydase werden die freien Amine abgebaut. Dieser fermentative Abbau kann durch bestimmte Hemmstoffe blockiert werden. Monoaminooxydase-Hemmer (MAO-Hemmer) wie Iproniazid, Nialamid oder Tranylcypromin, blockieren den Abbau der biogenen Amine (P l e t s c h e r, B e r n h e i m e r - B i r k m a y e r - H o r n y k i e w i c z).   Dadurch wird deren physiologische Wirkung verlängert. Auf Grund unserer biochemischen Analysen war es naheliegend, bei Parkinson-Kranken den reduzierten Gehalt an biogenen Aminen durch Zuführung von MAO-Hemmern zu steigern. Jeder Parkinson-Kranke bekam einen für ihn verträglichen MAO-Hemmer, entweder: Marplan (dreimal 10 mg), Niamid (zweimal 25 mg), oder Tranylcypromin (dreimal 5 mg). Bei 3 Fälle, die nach mehrmonatiger MAO-Hemmer-Therapie interkurrent verstorben waren, wurden die Nor-Adrenalin, Serotonin und Dopamin-Werte in verschiedenen Hirnregionen bestimmt (B e r n h e i m e r - B i r k m a y e r - H o r n y k i e w i c z).

Abb. 52 zeigt die Ergebnisse. Während die Serotonin-Werte in allen Regionen, die Nor-Adrenalin-Werte besonders im Hypothalamus anstiegen, kam es nur im Caudatum zu einer mäßigen Erhöhung der Dopamin-Werte. Daraus geht hervor, daß durch eine MAO-Hemmer-Medikation im Serotonin und Nor-Adrenalin-Stoffwechsel der Parkinsonkranken eine Kompensation geschaffen werden kann. Das klinische Ergebnis einer vierjährigen MAO-Hemmer-Medikation bestand darin, daß wir in dieser Zeit keinen Fall mit Hyperthermie und keinen Hitzetod erlebten. Neben dieser Hauptwirkung der regulierten physikalischen Wärmeabgabe konnten wir auch beobachten, daß die beschwerlichen Beinoedeme der Parkinson-Kranken nach MAO-Hemmer-Therapie seltener auftraten und durch zusätzliche 5-Hydroxy-Tryptophan-Injektionen zu beseitigen waren. Das gleiche gilt für die diffusen Schweißausbrüche. Es ist demnach sehr wahrscheinlich, daß die vegetativen Irritationsphänomene der Parkinson-Kranken durch Serotonin-

Freisetzung im Hirnstamm ausgelöst werden, da sie durch 5-Hydroxy-Tryptophan-Zufuhr bzw. MAO-Hemmer-Medikation kompensierbar sind. Der bekannte psychisch aktivierende Einfluß der MAO-Hemmer, der sie als anti-depressive Medikamente zum Einsatz kommen ließ, ist auch bei den Parkinson-Kranken zu beobachten, wenngleich die Zunahme der motorischen Aktivität an sich gering ist, wie aus der minimalen Dopamin-Steigerung zu erwarten ist.

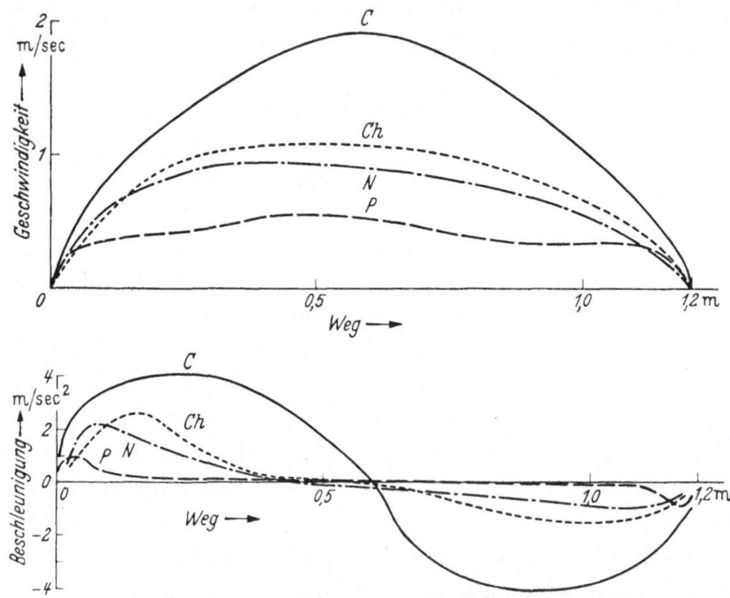

Abb. 53. Geschwindigkeitskurven (oben) und Beschleunigungskurven (unten) einer gleichmäßig geführten Bewegung. N = normale Versuchspersonen, P = Parkinson, Ch = Chorea, C = Cerebellare Ataxie.

Die Akinese des Parkinson-Kranken basiert auf einer Unfähigkeit, in der gegebenen Situation aus der potentiellen Energie kinetische Energie zu mobilisieren. Wir haben mit stroboskopischen Untersuchungen und der mathematischen Auswertung der Bewegungsbahnen nach Geschwindigkeit und Beschleunigung die charakteristischen Abweichungen der Parkinson-Kranken demonstrieren können (B i r k m a y e r - S e e m a n n). Abb. 53 zeigt Geschwindigkeits- und Beschleunigungs-Kurven einer gleichmäßig linear geführten Bewegung der Hand. Abb. 54 zeigt die analogen Kurvenbilder eines Pendelschwunges des Armes und Abb. 55 die analogen Kurven beim geraden Stoß nach vorne. Abb. 56 zeigt die Kriterien der mathematischen Auswertung, Tab. 13 die charakteristischen Größen der Beschleunigungskurven bei normalen Versuchspersonen, bei Parkinson-Kranken, beim Chorea-Syndrom und bei cerebellarer Ataxie.

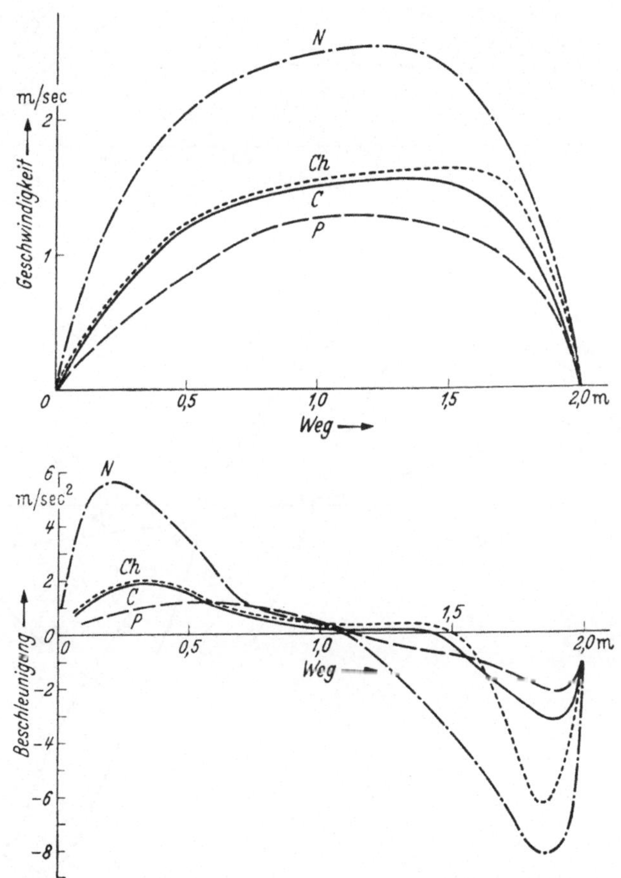

Abb. 54. Geschwindigkeits- und Beschleunigungskurven beim Pendelschwung eines Armes.

Man sieht, daß der Weg der Führungsbewegung (l 1) vom Beginn bis zur größten Beschleunigung beim Parkinson-Kranken am niedrigsten ist, d. h., daß beim Parkinsonisten nur ein kurzer Krafteinsatz bis zur größten Beschleunigung aktivierbar ist. Dieses Phänomen steht im Gegensatz zur Chorea und zur cerebellaren Ataxie. Beim Pendelschwung hingegen sind die Werte des Weges (l 1) am größten, was ausdrückt, daß der Parkinson-Kranke die beim Pendelschwung wir-

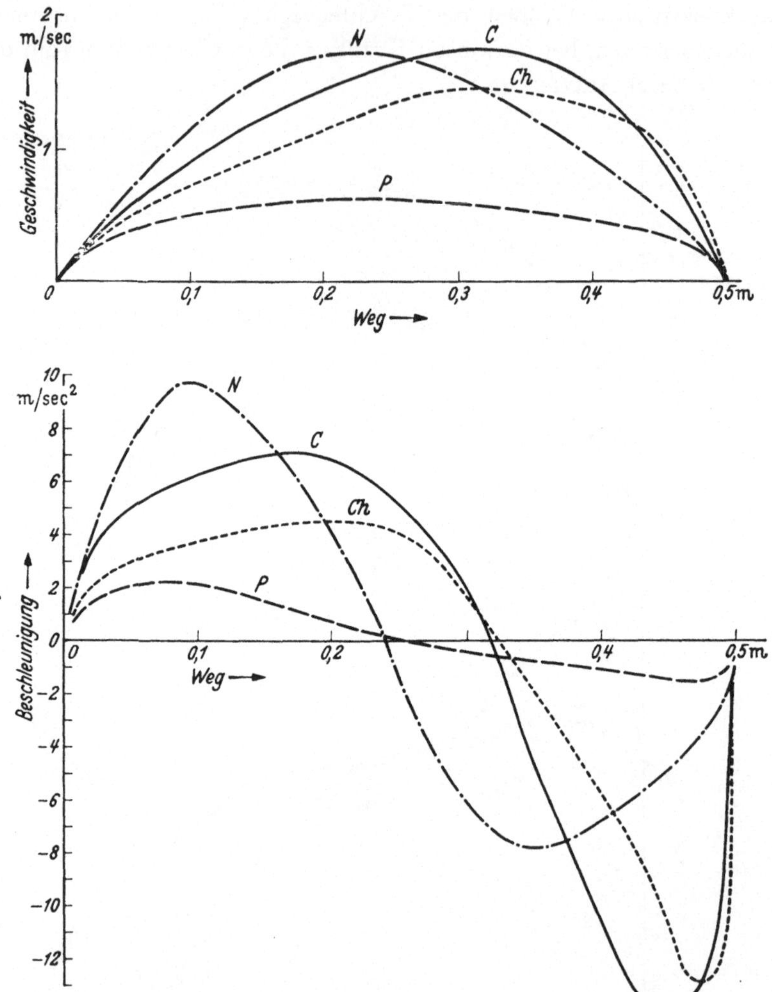

Abb. 55. Geschwindigkeits- und Beschleunigungskurven bei einem geraden Stoß nach vorne.

kenden Außenkräfte wie Schwer- und Flieh-Kraft (vermutlich infolge des Rigors) nicht so rasch einwirken lassen kann. Das führt zur gehemmten starren Bewegungsform der Parkinsonisten. Beim Stoß ist die Wegstrecke (1 1) des Parkinsonisten sehr kurz und die gesamte Wegstrecke der Beschleunigung (1 0) sehr lang. Das macht den Stoß des Parkinsonisten phänomenologisch zu einem kontinuierlichen Drücken und nicht zu jener für den Normalen charakteristischen explosiven, nicht mehr steuerbaren motorischen Entladung. Der größte Wert der Beschleunigung als Ausmaß der kinetischen Kraftentfaltung ist beim Parkinson-Kranken sowohl bei der Führungsbewegung wie beim Schwung und Stoß gegenüber den Normalen, aber auch gegenüber dem Choreatiker, besonders reduziert. Das Integral der Flächeninhalte (bdl) ist das Maß der freigewordenen kinetischen Energien bei den verschiedenen Bewegungsformen. Dieses Maß ist bei Normalen bei der geführten, schwunghaften und Stoßbewegung verschieden und streng definiert. Beim Parkinsonisten ist die kinetische Energie bei allen Bewegungsformen sehr gering und außerdem invariabel konstant. Diese Invariabilität macht die Parkinson-Bewegung so gleichförmig in

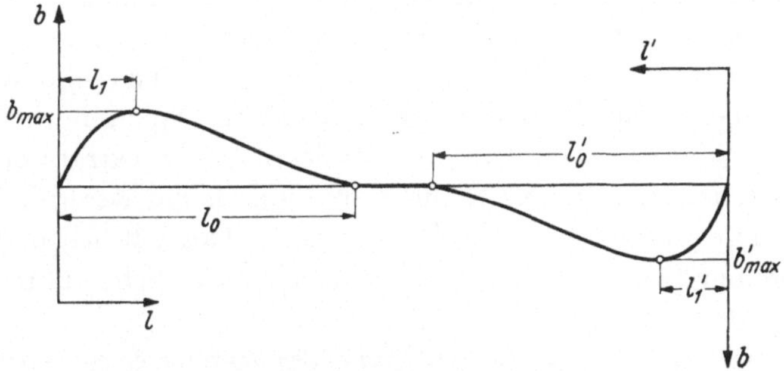

Abb. 56. Kriterien der mathematischen Auswertung.

Zeit und Kraftaufwand. Das individuelle Element der Motorik geht verloren (F o e r s t e r). Maskengesicht, Amimie, fehlende Mitbewegungen, die eigenartige Starre und Teigigkeit der Parkinson-Motorik ist die Folge dieses invariablen ungenügenden kinetischen Energieeinsatzes. Diese Eigenart der Parkinson-Motorik als besonderes Phänomen erkannt zu haben, ist das Verdienst von K. K l e i s t, der sie als Akinese beschrieben hat. Daß diese Bewegungsarmut nicht zwangsläufig durch den inneren Widerstand des Rigor zustande kommt, hat schon O. F o e r s t e r hervorgehoben. Während man beispielsweise durch eine Kemadrin-Injektion (25 mg i. v.) den Rigor für Stunden völlig beseitigen kann, ist damit noch lange keine Steigerung des Bewegungsumfanges und keine gesteigerte Kraftentfaltung frei geworden.

Auch nach einem Elektro-Schock — den wir früher bei schweren depressiven Phasen angewendet haben — ist der Rigor für ein bis zwei Tage völlig verschwunden, die Akinese ist dagegen völlig unbeeinflußt. Akinese und Rigor sind zwei zu trennende Phänomene, die klinisch häufig vermengt werden. Die Akinese des Parkinson-Kranken ist so spezifisch, daß sie — im Gegensatz zu anderen Funktionsstörungen — wie Lähmungen oder Ataxien — ausschließlich beim Parkinson-Syndrom auftritt. Wie betont, liegt ihr eine Unfähigkeit der kinetischen Energieentfaltung zugrunde, was sowohl für die Willkürbewegung wie für die Mitbewegungen und die kompensatorischen Haltungsbewegungen zutrifft. Daher kann der Parkinson-Kranke schwer aufstehen, schwer die ersten Schritte intendieren, schwer stehen bleiben, schwer antagonistische Bewegungen ausführen, aber auch die schwunghaften Bewegungen beim Gehen fehlen, die kompensatorischen Haltungskorrekturen beim Umdrehen oder bei einem plötzlichen Stoß sind nicht vorhanden, so daß der Parkinson-Kranke leicht stürzt, was sehr häufig zu den unangenehmen Schenkelhalsfrakturen führt.

Bis vor kurzem fehlte jede Vorstellung über die Genese dieses Defekt-Symptoms. Wie schon erwähnt, haben B e r t l e r und R o s e n g r e n bei Tieren eine besondere Anhäufung von Dopamin im Striatum festgestellt. C a r l s s o n hat eine Beziehung zur extrapyramidalen Motorik vermutet und konnte die Symptomatik des Reserpin-Parkinson im Tierexperiment durch Zufuhr von L-Dopa beheben. Desgleichen konnten D e g k w i t z und Mitarbeiter bei Schizophrenen, die

Tabelle 13. *Charakteristische Größen in den Beschleunigungskurven*

	Größe	l_1	l_0	k	b max	$b. dl$	l'_1	l'_0	k'	b' max	$b.'dl'$
	Meßzahl	m	m	—	m/s²	m/s²	m	m	—	m/s²	$m/^2 l_1 l_0$
Führungs-bewegung	Normal	0,075	0,42	0,403	2,25	0,45	0,13	0,65	0,413	1,0	0,425
	Chorea	0,15	0,45	0,625	2,6	0,575	0,2	0,7	0,553	1,5	0,625
	Cerebellar	0,23	0,6	0,72	4,0	1,75	0,3	0,6	1,0	4,0	1,8
	Parkinson	0,30	0,2	0,365	0,95	0,1	0,03	0,15	0,431	0,95	0,095
Pendel-bewegung	Normal	0,21	1,1	0,417	5,65	3,11	0,16	0,9	0,4	8,2	3,79
	Chorea	0,34	1,0	0,641	2,0	1,46	0,17	0,5	0,642	6,3	1,60
	Cerebellar	0,33	1,0	0,625	1,9	1,18	0,12	0,58	0,44	3,3	1,17
	Parkinson	0,53	1,13	0,92	1,2	0,95	0,1	0,87	0,321	2,15	0,98
Stoß-bewegung	Normal	0,094	0,24	0,736	9,7	1,5	0,15	0,26	1,27	7,8	1,42
	Chorea	0,2	0,322	1,45	4,5	1,1	0,026	0,178	0,36	12,9	1,21
	Cerebellar	0,17	0,317	1,12	7,1	1,66	0,054	0,182	0,575	13,8	1,68
	Parkinson	0,077	0,256	0,575	2,2	0,24	0,034	0,244	0,353	1,5	0,22

l_1 = Weg vom Beginn zur größten Beschleunigung.

l_0 = Gesamtweg, auf dem die Bewegung beschleunigt wird.

b_{max} = größter Wert der Beschleunigung.

$k = \dfrac{\log 1/2}{\log l_1/l_0}$ charakteristischer Exponent für den Beschleunigungsverlauf.

$b.dl$ = Integral, das die Flächeninhalte unter den Kurven wiedergeben.

mit Reserpin behandelt worden waren, durch i. v.-Zufuhr von L-Dopa die Parkinson-Symptomatik beheben und eine Aktivierung erzielen. Beim menschlichen Parkinson-Syndrom hat H o r n y k i e w i c z als erster gezeigt, daß der Dopamin-Gehalt im Striatum signifikant um eine Zehnerpotenz erniedrigt war (E h r i n g e r - H o r n y - k i e w i c z). Die daraus folgende Zufuhr von L-Dopa erbrachte einen — im Einzelfall imposanten und einmaligen kinetischen Effekt (B i r k m a y e r - H o r n y k i e w i c z). Wir haben in den letzten 4 Jahren bei über 200 Patienten diese L-Dopa-Therapie systematisch durchgeführt. Während wir anfangs 100 mg L-Dopa in heißer physiologischer Kochsalzlösung lösten und i. v. infundierten, stehen uns seit einem Jahr Ampullen von 25 mg L-Dopa *(Hoffman-La Roche, Basel)* zur Verfügung. Bei 20% der Parkinson-Kranken kommt es nach 10 bis 30 Minuten zu einer generellen Zunahme der Aktivität. Die Patienten stehen leichter auf, können flüssiger gehen und differenzierte Bewegungen, wie Knopfzumachen und Mantelanziehen, vollführen.

Die Dauer dieses „kinetischen Effektes" schwankt zwischen 1 bis 5 Tagen. Bei 50% der Kranken kommt es nur zur Verbesserung eines speziellen Funktionsausfalles. D. h. es wird nur die Propulsion verbessert, oder die aphonische Sprache, die Amimie oder die vorgebeugte Körperhaltung. Die Patienten sind fallweise imstande die Bewegungen mit größerer Geschwindigkeit und mit mehr Krafteinsatz, aber nicht im vergrößerten Ausmaß, durchzuführen. Die motorische Wendigkeit nimmt zu, sie liegen in der Nacht nicht steif und bewegungslos im Bett, sondern können ihre Lage verändern. Bei schweren, bewegungslos im Bett liegenden Kranken verbessert sich nur die Atmung und die Schluckfunktion, die Extremitätenmotorik bleibt unverändert. Daneben gibt es immer wieder Fälle, bei denen der kinetische Effekt asymmetrisch ist. Die Mitbewegungen beim Gehen treten nur auf einer Seite auf, das flüssige Umdrehen beim Gehen gelingt nur nach einer Seite, differenzierte Bewegungen — wie das Zuknöpfen eines Mantels — gelingen nur mit einer Hand. Der kinetische Dopa-Effekt ist bei jedem Kranken individuell determiniert und ist auch durch maximale Dosen nicht zu steigern oder zu variieren. Eine Überdosierung führt oft zu Kollapserscheinungen. Diese Nebenwirkungen sind um so geringer, je besser der kinetische Effekt ist und um so stärker, je geringer der kinetische Effekt in Erscheinung tritt. Die Ergebnisse dieses seitendifferenten oder eine Einzelfunktion isoliert betreffenden Dopa-Effektes haben wir als Zeichen eines somatotopisch differenten Befalls der Substantia nigra aufgefaßt. D. h. durch L-Dopa-Zufuhr kommt es nur in den striären Elementen zu einer Dopamin-Synthese, die dazu noch befähigt sind, weshalb bei 50% der Parkinson-Kranken nur eine Teilfunktion gebessert wird. Abb. 57 zeigt eine Übersicht über die Catecholaminsynthese. Es ist daraus ersichtlich, daß aus L-Dopa durch die Decarboxylase (H o l t z) Dopamin synthetisiert wird. Vitamin B 6 als Koferment der Decarboxylase fördert diese Synthese. Daß Vitamin B 6 allein fallweise eine Besserung der Akinese herbeizuführen imstande ist, konnten wir schon 1949 demonstrieren (B i r k m a y e r - S c h m i d t). Gibt man aber 300 mg Vitamin B 6 zur L-Dopa-Injektion hinzu, dann kommt es zu keiner Steigerung des Dopa-Effektes. D. h. die geschädigten Elemente, die normalerweise Dopamin synthetisieren, sind nur in dem für jeden einzelnen Fall bestimmten Ausmaß, zur Synthese befähigt, die durch Vitamin-B-Zusatz nicht gesteigert werden kann. Während B a r b e a u und S o u r k e s angenommen haben, daß eine Insuffizienz der Decarboxylase für das Parkinson-Syndrom verantwortlich zu machen ist, ging aus unseren Untersuchungen hervor, daß der zentral-nervöse Befall der striären Zellelemente zu dieser insuffizienten Dopamin-Synthese führt, die nach unseren biochemischen und klinischen Untersuchungen zur Akinese führt.

Umgekehrt ist das Verhalten beim Chorea-Syndrom. Bekanntlich kann man mit Reserpin oder mit Phenothiazin eine zeitlich begrenzte Ruhigstellung der choreatischen Bewegungsunruhe herbeiführen. Reserpin setzt u. a. auch Dopamin in Freiheit und führt durch diese Entleerung der Zellen zur Ruhigstellung. Gibt man nun einem solcherart ruhiggestellten Choreatiker 25 mg L-Dopa i. v., dannn sieht man nach 10 bis 30 Minuten das Wiederauftreten der choreatischen Bewegungsunruhe. D. h. beim Chorea-Syndrom besteht im Gegensatz zum Parkinson-Syndrom der pathogenetische Faktor der motorischen Funktionsstörung in einem vermehrten Dopamin-Umsatz. Blockiert man den gesteigerten Dopamin-Umsatz mit Reserpin, dann kommt es zur Ruhigstellung, die nach Dopa-Zufuhr sofort zu durchbrechen ist. Da beim Chorea-Syndrom die kleinen Striatumzellen zugrunde gehen, kann man annehmen, daß diese einen biochemischen Hemmungseinfluß auf den Dopamin-Umsatz haben. Nach ihrem Zugrundegehen kommt es scheinbar in den großen Striatumzellen zu einer enthemmten Dopamin-Synthese mit dem Resultat einer enthemmten extrapyramidalen Motorik. Beim Parkinson-Syndrom ist der Dopamin-Umsatz be-

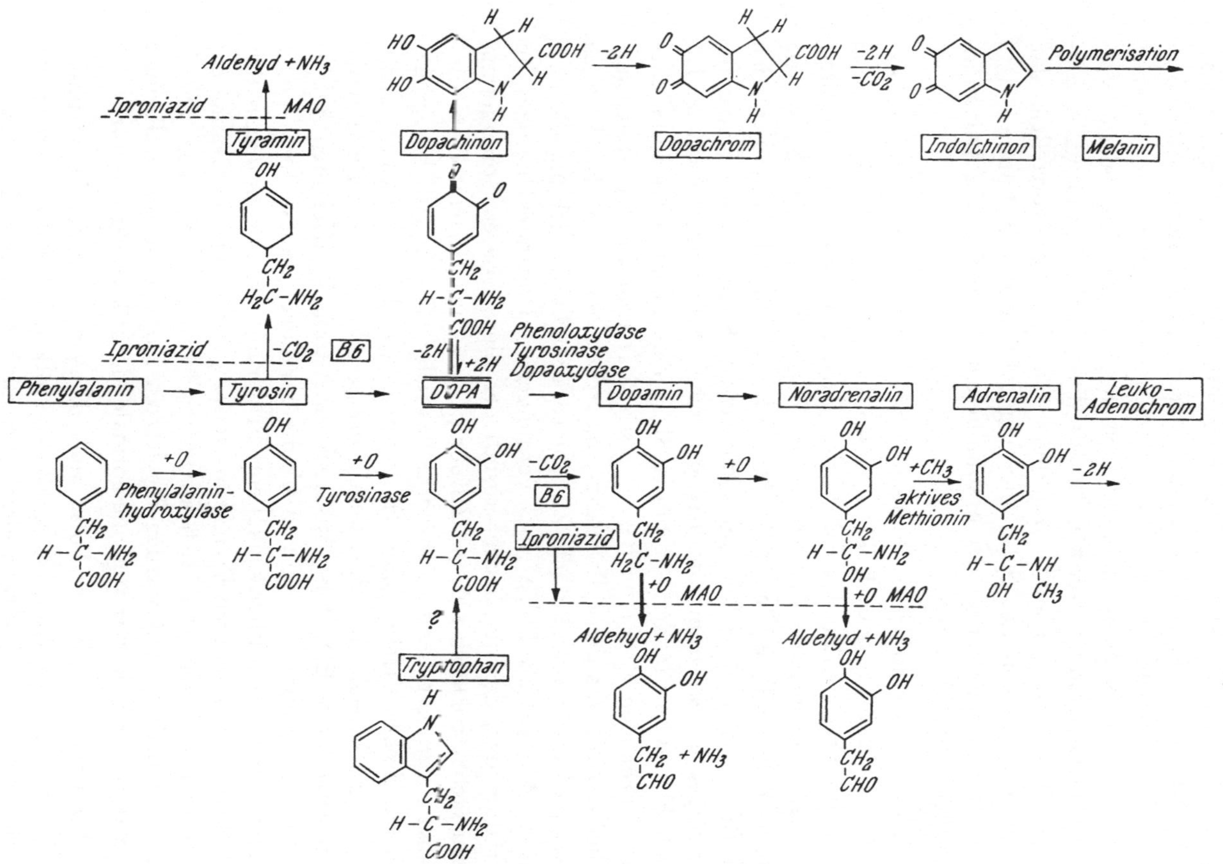

Abb. 57. Catecholaminsynthese.

trächtlich reduziert. B e r n h e i m e r und H o r n y k i e w i c z konnten zeigen, daß im Striatum der Parkinson-Kranken nur äußerst geringe Mengen an Homovanillinsäure, einem metabolischen Abbauprodukt des Dopamins, vorhanden sind. Bemerkenswert ist die Tatsache, daß weder im Nucleus caudatus noch im Putamen histologische Veränderungen gefunden werden, die für diese Funktionsstörung verantwortlich zu machen sind. Man muß sich demnach vorstellen, daß normalerweise von der Substantia nigra Bahnen zum Putamen und Caudatum ziehen, unter deren stimulierenden Einfluß die Dopamin-Synthese zustande kommt.

Solche nigro-striären Bahnen sind nach F e r r a r o, F o x-S c h m i t z, K i m m e r l, R a n s o n - R a n s o n, J o h n s t o n und C l e m e n t e vorhanden. Da beim Parkinson-Syndrom als einzig sicherer und spezifischer Befund ein Zugrundegehen der Substantia nigra vorliegt (T r e t i a k o f f, H a s s l e r), fallen die stimulierenden Einflüsse weg, und als Resultat kommt es zur Reduktion des Dopamin-Umsatzes im Striatum mit dem klinischen Defekt der Akinese. Da nach H a s s l e r in der Substantia nigra eine somatotopische Gliederung vorhanden ist und auch ein topisch differentes Läsionsmuster aufscheint, wird uns der fallweise asymmetrische kinetische Effekt nach L-Dopa-Zufuhr verständlich. Zusammenfassend stellt sich uns die Parkinson-Akinese als Folge eines verminderten Dopamin-Umsatzes im Striatum dar, der durch den Ausfall der nigro-striären Stimulierung verursacht ist. Durch L-Dopa-Zufuhr ist dieser insuffiziente Dopamin-Umsatz vorübergehend zu steigern, was sich in einem zeitlich begrenzten kinetischen Effekt äußert (B i r k m a y e r - H o r n y k i e w i c z). Der klinisch beobachtbare seitendifferente oder nur eine Einzelfunktion betreffende Effekt ist Ausdruck eines topisch-differenten Befallmusters der Substantia nigra. Auch die paradoxe Akinesie S o u q u e s findet unter diesem Blickwinkel eine Erklärung. Unter dem maximalen Affektreiz eines äußeren Ereignisses vermag der Parkinson-Kranke bekanntlich zu laufen oder sich kurzfristig normal zu bewegen. Durch den maximalen Streß werden die letzten Dopamin-Reste in Freiheit gesetzt, wodurch kurzfristig eine normale Motorik ermöglicht wird.

Wir haben nun in der Folge auch die Vorstufen des Dopa intravenös injiziert. In Abb. 57 ist als Vorstufe des L-Dopa Tyrosin zu sehen. Der normale Organismus baut aus Paratyrosin L-Dopa auf, indem eine zweite Hydroxylgruppe eingefügt wird. Nach 200 mg Paratyrosin konnten wir bei 20 Parkinson-Kranken keinerlei Bewegungseffekte beobachten. Das würde heißen, daß der Parkinson-Kranke die Fähigkeit, aus Tyrosin Dopa zu bilden, verloren hat. Gaben wir hingegen Metatyrosin, dann kam es bei 40 Parkinson-Kranken zu einer fallweise bedrohlichen Blutdrucksteigerung. 40 mg Metatyrosin führte zu einer durchschnittlichen Blutdrucksteigerung um 40 mm Hg, die zirka eine Stunde lang anhielt. Dieser stürmische Blutdruckeffekt nach Metatyrosin, der fallweise bis zu einer Höhe von 280/140 mm Hg führte, bietet sich in der klinischen Beobachtung als Nor-Adrenalin bzw. Adrenalineffekt an. Die Kranken werden blaß, bekommen eine circumorale Blässe, der Puls wird fliegend, tachycard. Bei einem Patienten kam es unter der Erscheinung einer Rechtsinsuffizienz zu einer Lungenstauung. Nach Pendiomid konnte diese bedrohliche Situation in 5 Minuten beherrscht werden. In der Folge verabreichten wir Metatyrosin nur als Dauerinfusion, wodurch die Blutdrucksteigerung langsamer und flacher auftrat. Aus Tyrosin kann Tyramin gebildet werden, das ebenfalls eine Blutdrucksteigerung bewirkt (Abb. 57). Wir haben nun bei 10 Parkinson-Kranken und 10 normalen Versuchspersonen 10 mg Tyramin i. v. injiziert. Das Resultat bestand bei beiden Gruppen in einer Blutdrucksteigerung um 40 mm Hg, die nach 5 Minuten wieder zur Ausgangslage zurückgekehrt war. Dieser Weg scheidet daher aus, da beim Parkinson-Kranken und Gesunden in gleicher Weise eine gleichhohe Blutdrucksteigerung zustande kommt. Es ist daher sehr wahrscheinlich, daß beim Parkinsonisten aus Metatyrosin Nor-Adrenalin synthetisiert wird, das ja die physiologische Substanz der Blutdrucksteigerung darstellt. Da die Parkinson-Kranken ein Nor-Adrenalin-Defizit besonders im Hypothalamus aufweisen, reagieren sie auf zugeführtes Nor-Adrenalin mit einer höheren Blutdrucksteigerung als normale Versuchspersonen. Analog dem Dopa-Effekt — der den Dopamin-Mangel vorübergehend kompensiert — könnte man annehmen, daß Metatyrosin den Nor-Adrenalin-Mangel des Parkinson-Kranken vorübergehend normalisiert mit dem Resultat einer Blutdrucksteigerung.

Wie in Abb. 57 zu sehen ist, ist die Grundsubstanz der Catecholamin-Synthese Phenylalanin. Diese Aminosäure ist in jeder Nahrung ausreichend vorhanden, und der gesunde Organismus synthetisiert mit Hilfe diverser Fermente die verschiedenen Aufbaustufen der Catecholamine. Wir gaben nun unseren Parkinson-Kranken 50 mg Phenylalanin (*Hoffmann-La Roche*) intravenös. Bei keinem der 20 Patienten trat ein kinetischer Effekt in Erscheinung, hingegen beobachteten wir eine Zunahme des emotionalen Antriebes. Die depressiven Verstimmungsphasen ließen sich auf 2 × 50 mg Phenylalanin täglich kurzfristig beseitigen. Dieser anti-depressive Effekt trat auch bei depressiven Phasen des cyklothymen Formenkreises in Erscheinung.

Da Phenylalanin in jeder Nahrung ausreichend vorhanden ist, kann nicht ein Mangel an Phenylalanin für die depressiven Phasen verantwortlich gemacht werden, sondern eine Fermentblockade, die aus dem Phenylalanin die für den normalen Affekt- und Emotionsfond nötigen

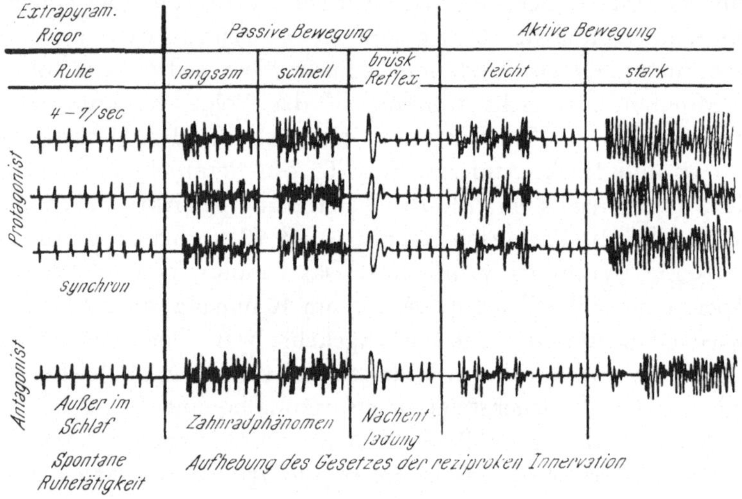

Abb. 58. EMG bei Rigor. (Nach H. P a t e i s k y, Universitäts-Nervenklinik, Wien.)

biogenen Amine synthetisiert. Daß die biogene Synthese auch bezüglich der affektiv-emotionalen Fehlhaltungen der Postencephalitiker insuffizient ist, ist noch nicht bewiesen. Es ist aber naheliegend, eine Analogie zum Dopamin-Mangel anzunehmen. Die Akinese des Parkinsonisten ist sicher durch einen reduzierten Dopamin-Umsatz in den striären Elementen verursacht und kann durch L-Dopa in typischer Weise behoben werden. Da wir bei den zahllosen Experimenten mit L-Dopa ausschließlich motorische Reaktionen gesehen haben und nie vegetative oder psychische Effekte beobachten konnten, nehmen wir an, daß Dopamin ein für die extrapyramidale Motorik spezifischer Überträgerstoff im Zentralnervensystem ist. Dies im Gegensatz zur Peripherie, wo bekanntlich Dopamin im Nebennierenmark als Vorstufe des Nor-Adrenalins gelagert ist.

Der Rigor als klinisches Phänomen ist ebenfalls spezifisch für den Parkinson-Kranken. F o e r s t e r bezeichnete bekanntlich diese Sonderform des muskulären Widerstandes gegen passive Dehnung als plastischen Tonus. Die Beibehaltung der tonischen Verkürzung auch in Bewegungsruhe ist dabei charakteristisch. P. H o e f e r fand beim Rigor auch bei völliger Bewegungsruhe Aktivitätszeichen im EMG (Abb. 58). Dieser Rigor wird vom Kranken als innere Hemmung bzw. als Gliederschwere empfunden und geht initial häufig mit Gelenkschmerzen einher. Da diese Gelenkschmerzen vom praktischen Arzt oft als rheumatische Arthralgien angesehen werden, werden sie fälschlich mit Irgapyrin oder Butazolidin erfolglos behandelt. Unserer Ansicht nach sind diese Gelenkschmerzen in den Muskelpartien mit Rigor nutritionsbedingt. Der muskuläre Hartspann führt zu einer Ruhigstellung, wodurch die Gelenksnutrition leidet, was sich in typischen Schmerzen äußert. Über die Entstehung des Rigor hat vor allem H a s s l e r grundlegende Befunde geliefert und anschauliche genetische Gesichtspunkte aufgezeigt. H a s s l e r sieht im Zugrundegehen der Substantia nigra den pathogenetischen Faktor für den Rigor. Er nimmt für den Gesunden eine nigro-reticulo-spinale Bahn an, die über spinale Schaltneurone die Vorderhornzellen erreicht.

Die normale Tonusregulierung kommt durch zwei periphere Regelkreise zustande. 1. durch die Gamma-Schleife, 2. über das GOLGI-System der Sehnenrezeptoren. H a s s l e r nimmt eine unbewußte Stimulierungsbahn von der Substantia nigra zu den intrafusalen Muskeln des Spindelorganes an, das die Empfindlichkeit des Annulo-Spiral-Ringes als sensiblen Rezeptor des Spindelorgans steigert, wodurch schon kleinste Dehnungsreize Erregungen über die Ia-Fasern der Hinterwurzeln zu den kleinen Alpha-Zellen des Vorderhornes leiten, die zu einer tonischen Erhöhung der Muskelspannung führen. Das ist die Gamma-Schleife. In den Sehnen der Muskeln liegen ebenfalls Rezeptoren (GOLGI-Organe), die auf Dehnungsreize ebenfalls über die hinteren Wurzeln hemmende Erregungen zu den Vorderhornganglienzellen senden. Diese beiden Regelkreise regulieren den Muskeltonus peripher, was schon dadurch beweisbar ist, daß nach Durchschneidung der hinteren Wurzeln dieses Regelkreissystem unterbrochen ist, und eine Atonie resultiert. H a s s l e r und R i e c h e r t konnten durch stereotaktische Ausschaltungen des Nucleus oralis ventralis anterior des Thalamus bzw. des inneren Pallidumgliedes den Rigor ausschalten. Das innere Pallidumglied sendet, vom nigralen Einfluß enthemmt, Impulse über die Thalamus-Kerne (voa, lpa) zu den prämotorischen Feldern 6 a Alpha und 4 s. Der rigor-lösende Effekt dieser Läsionen zeigt an, daß über diese Substrate ein zentraler Regelkreis laufen muß, der zur Unterhaltung der Rigor-

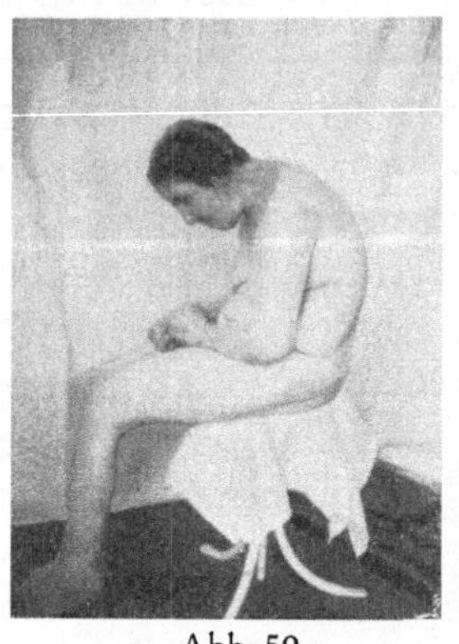 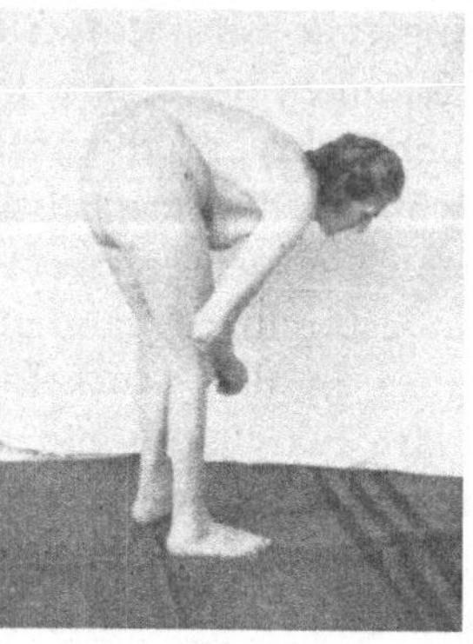 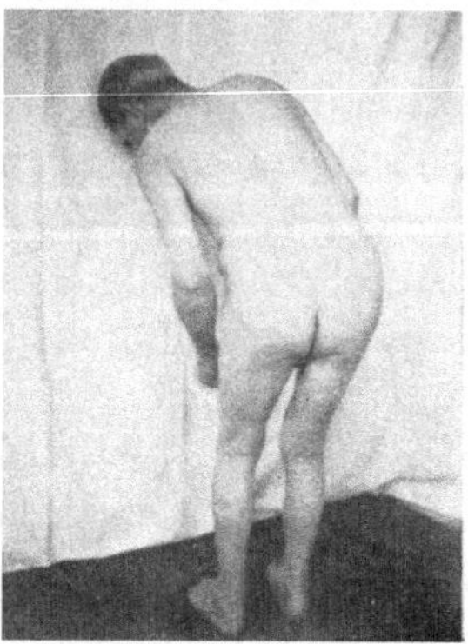

Abb. 59.   Abb. 60.   Abb. 61.

Abb. 59. Inaktivitätsschablone beim Parkinson-Syndrom.
Abb. 60. Bizarre Beugekontraktur bei postencephalitischem Parkinson.
Abb. 61. Asymmetrische Beugekontraktur bei postencephalitischem Parkinson.

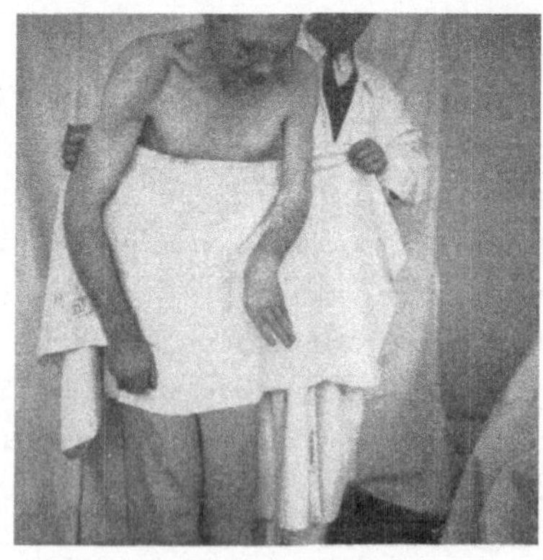 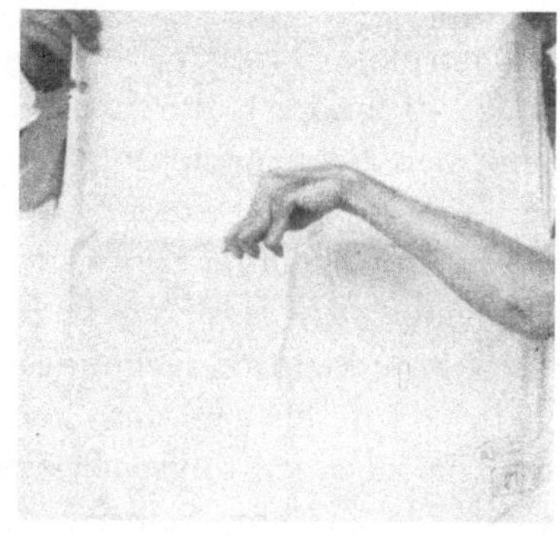

Abb. 62.   Abb. 63.

Abb. 62. Schwimmflossenkontraktur der linken Hand bei postencephalitischem Parkinson.
Abb. 63. „Eingefrorene Athetose" bei postencephalitischem Parkinson.

spannung beiträgt. H a s s l e r sieht in der Ausschaltung der voa-Kerne des Thalamus mit der Unterbrechung der zur area 6 a bis Alpha laufenden afferenten Erregungen die Ursache der Rigorbeseitigung. Diesem Neuronensystem ist das innere Pallidumglied vorgelagert, des-sen Ausschaltung ebenfalls — allerdings in geringerem Prozentsatz —

den Rigor beseitigt (R. H a s s l e r). Wie wir schon im Abschnitt über
den Spasmus referiert haben, beruht unserer Ansicht nach der Spasmus
und der Rigor nicht auf einer einfachen Erregungssteigerung der Gamma-Schleife, wie wir ihn für die schmerzreflektorische Muskelspannung
angenommen haben, sondern diese beiden Phänomene stellen Sonder-
formen einer zentralen Fehlschaltung dar. Sie ergibt sich daraus, daß
wir meist ein bestimmtes Verteilungsmuster sehen, das ähnlich der
lokalen Akinese eine bestimmte motorische Schablone bevorzugt.
F o e r s t e r spricht in diesem Zusammenhang von einem spezifisch
stellungsgebenden Faktor. So kommt es bekanntlich zu einer generali-
sierten Einrollungstendenz beim Parkinson (Abb. 59).

Diese Form der „Inaktivitätsschablone" ist für den Parkinsonisten
nicht spezifisch, da wir sie auch bei anderen neurologischen Syndromen
als Zeichen einer Regression bzw. Desintegration antreffen. Allerdings
kommt diese generelle Beugehaltung selten in so bizarrer Form zur
Beobachtung wie beim Parkinson (Abb. 60). Die tonische Fixation ist
dabei besonders bei den Postencephalitikern asymmetrisch (Abb. 61),
wobei die Handstellung oft eine flossenähnliche Kontraktur zeigt
(Abb. 62). Die Fingerstellung ist in der Form fixiert, daß im Finger-
grundgelenk eine Beugekontraktur, im Mittelgelenk eine Überstreckung
und im Endgelenk wieder eine Beugekontraktur besteht (Abb. 63). Wir
sprachen von einer „eingefrorenen Athetose", da man den Eindruck
hat, daß eine über die Fingergelenke ablaufende athetotische Bewegung plötzlich fixiert wurde. Die Kontrakturen im Handgelenk sind
nicht arthrogen, wie früher von französischen Autoren angenommen
wurde. Die Röntgen-Befunde zeigen nie Gelenksveränderungen, und
außerdem sind die Kontrakturen nach einem Schema gestaltet, das
Ausdruck eines zentralen Innervationsmusters ist. Wir haben diese
motorische Schablone als „Schwimmschablone" bezeichnet (B i r k -
m a y e r - N e u m a y e r), da die tonisch fixierte Haltung eine Teil-
phase von Schwimmbewegungen darstellt. Diese Schwimmschablone ist
Ausdruck einer motorischen Regression früherer Verhaltensweisen. Der
Rigor stellt neben der Akinese im subjektiven Erleben des Kranken
eine starke Behinderung dar. Er ist jedoch wie die vegetativen Reizphänomene therapeutisch gut zu beeinflussen.

Während Akinese und Rigor spezifische Symptome sind, ist der
Tremor für das Parkinson-Syndrom wohl charakteristisch, er kommt
aber auch bei anderen Störungen vor. Der Tremor als biologisches
Phänomen ist durch rhythmisch unwillkürlich ablaufende Hin- und

Herschwingungen charakterisiert. Als eigenartiges Plus-Symptom veranlaßte er seit 100 Jahren die Neurologen zu vielfältigen Analysen und Erklärungsversuchen. Wir untersuchten mit einer High-Speed-Kamera die Struktur des Tremors und filmten mit 880 Bildern pro Sekunde den Parkinson-Tremor, den hysterischen Tremor und den Intentionstremor.

Durch diese rasche Filmaufnahme konnten wir bei der Reproduktion eine Zeitdehung auf das Fünfundfünfzigfache betrachten, was eine bis ins kleinste Detail gehende optische Wahrnehmung erlaubte. Als Charakteristikum des Parkinson- und hysterischen Tre-

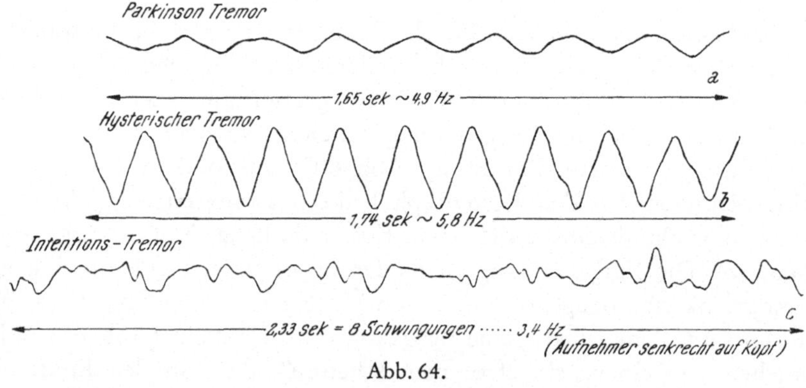

Abb. 64.

mor ergab sich das Schwingen in einer Ebene, im Gegensatz zum Intentionstremor, der sich in allen Ebenen des Raumes bewegte. Die Frequenz des Parkinson-Tremor war 5 Hz/sec., was den Filmanalysen vom Herz, den Aktionsstrombefunden von R. Jung und den EMG-Analysen von Steinbrecher entspricht. Abb. 64 zeigt die Registrierung mit einem Schwingungsaufnehmer. Die Gleichmäßigkeit der Amplituden und Frequenz beim Parkinson-Tremor ist daraus ersichtlich. Die physikalische Analyse der High-Speed-Aufnahmen ermöglichte exakte Zeit- und Wegwerte, da die Filmstreifen alle $^1/_{100}$ Sekunde eine Lichtmarke aufwiesen. Man kann somit aus den objektiven Werten der Zeit und des Weges Geschwindigkeit, Beschleunigung, Kraft, Arbeit, Leistung und den Energieverbrauch berechnen. Abb. 65 zeigen solche Registrierungen von Weg-, Geschwindigkeit-, Beschleunigung- und Kraftkurven des Parkinson- und des Intentionstremors. Als charakteristisches Kriterium ergeben sich dabei, daß die Durchschnittsgeschwindigkeit des Parkinson-Tremors 0,45 m/sec. betrug, beim Intentionstremor 2 m/sec. Die größte Beschleunigung beim Par-

kinson-Tremor betrug 16,8 m/sec.$^{-2}$, beim Intentionstremor 104,6/sec.$^{-2}$.
Die größte Kraft beim Parkinson-Tremor 0,513 Kp, beim Intentionstremor 42,75 Kp. Die größte Arbeit in Kgm beim Parkinson-Tremor
0,00678 Kgm, beim Intentionstremor 0,697 Kgm. Die Leistung (Kgm/
sec.) beim Parkinson-Tremor 0,432 Kgm/sec., beim Intentionstremor
17,4 Kgm/sec. Für den Parkinson-Tremor wie für den hysterischen
Tremor ließen sich bei der physikalischen Analyse keine Unterschiede

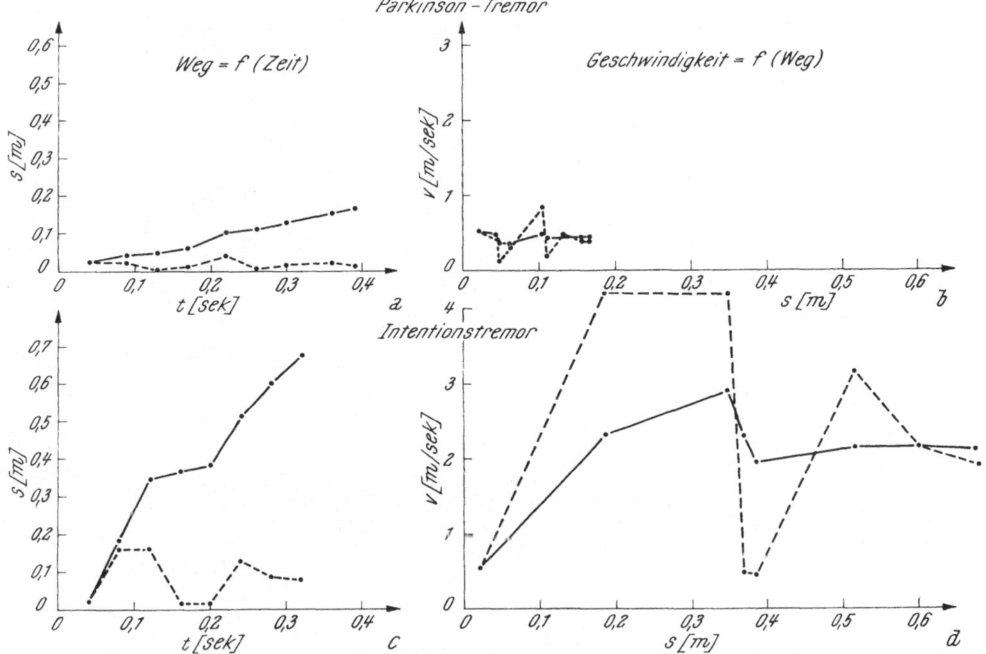

Abb. 65. Weg und Geschwindigkeitskurven bei Parkinson-Tremor (oben) und Intentionstremor (unten).

aufzeigen. Weg, Geschwindigkeit, Kraft, Arbeit und Leistung sind um
ein Vielfaches geringer als beim Intentionstremor. Sie schwanken —
wie aus Abb. 66 hervorgeht — rhythmisch hin und her. Diese geringen
Leistungswerte, die um das Vierzigfache geringer sind als beim Intentionstremor, lassen es verständlich erscheinen, daß ein Organismus
einen Parkinson und hysterischen Tremor den ganzen Tag über aufrecht erhalten kann, während beispielsweise ein Kranker mit hepato-
lenticulärer Degeneration (Morbus W i l s o n) sich völlig ruhig verhält,
da er schon bei den geringsten Willkür-Intentionen in einen Bewe-
gungssturm verfällt.

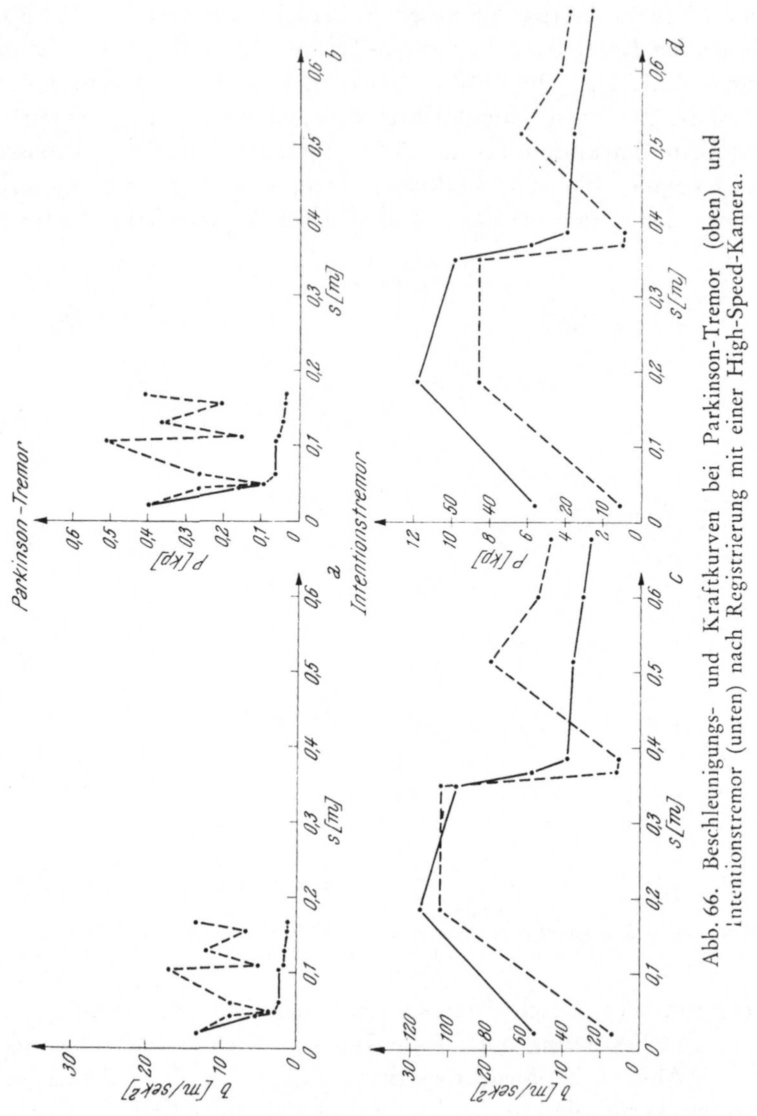

Abb. 66. Beschleunigungs- und Kraftkurven bei Parkinson-Tremor (oben) und intentionstremor (unten) nach Registrierung mit einer High-Speed-Kamera.

Diese physikalischen Analysen ermöglichen natürlich keine Aussagen zur Pathogenese des Tremors. Der äußerst geringe Energieverbrauch und die Rhythmik lassen es wahrscheinlich erscheinen, daß möglichst primitive spinale Strukturen das Phänomen Tremor produzieren. Zu diesem Schluß kam auch R. J u n g auf Grund seiner Analysen mit

Aktionsströmen und mechanischer Registrierung. Durch Ausfall höherer Koordinationsmechanismen kommt es zum Freiwerden primitiver Bewegungsformen (J u n g). Der Tremor stellt eine spinale Eigenrhythmik des Schaltzellenapparates dar, die ähnlich den Medulla-Fischen (E. v. H o l s t) durch eine zentrale Enthemmung zustande kommt. W a r d - M c C u l l o c h und M a g o u n konnten nach beidseitigen Läsionen an der Basis des Tegmentum vom Nucleus ruber bis zur Medulla bei Affen einen Ruhetremor erzeugen (Frequenz 8 Hz/sec.), der einem Parkinson-Tremor weitgehend ähnelte. Sie faßten den Antagonisten-Tremor als Störung der bulbo-reticulären Regionen auf. Dies entspricht auch den Vorstellungen H a s s l e r ' s. Dieser Forscher nimmt an, daß nigro-reticulo-spinale Bahnen eine Synchronisierung der Vorderhornimpulse herbeiführen, die sich als Tremor auswirken. Die Pyramidenbahn übt einen desynchronisierenden Einfluß auf die Vorderhornganglienzellen aus, weshalb unter ihrem Einfluß der Tremor sistiert, was sowohl beim Parkinson- wie beim hysterischen Tremor zutrifft. Diese Vorstellung H a s s l e r ' s erklärt auch das verstärkte Auftreten des Parkinson-Tremors nach affektiv-emotionellen Erregungen. Emotionale Erregungen führen beim Gesunden über reticulo-spinale Bahnen zur Stimulierung der Gamma-Schleife mit Erhöhung des Muskeltonus. Beim Parkinson-Kranken führen die gleichen Erregungen zur Steigerung der spinalen Eigenrhythmik des Tremors. Unsere physikalischen Analysen mit der High-Speed-Kamera ergaben keinen Unterschied zwischen Parkinson- und hysterischem Tremor, was einen analogen Entstehungsmechanismus wahrscheinlich macht, aber nicht beweist. S t e i n b r e c h e r hat in EMG-Untersuchungen (Abb. 67) bei Parkinson- und funktionellem Tremor verschiedene Kriterien (Gruppenbildungen, isolierte Potentiale) gefunden, die eine Differentialdiagnose ermöglichen. Sicher steht fest, daß der Parkinson-Tremor eine Frequenz um 5 Hz/sec. hat, daß er mit minimaler Kraft und Leistung aufrecht erhalten wird, daß er durch Einsatz einer willkürlichen Bewegung unterdrückt wird und daß er durch Affektreize gesteigert zum Vorschein kommt.

Die Vorstellung von H a s s l e r, daß der Ausfall der Substantia nigra über reticulo-spinale Bahnen eine Freimachung der Eigenrhythmik des spinalen Schaltzellenapparates bewirkt, scheint uns am akzeptabelsten. Daß übergeordnete Regelkreis- bzw. Neuronensysteme eine steuernde Wirkung haben müssen, geht aus den stereotaktischen

Ausschaltungen von H a s s l e r und R i e c h e r t hervor, die durch oro-ventrale Thalamotomie bei 36% den Tremor völlig beseitigen konnten. Praktisch klinisch hat der Tremor eine geringere Bedeutung als der Rigor und die Akinese. An der Akinese stirbt der Parkinson-Kranke letztlich, und auch während des Lebens behindert sie seine motorische Umweltbewältigung in entscheidender Weise. Der Rigor führt ebenfalls zu einer größeren Beeinträchtigung der praktischen Lebensverrichtungen, er hat aber den Vorteil, daß er therapeutisch befriedigend reduziert werden kann. Der Tremor stört das biologische

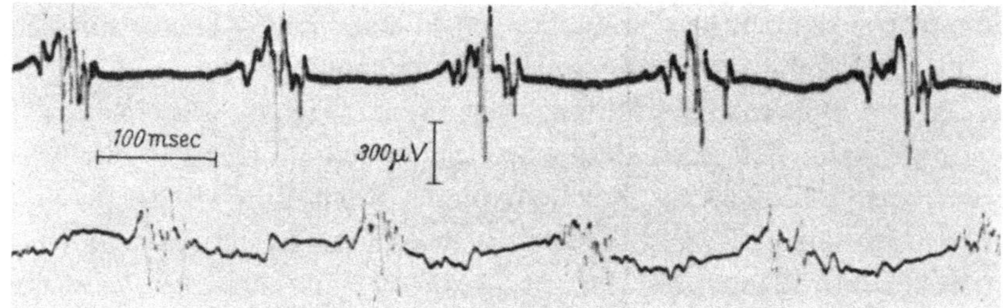

Abb. 67. Reziproke Antagonisteninnervation. Im EMG „Lukenbildung". Ableitung mit konz. Nadelelektroden vom M. biceps brachii und M. triceps brachii rechts; Hemiparkinson-Syndrom. Tremorfrequenz um 6 Hz. Kontinuierliche Rhythmik. (Nach W. S t e i n b r e c h e r.)

Verhalten des Parkinson-Kranken am wenigsten. Er wird dadurch weder beim Essen noch beim handwerklichen Arbeiten wesentlich behindert. Das Anstarren und Bestaunen durch die Umgebung stört nur in den Initialkrankheitsphasen. Später hat sich der Parkinson-Kranke an diesen Milieustreß angepaßt. Bemerkenswert ist, daß der Parkinson-Tremor ein klinisch verwertbares Kriterium für den Biotonus ist. Während einer Pneumonie bzw. ante mortem sistiert der Tremor völlig. Das Wieder-In-Erscheinung-Treten des Tremors nach einer Infektion oder Kreislaufinsuffizienz kann man prognostisch immer als günstiges Zeichen werten.

Therapie

Die Therapie ist notwendigerweise eine symptomatische und richtet sich gegen die Plus-Symptome der parasympathischen Reizerscheinungen, des Rigors und des Tremors, sowie gegen das Minus-Symptom der Akinese. Während es mit den üblichen Medikamenten gelingt, bei einer großen Zahl von Parkinson-Kranken Rigor und Tremor halbwegs zu kompensieren, war die Akinese als Defektsymptom bis vor kurzem völlig unbeeinflußbar. Selbst die stereotaktischen Erfolge brachten keine wesentliche Verbesserung der Akinese (H a s s l e r - R i e c h e r t). Die auf Grund der biochemischen Analysen erbrachten Befunde, die die Voraussetzung zur Medikation von L-Dopa schufen, wiesen erstmals einen neuen therapeutischen Weg (B i r k m a y e r - H o r n y k i e - w i e c z).

Nach Vervollkommnung der Applikationsweise stellt sie heute eine teilweise sehr segensreiche Therapie dar. Die anfänglich umständliche Lösung von L-Dopa in heißer phys. NaCL-Flüssigkeit ist heute nicht mehr notwendig, da die Firma *Hoffmann-La Roche* Ampullen à 25 mg L-Dopa in Lösung herausgebracht hat, die bei langsamer i. v.-Injektion keine Nebenerscheinungen machen. Wie im Abschnitt über die Akinese schon beschrieben, reagieren 20% der Kranken mit einer generellen Aktivitätssteigerung, 50% mit einer lokal begrenzten Funktionsverbesserung, 30% sprechen nicht an. Diese 30% sind meistens Patienten, die trotz Rigor und Tremor noch gut herumgehen und arbeiten können. Der kinetische Effekt beginnt 10 bis 60 Minuten nach der Injektion und dauert 1 bis 5 Tage mit abnehmender Intensität an. Eine Steigerung des kinetischen Effektes durch Dosis- oder Frequenzerhöhung ist selten zu erzielen. Meist genügt eine Ampulle zweimal wöchentlich. Bei darniederliegenden Parkinson-Patienten mit Decubitus und Kreislaufinsuffizienz haben wir wiederholt gesehen, daß diese früher absolut verlorenen Patienten durch tägliche Dopa-Injektionen wieder auf eine geringe Aktivitätshöhe gebracht werden konnten. Aus den oben erwähnten biochemischen Zusammenhängen heraus war es verständlich, daß jeder Parkinson-Kranke bei uns einen für ihn verträglichen MAO-Hemmer erhielt. Meist geben wir Marplan *(Hoffmann- La Roche*, 3 × 10 mg), Niamid *(Pfizer*, 2 × 25 mg) oder Tranylcypromin *(Roehm & Haas*, 3 × 5 mg). Die von H a r t m a n n - v. M o n a k o w angegebene Dosis von 300 mg Niamid täglich scheint nach unseren Erfahrungen viel zu hoch. Mehr als 100 mg täglich hat kein Kranker bei uns vertragen. Wir verabreichen allerdings die MAO-Hemmer fortlaufend jahrelang. Auch das früher von B e h r i n g e r empfohlene Harmin ist ein MAO-Hemmer und hat nach unseren experimentellen Untersuchungen eine gute kinetische Wirkung. Leider wird es nicht mehr erzeugt. Da die MAO-Hemmer den Abbau der biogenen Amine nicht nur im Zentralnervensystem, sondern auch in der Peripherie blockieren, sind gelegentlich beobachtbare Magen-Darm-Störungen verständlich. Die Therapie mit MAO-Hemmern ist nicht ganz gefahrlos, wie auch aus unseren Befunden über die Steigerung des Serotonin- und Nor-Adrenalin-Gehalts im Hirnstamm hervorgeht, wir versuchen daher mit der geringsten wirksamen Dosis auszukommen. Da die Hemmwirkung auf die Monoaminooxydase nicht ausschließlich den Dopamin-Abbau blockiert, sondern den sämtlicher biogener Amine, ist die Wirkung des MAO-Hemmers auch abhängig vom an sich vorhandenen biogenen Aminmuster. D. h.: leidet ein Fall vermehrt an Schweißausbrüchen, Hitzestauungen, Hyperthermien durch freigesetztes Serotonin, dann wird bei diesen Parkinson-Kranken der MAO-Hemmer imstande sein, diese vegetativen Krisen zu beseitigen ohne daß eine Besserung der Akinese zustande kommt. Natürlich gibt es auch Fälle, bei denen der MAO-Hemmer mehr auf die Akinese und auf die emotionale Abstumpfung und weniger gegen die vegetativen Entgleisungen wirkt. Der von uns aufgezeigte kinetische Effekt durch L-Dopa wurde mehrfach bestätigt (Gerstenbrand-Pateisky, Umbach, Hirschmann-Mayer). Der von Barbeau und Sourkes angegebene Anti-Rigor-Effekt konnte von uns nicht gefunden werden, wogegen Hirschmann und Mayer im EMG ein kurzfristiges Nachlassen des Rigors beobachten konnten (Abb. 70). Dieser Befund ist um so bemerkenswerter, als der Anti-Rigor-Effekt im EMG verschwindet, wenn der kinetische Effekt durch L-Dopa beginnt. Da unsere Patienten bezüglich ihres Rigors durch andere Medikamente gut eingestellt waren, und wir den Rigor erst bei Zunahme der Beweglichkeit untersucht hatten (ohne EMG), entging uns dieses eigenartige von Hirschmann und Mayer demonstrierte Phänomen. Eine Vitamin B 6-Medikation von 300 mg täglich hat einen mäßigen kinetischen Effekt, worauf wir schon 1949 hingewiesen hatten (Birkmayer-Schmidt). Die kinetische Wirkung des Vitamin B 6 kann man sich heute gut erklären, da B 6 als Koferment der Decarboxylase bei der Synthese der biogenen Amine eine fördernde Wirkung hat. Auch Hartmann-v. Monakow erwähnt in letzter Zeit den guten Bewegungseffekt einer B 6-Medikation, den er besonders vor und nach stereotaktischen Operationen gesehen hat. Eine moderne Akinese-Therapie besteht in ein- bis zweimal wöchentlichen L-Dopa-Injektionen à 25 mg i. v. und einen — für den jeweiligen Fall verträglichen — MAO-Hemmer. Gegen die vegetativen Entgleisungsphasen mit Schweißausbrüchen, Hautrötungen, Hitzestauungen und Hyperthermie hat sich 5-Hydroxytryptophan

(50 mg i. v.) bestens bewährt.
Schweißausbrüche wie Fieber
verschwinden innerhalb 30 Minuten, die Dauer des Effektes
schwankt zwischen drei und
vierundzwanzig Stunden. Innerhalb dieser Zeit kann man
mit Dauerbädern oder feuchten
Tüchern einen neuerlichen Tem-
peraturanstieg hintanhalten,
oder man muß eine zweite 5-
Hydroxytryptophan - Injektion
geben. Auch diesen Regulie-
rungseffekt kann man durch
zusätzliche MAO - Hemmer -
Therapie verlängern. Seit 3 Jahren verwenden wir bei allen
Parkinson - Kranken MAO -
Hemmer und hatten seither keinen Todesfall durch Hyperthermie zu beklagen, während
es in den vorausgegangenen
6 Jahren immerhin 13 Fälle
waren. Auch Schweißausbrüche, Hitzewallungen und Beinoedeme, die schon L e w y beschrieben hat, kamen während
dieser Medikationszeit im weit
geringeren Maß zur Beobachtung.

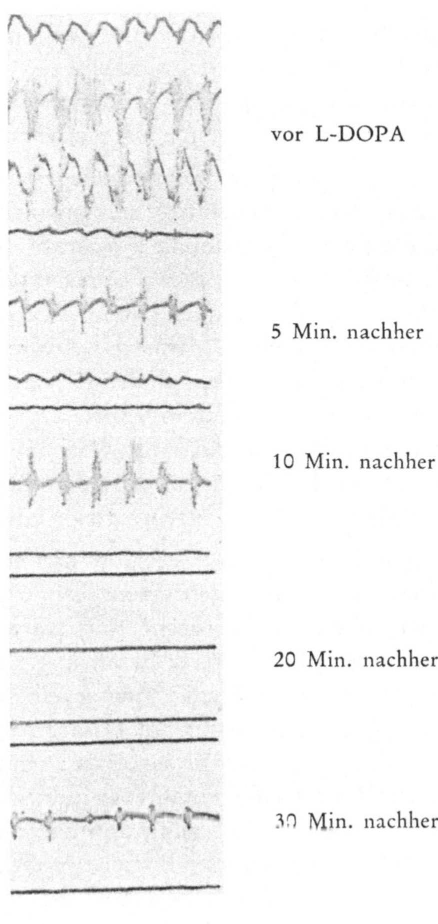

Abb. 68. Antirigorwirkung von L-DOPA
nach J. H i r s c h m a n n und K. M a y e r.

Gegen die depressiven Verstimmungsphasen können wir $2 \times$ täglich
50 mg Phenylalanin i. v. empfehlen, das gegenüber der üblichen anti-
depressiven Medikation (Imipramin bzw. Amitriptyline) den Vorteil
des raschen Wirkungseintrittes hat. Neben dem antriebssteigernden
Effekt tritt vor allem der depressionslösende Effekt wünschenswert
rasch in Erscheinung. Die Antriebshemmung allein kann auch mit
Weckaminen gut behoben werden. Dadurch kommt es jedoch häufig
zu agitierten, gespannten Erregungszuständen, die die depressive Verstimmung noch gefährlicher machen. Über längere Zeitphasen geben

wir bei moroser Antriebslosigkeit morgens 20 mg Tofranil oral oder auch Pertofran *(Geigy)*. Diese — über Monate hindurch gegebene Medikation zeigt eine sichere psychische Aktivierung, die auch von H a r t m a n n-v. M o n a k o w bestätigt wird.

Gegen die permanent vorliegenden parasympathischen Reizphänomene, wie Speichelfluß, Salbengesicht und Seborrhoe, haben sich seit C h a r c o t Belladonna-Präparate bewährt. Atropin bis zu 3×15 Tropfen einer $1/2\%$igen Lösung täglich hat auch heute noch eine ausgezeichnete Wirkung. Es stellt unserer Erfahrung nach oben immer das beste Anti-Tremor-Mittel dar. Gegen die Blickkrämpfe wirkt noch immer Scopolamin am sichersten, wenngleich wir eine Reihe von Patienten haben, die Amitriptyline (Tryptizol (50 mg i. v.) bevorzugen, da durch Tryptizol die Unlust-Stimmung des Blickkrampfes gut beeinflußt wird. Ein Mittel, das den Blickkrampf plötzlich zu lösen imstande ist, haben wir trotz vieler Untersuchungen noch nicht gefunden.

Die Behandlung des Rigors hat mit den seit 1946 eingeführten synthetischen Präparaten einen gewaltigen Fortschritt gemacht. Der Versuch, chemisch-identische Präparate für spezifische Funktionsausfälle einzusetzen, ist unserer Erfahrung nach nicht berechtigt. D. h.: es gibt aus dieser neuen Medikamentenreihe kein Mittel, das gegen den Tremor oder gegen den Rigor auf Grund seiner chemischen Zusammensetzung spezifisch wirken würde. Unsere zehnjährigen Erfahrungen zeigen, daß jeder Parkinson-Kranke eine individuelle Wirkung und eine individuelle Verträglichkeit zeigt, und daß nach einer oft langwierig erprobten Kombination diverser Mittel ein optimaler Effekt entsteht. Wenn nach langjähriger Medikation der therapeutische Effekt zurückgeht, und eine Dosiserhöhung keine Besserung bringt, dann soll man vorsichtig eine neue Verbindung erproben. Wir führen im folgenden alle an unserer Abteilung erprobten Medikamente an, die bei unseren Fällen eine gute Wirkung gezeigt haben. Dem *Artane* ist insofern ein Vorzug zu geben, da es bei 80% der Patienten befriedigende Resultate bringt. Da alle diese Medikamente eine anticholinergische Wirkung haben, kommt es bei Überdosierung zu Trockenheit im Mund, Appetitlosigkeit, Obstipation, Schwindel. Orientierungsstörungen und ein organisches Psychosyndrom sind toxische Effekte und zwingen dazu, das Medikament zu wechseln. *Artane (Lederle)* 2 bis 5 mg, Tagesdosis 5 bis 10 mg, gute Rigor-, mäßige Tremorwirkung. *Cogentin (Merck Sharp & Dohme)* 2 mg, Tagesdosis 2×2 mg, gute Rigorwirkung, erhöhte toxische Nebeneffekte mit Verwirrtheit. *Kemadrin (Bourroughs*

& Welcome) 5 mg, Tagesdosis 20 mg, gute Rigorwirkung, gut verträglich. *Akineton (Knoll)* 2 mg, Tagesdosis 6 bis 8 mg, gute Rigorwirkung, gute Verträglichkeit. *Disipal (Brocades)* 50 mg, Tagesdosis 150 bis 200 mg, milde Rigorwirkung, sehr gute Verträglichkeit. *Aturban (Ciba)* 5 mg, Tagesdosis 15 mg, gute Tremorwirkung, geringere Rigorwirkung, gelegentlich starke Austrocknungserscheinungen. *Tremaril* (Dr. *Wander)* 15 mg als Depot-Tabletten, Tagesdosis 30 mg, gute Tremorwirkung, mäßige Rigorwirkung, geringe Nebenwirkung. *Rigidyl (Medix)* 25 mg, Tagesdosis 75 mg, gute Rigorwirkung, gute Verträglichkeit. *Parpanit (Geigy)* und *Parsidol (Specia)* haben heute mehr historisches Interesse,

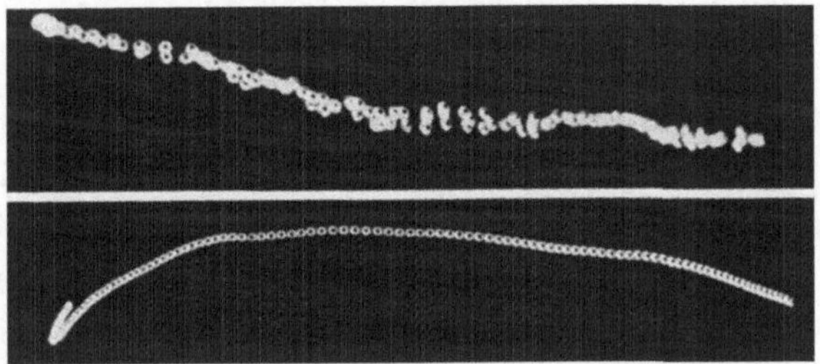

Abb. 69. Lichtstroboskopische Tremor-Registrierung oben vor, unten nach Tremaril-Medikation.

da sie unserer Erfahrung nach eine zu geringe therapeutische Breite haben und zahlreiche Nebeneffekte auslösen. Die stereotaktischen Operationen haben bei jüngeren Patienten und besonders bei halbseitigen Parkinsonsyndromen fallweise imposante Resultate erbracht. H a s s l e r berichtet von 65% Rigorbeseitigung. In der Nach-Beobachtung dürfte sich dieser Prozentsatz jedoch reduzieren. Immerhin kennen wir eine Reihe von Fällen, die noch nach Jahren keinerlei Rigor und Tremor aufwiesen. Die Akinese wird, wie schon betont, durch diesen Eingriff nicht behoben. Man darf natürlich nicht vergessen, daß der Parkinson ein progredientes Leiden ist und daß deswegen — trotz der Operation — später mit Verschlechterungen zu rechnen ist. Diese Tatsache darf man aber den stereotaktischen Operationen nicht zur Last legen. Sie stellt unserer Meinung nach einen Quantensprung des Fortschrittes bei der Kompensation neurologischer Innervationsentgleisungen dar. Sie hat jedenfalls zahlreichen Kranken etliche Jahre von aktiver Berufsausübung beschert. Welche Therapie kann das schon für sich buchen?

Die Tremorbehandlung hat seit der Atropin-Aera keine wesentlichen Fortschritte gemacht. Neben Tremaril und Aturban kennen wir kein wirksames Anti-Tremor-Mittel. Abb. 69 zeigt die Anti-Tremor-Wirkung von Tremaril bei einem Parkinson-Kranken, wie sie mit der Methode der stroboskopischen Lichtpunktreihe objektivierbar war (Birkmayer-Danielczyk). Bei diesem Patienten war ein eklatanter Erfolg zu zeigen, leider trifft dieser Effekt nicht bei allen Patienten zu. Auch die stereotaktischen Eingriffe zeigen bezüglich des Tremor nicht die gleiche Erfolgsquote wie beim Rigor. Und doch ist gerade beim halbseitigen Tremor — der die Berufsausübung oft schwer beeinträchtigt — vor allem bei jüngeren Menschen eine Indikation zu einer ventro-oralen Thalamotomie nach Hassler-Riechert gegeben.

Neben der medikamentösen Therapie hat vor allem die physikalische Therapie ein breites Anwendungsgebiet. Warmwasser-Gymnastik mit passiven und aktiven Bewegungsübungen und Unterwassermassage wirken sowohl auf den Rigor lösend, wie auch die allgemeine Beweglichkeit gesteigert wird. Dieser Effekt überdauert die Badezeit oft beträchtlich. Eine dreimal wöchentliche Warmwasserbehandlung in der Dauer von 30 bis 60 Minuten scheint uns das optimale Maß zu sein. Bei völlig akinetischen bettlägerigen Patienten werden Trockenmassage und passive Bewegungsübungen sehr wohltuend empfunden. Eine sinnvolle Arbeitstherapie — die nicht nur zwecklose Bastlerarbeiten, sondern praktische Gegenstände produziert — wird von uns in breitestem Rahmen durchgeführt. Sie stellt die beste Form der Psychotherapie dar. In dem mit Musik berieselten Arbeitsraum bilden sich neue Lebensgemeinschaften, die das beste Mittel gegen die Eintönigkeit des Alltags sind. Zu beachten ist, daß die Arbeitsräume kühl und gut gelüftet sind, da der Parkinson-Kranke gegen bevölkerte Räume mit schlechter Luft besonders empfindlich ist. Soweit die Kranken noch im Berufsleben stehen, sehen wir immer wieder, daß größere Arbeitspausen sich günstig auf das Fortschreiten der Krankheit auswirken, was allerdings nur bei selbständig Erwerbstätigen möglich ist. Jede körperliche und seelische Überforderung muß vermieden werden. Einen Wechsel des Arbeitsplatzes halten wir im allgemeinen nicht für empfehlenswert, nur Parkinson-Kranke, die unter starkem Tremor leiden und einen Parteienverkehr zu bewältigen haben, sollen auf einen ruhigeren Arbeitsplatz wechseln.

Zusammenfassend können die Funktionsstörungen des Parkinson-Kranken mit einer optimalen Kombination der modernen synthetischen Mittel hinreichend kompensiert werden. Zur Besserung der aktiven Beweglichkeit ist eine ein- bis zweimal wöchentliche Gabe von L-Dopa i. v. empfehlenswert. Gegen die Wärmestauung wirkt akut 5-Hydroxy-Tryptophan. Bei allen Parkinson-Kranken ist eine niedrig gehaltene aber laufend gegebene MAO-Hemmer-Medikation angezeigt. Diese medikamentöse Therapie, ergänzt durch physikalische Maßnahmen und arbeitstherapeutische Bemühungen, schafft dem Parkinson-Kranken noch Jahre von sinnvoll erfülltem Leben.

Literatur

A i g i n g e r, J., und E. N e u m a y e r, Wien. klin. Wschr. *61* (1949), 1. — A m b r o z i, L., und W. B i r k m a y e r, Nervenarzt, Berlin, *29* (1958), 319. — A s c h o f f, J., Pflügers Arch. Physiol. *249* (1947), 125. — A u e r s w a l d, W., und H. B o r n s c h e i n, Z. physik. Therap. *2* (1949), 41. — B a r b e a u, A., C. F. M u r p h y und T. L. S o u r k e s, Science *133* (1961), 1706. — B e r n h e i m e r, H., W. B i r k m a y e r und O. H o r n y k i e w i c z, Klin. Wschr. *39* (1961), 1056. — B e r n h e i m e r, H., W. B i r k m a y e r und O. H o r n y k i e w i c z, Klin. Wschr. *41* (1963), 465. — B e r t l e r, A., und E. R o s e n g r e n, Experientia, Basel, *15* (1959), 10. — B i r k m a y e r, W., und S. S c h m i d, Klin. Med. *5* (1950), 417. — B i r k m a y e r, W., und G. W e i l e r, Nervenarzt, Berlin, *28* (1957), 53. — B i r k m a y e r, W., und E. N e u m a y e r, Arch. Psychiatr. u. Zschr. Neurol. *195* (1956), 156. — B i r k m a y e r, W., und D. S e e m a n n, Arch. Psychiatr. u. Zschr. Neurol. *196* (1957), 316. — B i r k m a y e r, W., Dtsch. Z. Nervenhk. *183* (1962), 322 — B i r k m a y e r, W., und O. H o r n y k i e w i c z, Wien. klin. Wschr. *73* (1961), 787. — B i r k m a y e r, W., und O. H o r n y k i e w i c z, Arch. Psychiatr. u. Zschr. Neurol. *203* (1962), 560. — B i r k m a y e r, W., und W. D a n i e l c z y k, Schweiz. med. Wschr. *90* (1960), 1147. — B i r k m a y e r, W., und M. M e n t a s t i, Wien. klin. Wschr. *74* (1962), 700. — B i r k m a y e r, W., Aerztl. Fortbildung *12* (1962), 367. — B i r k m a y e r, W., Acta neuroveget., Wien, *XXVI* (1964), 544. — B i r k m a y e r, W., Wien. Zschr. Nervenhk. (im Druck). — B i r k m a y e r, W., und O. H o r n y k i e w i c z, Arch. Psychiatr. u. Zschr. Neurol. *206* (1964), 367. — B i r k m a y e r, W., und E. N e u m a y e r, Nervenarzt, Berlin, *34* (1963), 373. — C a r l s s o n, A., M. L i n d q u i s t, T. M a g n u s s e n und B. W a l d e c k, Science *127* (1958), 471. — D e g k w i t z, R., R. F r o w e i n, C. K u l e n k a m p f f und V. M o h s, Klin. Wschr. *38* (1960), 129. — E h r i n g e r, H., und O. H o r n y k i e w i c z, Klin. Wschr. *38* (1960), 1236. — E c o n o m o, C. v., Die Encephalitis lethargica. Urban & Schwarzenberg, Wien, 1929. — F e l d b e r g, W., und R. D. M y e r s, Nature, London, *200* (1963), 1325. — F e r r a r o, A., Arch. Neurol. *19* (1928), 177. — F o e r s t e r, O., Zbl. ges. Neurol. *73* (1921), 1. — F o x, C. A., und J. T. S c h m i t z, J. Comp. Neurol., Philadelphia, *80* (1944), 323. — G a m p e r, E., Hdb. d. Neurologie, *XVI*, 764. Springer-Verlag, Berlin, 1936. — G e r s t e n b r a n d, F., H. P a t e i s k y und P. P r o s e n z, Psychiatr. Neurol., Basel, *146* (1963), 246. — H a s s l e r, R., und T. R i e c h e r t, Nervenarzt, Berlin, *25* (1954), 441. — H a s s l e r, R., T. R i e c h e r t und F. M u n d i n g e r, Brain, London *83* (1960), 337. — H a s s l e r, R., Dtsch. Zschr. Nervenhk. *183* (1961), 148. — H a s s l e r, R., Hdb. d. inn. Medizin, *V/3*, 677. Springer-Verlag, Berlin-

Göttingen-Heidelberg, 1953. — H a r t m a n n v. M o n a k o w, K., Psychiatr. Neurol., Basel, *142* (1961), 387. — H a r t m a n n v. M o n a k o w, K., Praxis *51* (1962), 30. — H i r s c h m a n n, J., und K. M a y e r, Dtsch. med. Wschr. *89* (1964), 40. — H o e f e r, P. F. A., Mschr. Psychiatr. *117* (1949) 241. — H o l t z, P., Psychiatr. Neurol., Basel, *140* (1960), 175. — H o r n y k i e w i c z, O., Wien. klin. Wschr. *75* (1963), 309. — T h. N. J o h n s o n und C. D. C l e m e n t e, J. Comp. Neurol., Philadelphia, *113* (1959), 83. — J u n g, R., Z. Neur. *173* (1941), 263. — K l a u e, R., Arch. Psychiatr. u. Zschr. Neurol. *111* (1940), 251. — K i m- m e r l, Anat. Rec., Philadelphia, *82* (1942), 425. — K l e i s t, K., Arch. Psychiatr. *59* (1918), 790. — L e w y, F. H., Zbl. ges. Neurol. *73* (1921), 14. — N a v i l l e, F., Schweiz. Arch. Neurol. *41* (1938), 382. — P a r k i n s o n, J., Essay on the shaking palsy 1817. Nachdruck Arch. Neurol. 7 (1922), 681. — P l e t s c h e r, A., P. A. S h o r e und B. B. B r o d i e, J. Pharmacol. Exper. Therap., Baltimore, *116* (1956), 84. — R a n s o n und R a n s o n, Res. Publ. Ass. Nerv. Ment. Dis., N. Y., *21* (1956), 84. — R a n s o n, S. W., und S. W. R a n s o n, jr., Res. Publ. Ass. Nerv. Ment. Dis., N. Y., *21* (1942), 69. — S i c a r d, D., Rev. neurol., Paris, *36* (1920), 1217. — S o u q u e s, D., Rev. neurol., Paris, *37* (1921), 534. — S p a t z, H., Arch. Psychiatr. *108* (1938), 17. — S t e i n b r e c h e r, W., Klin. Wschr. *39* (1961), 679. — T r e t i a k o f f, C., Thèse de Paris, 1919. — W a r d, A. A. J., W. S. M c C u l- l o c h und H. W. M a g o u n, J. Neurophysiol., Springfield, 2 (1948), 317. — U m b a c h, W., und D. B a u m a n n, Arch. Psychiatr. *205* (1964), 281.

E. Die Neuro-Lues

Die luetischen Erkrankungen des Nervensystems schädigen das Parenchym über das Mesenchym. Dieser Umstand gibt den luetischen Erkrankungen auch eine Sonderstellung in der Therapie. Denn Parenchymschäden im Zentralnervensystem sind irreparabel, mesenchymale Irritationen oder Läsionen sind reversibel bzw. reparabel. Man muß sich daher im klaren sein, daß jede antiluetische Malaria- oder Penicillin-Therapie nur mesenchymale Schäden abstoppen kann. Es ist daher sinnlos, daß bei einer stabilen, rein degenerativen Tabes dorsalis eine Malariakur durchgeführt wird, die wegen der Kreislaufbelastung sogar bedrohliche Dekompensationen herbeizuführen imstande ist. Der üblichen Einteilung folgend, unterscheiden wir:

1. Die Lues cerebro-spinalis;
2. die Tabes dorsalis;
3. die progressive Paralyse.

Zu 1. Die Lues cerebro-spinalis:

Sie stellt die reinste Form einer mesenchymalen Erkrankung dar. In den 30er Jahren äußerte ein ungarischer Kollege an der Wiener Universitäts-Klinik den Satz: „Der Lues kann alles!", der in Wiener Kollegenkreisen zum geflügelten Wort wurde und auch heute noch bei differentialdiagnostischen Erwägungen reproduziert wird. Das Persistieren eines Slogans durch mehrere Jahrzehnte bestätigt seine Richtigkeit. Die

Lues cerebro-spinalis kann tatsächlich jedes neurologische Syndrom phänomenologisch kopieren. Unsere Zusammenstellung basiert auf 20 Krankengeschichten von Fällen mit Lues cerebro-spinalis, die in den letzten zehn Jahren an der Abteilung gelegen bzw. gestorben sind. Die Zusammenstellung dieser 20 Fälle kann natürlich nicht die Fülle eines Handbuchartikels anstreben, aber die langjährige Beobachtungszeit und vor allem die autoptische Sicherstellung der klinischen Diagnose sind imstande, das geläufige Bild der Lues cerebro-spinalis zu bereichern.

Von den 20 Fällen waren 15 Frauen und 5 Männer, der Beginn lag um das 51. Jahr (31 bis 67), die Dauer der Krankheit lag durchschnittlich bei 15 Jahren (2 bis 34). Abb. 70 gibt eine Zusammenstellung über die ersten aufgetretenen Symptome. Fast bei der Hälfte der Fälle trat ein Insult mit Halbseiten- oder Querschnitts - Symptomatik auf, ferner Kopfschmerzen oder Schmerzen in verschiedenen Re-

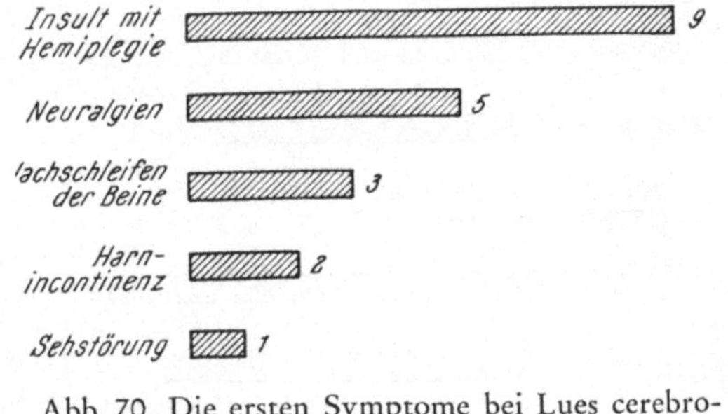

Abb. 70. Die ersten Symptome bei Lues cerebro-spinalis.

gionen, die keinen lanzinierenden Charakter haben, sondern als phasisch geschildert werden. Das Nachschleifen der Beine war das typische Initialsymptom der späteren spastischen Paraparese. Eine Harn-Inkontinenz als Früh-Symptom ist sehr uncharakteristisch. Aus Abb. 71 ist die Symptom-Verteilung ersichtlich. Eine reflektorische oder totale Pupillenstarre kam nur bei 8 Fällen zur Beobachtung, was anzeigt, daß dieses Symptom bei der Lues cerebro-spinalis nur zu verwerten ist, wenn es positiv vorhanden ist, sein Fehlen aber eine Lues nicht ausschließt. Augenmuskelparesen sind selten, wie auch S c h e i d und B o d e c h t e l hervorheben. Wenn sie allerdings mit einem Argyll-Robertson und einer spastischen Paraparese kombiniert auftreten, ist auch ohne Liquoruntersuchung der Verdacht auf eine Lues cerebro-spinalis gerechtfertigt. Ein Fall bot eine Neuralgie im Trigeminusbereich, ein Fall eine primäre Opticusatrophie, die für die Lues cerebro-spinalis ebenfalls uncharakteristisch ist. In der Extremitäten-Symptomatik scheinen 8 Hemiparesen vom Kapseltyp auf, die insultartig mit Bewußtseinsstörungen aufgetreten sind. Bei 7 Fällen bestand eine spastische Paraparese bzw.

Paraplegie, ohne Sensibilitätsstörung. B o d e c h t e l macht für dieses Syndrom H e u b n e r'sche Gefäßherde in der Brückengegend verantwortlich. Bei unseren Fällen bestanden Gefäßherde auch über das Rückenmark verteilt, so daß es nicht einfach ist, pathologisches Substrat und klinische Ausfälle direkt zu korrelieren, worauf schon W. S c h e i d hingewiesen hat. Diese Fälle ähneln in der Querschnittsbetrachtung einer spastischen Spinalparalyse so weitgehend, daß man sie in der Studentenvorlesung als solche demonstrieren kann. Meist ermöglichen aber Begleiterscheinungen die Zuordnung zur Lues cerebro-spinalis.

Diese sind: ein insultartiges Auftreten oder die Kombination mit Hirnnerven- insbesondere Pupillenstörung oder Neuralgien an den unteren Extremitäten, eventuell mit diskreten Sensibilitätsausfällen oder schließlich die Kombination mit einer höhergradigen Demenz, die weder bei der spastischen Spinalparalyse noch bei der myatrophischen Lateralsklerose angetroffen wird. Das Quer-

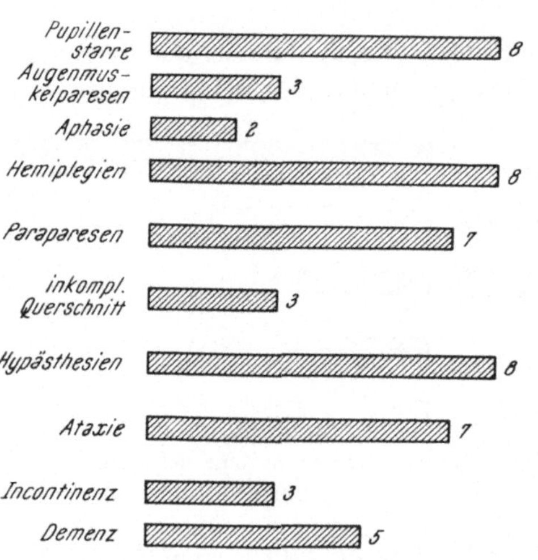

Abb. 71. Symptome bei Lues cerebro-spinalis.

schnittssyndrom inkompletter Ausprägung hat zunächst auch keine zwangsläufige Zuordnung zur Lues cerebro-spinalis und kann mit einer Myelitis und mit einem Tumor verwechselt werden. Das insultartige Auftreten, die Kombination mit diskreten Hirnnervenausfällen, Pupillenstörungen und einer Demenz führt auch beim Querschnittssyndrom zur Diagnose Lues. Bei unseren Fällen waren die Serum- und Liquor-Reaktionen positiv, was die Diagnose sichergestellt hat. Halbseitige und segmentale Hypaesthesien für alle Qualitäten traten bei 8 Fällen in Erscheinung. Die Sensibilitätsausfälle bewegten sich im Grad einer Schwellenlabilität, waren also relativ diskret, nie so klar begrenzt wie bei einer peripheren Nervenläsion, nie so massiv wie bei einer Tabes dorsalis. Ataxie beim FNV und KHV trat bei 7 Fällen auf, war aber nicht stets mit der erforderlichen Tiefensensibilitätsstörung gekoppelt. Harnretenz kam bei 3 Fällen vor, eine Alopecia totalis bei einem Fall, eine nicht modulierbare Fistelstimme bei einem Fall, lanzinierende Schmerzen bei einem Fall, ohne daß bei Letzterem zusätzliche Symptome für die Zuordnung zur Tabes gegeben waren. Bei 5 Fällen bestand eine schwere Demenz mit Persönlichkeitsabbau, Orientierungs- und Gedächtnisstörung wie emotionale Abstumpfung, im EEG diffuse Allgemeinstörung und lokalisierte langsame Theta-Delta Gruppen. Bemerkenswert waren bei 2 Fällen paranoide Reaktionen, die mit akustischen Halluzinationen und Wahnideen einhergingen, ein- bis zweimal jährlich akut exacerbierten und mit einer E-Schock-Serie zum Verschwinden gebracht werden konnten, nachdem vorher eine Fieber- und Penicillintherapie keinerlei Besserung bewirkt hatte.

Man würde es in der heutigen Zeit kaum für möglich halten, daß in einer Großstadt von 20 Fällen mit Lues cerebro-spinalis im Frühstadium nur 8 mit einer kombinierten Schwermetallkur und 2 mit einer Malariatherapie behandelt worden sind. 5 Fälle bekamen eine Penicillinkur, allerdings erst, als die Diagnose Lues cerebro-spinalis festgestellt worden war. Dementsprechend war die Wassermann'sche Reaktion im Serum der zehn unbehandelten Fälle stark positiv, im Liquor allerdings nur bei 5 Fällen.

Der Immobilisationstest nach Nelson war nur bei 8 Fällen positiv. Die übrigen Befunde im Liquor zeigten keine pathologischen Abweichungen, die Zellzahl entsprach der Norm, und der Pandy war meist nur leicht opaleszierend. Dies ist um so bemerkenswerter, als die überwiegende Mehrzahl dieser Kranken im mittleren Lebensalter von den ersten Symptomen befallen wurde, wo die Erwägung einer luetischen Erkrankung mehr als gerechtfertigt gewesen wäre. Es hatten allerdings nur 6 Kranke von ihrer luetischen Primär-Infektion gewußt. Diese wurden routinemäßig mit Schwermetallkuren behandelt, ohne daß je eine Liquoruntersuchung vorgenommen worden wäre, deren Notwendigkeit in jüngster Zeit von W. S c h e i d mit Recht so betont wurde.

Obwohl die luetischen Erkrankungen des Nervensystems in den letzten 30 Jahren sichtlich abgenommen haben, soll besonders hervorgehoben werden, daß eine anti-luetische Behandlung nie abgeschlossen werden darf, ohne daß in Abständen von einigen Jahren komplette Liquoruntersuchungen durchgeführt werden. Der pathologische Liquor ohne neurologische Symptomatik zeigt nach einer oder mehreren Penicillin-Kuren nicht nur eine meist völlige Sanierung, sondern dadurch wird auch das Auftreten von neurologischen Funktionsausfällen unwahrscheinlich. Die Dauer der Lues cerebro-spinalis war bei unseren Fällen wie erwähnt 15 Jahre, also für luetische Erkrankungen an sich kurz. Das hängt vermutlich mit der Ausbreitung des luetischen Prozesses zusammen, was auch aus den unmittelbaren Todesursachen hervorgeht. 5 Fälle starben an akuter cardialer Insuffizienz, 4 an haemorrhagischer Enterocolitis, 3 an haemorrhagischer Cystitis mit Pyelonephritis und Sepsis, 2 an klinisch nicht diagnostizierter Durchwanderungsperitonitis, ein Fall an Magencarcinom, die übrigen Fälle an allgemeiner Schwäche und Decubitus. Bei der Autopsie fand sich darüberhinaus bei 8 Fällen eine schwere allgemeine Arteriosklerose, auch der cerebralen Gefäße. Bei 4 Fällen bestand eine Mesaortitis, bei 2 Fällen eine Endocarditis fibroplastica der Aorten- und Mitralklappen. Im Bereich des Zentralnervensystems war bei sämtlichen Fällen eine chronische Leptomeningitis, verschieden stark ausgeprägt, vorhanden, bei 6 Fällen eine ausgeprägte Frontalhirnatrophie, bei 5 Fällen eine Ependymitis granularis, bei 4 Fällen bestanden alte Erweichungshöhlen und bei 2 Fällen ein status lacunaris.

Histologisch fanden sich an zahlreichen Orten entzündliche oder proliferative Veränderungen an Meningen und Gefäßen, wobei keine Korrelation zwischen pathologischem Befund und klinischer Symptomatik aufzeigbar war.

Wenn immer wieder hervorgehoben wird, daß es kein typisches Leitsymptom für die Lues cerebro-spinalis gibt (B o d e c h t e l, S c h a l t e n b r a n d, S c h e i d), so möchten wir umgekehrt sagen, gerade die Polysymptomatik ist für die Lues cerebro spinalis charakteristisch. Obwohl wir in unserem gesamten Krankengut trotz langjähriger Beobachtung immer noch 10% Fehldiagnosen stellen, die erst durch die Autopsie richtiggestellt werden können, hatten wir bei den 20 Fällen von Lues cerebro spinalis klinisch die autoptisch verifizierte Diagnose gestellt, d. h., daß die Diagnose eigentlich leicht zu stellen ist. Die Poly. symptomatik der Lues cerebro-spinalis ist aber klinisch nicht so vielseitig wie nach dem pathologisch-anatomischen Befund zu erwarten wäre. Es gibt im wesentlichen drei Symptommuster. 1. Das motorische Halbseitensyndrom vom Kapseltyp, meist insultartig auftretend, im mittleren Lebensalter, ohne faßbare Arteriosklerose oder Hypertonie, häufig mit Pupillenstörungen kombiniert; die serologische und komplette Liquoruntersuchung ermöglicht fast immer die Diagnose. 2. Die spastische Paraparese bzw. Paraplegie. Sie kann differentialdiagnostische Schwierigkeiten gegenüber einer spastischen Spinalparalyse oder einer myotrophischen Lateralsklerose bereiten. Wenn sie kombiniert mit Sensibilitätsausfällen auftritt, kann sie mit einer Syringomyelie oder einer vasculären Myelopathie verwechselt werden. Die echte spastische Spinalparalyse als Systemerkrankung kommt äußerst selten vor und erfordert eine familiäre Belastung. Sie tritt nie insultartig auf. Die myatrophische Lateralsklerose hat einen rascheren Verlauf, keinerlei psychische Abbauerscheinungen. Das gleichzeitige Vorhandensein von muskulären Vorderhornatrophien und spastischen Zeichen ist differentialdiagnostisch nicht zu verwerten, da auch bei der Lues cerebrospinalis periphere Paresen mit spastischen Symptomen vorkommen. Die Differentialdiagnose gegenüber einer Syringomyelie ist wohl gelegentlich schwierig. Pupillenstörungen, Demenz und die positiven Serum- und Liquorbefunde sichern die luetische Genese.

Rein phänomenologisch am schwersten ist die Differentialdiagnose zur vasculären Myelopathie, bei der spastische und periphere Paresen mit Sensibilitätsstörungen bestehen. Abgesehen von Serum- und Liquorbefunden fehlen bei der vasculären Myelopathie Hirnnervensymptome und der Verlauf ist chronisch-progredient. Bei der Lues cerebro-spinalis besteht wohl eine Progredienz des Leidens, aber selten eine Progredienz der gleichen Symptome. 3. Schließlich die Demenz: Wir glauben nicht, daß eine Trennung in Lues cerebri und Lues spinalis zweckmäßig ist, da pathologisch und klinisch beide Substrate — allerdings in verschiedenem Ausmaß — betroffen sind. Die organische Demenz im Rahmen einer Lues cerebro-spinalis ist wohl phänomenologisch von den praesenilen Demenzformen schwer zu trennen, doch gibt es kaum eine Demenz im Rahmen einer Lues, die keine neurologischen Funktionsstörungen zeigt, wozu als differentialdiagnostisches Moment noch die positiven Liquor- und Serum-Befunde hinzukommen. Aber auch rein phänomenologisch würden wir glauben, daß die luetische Demenz abgrenzbar ist. Der demente Luetiker ist ein leidender Mensch mit Klagen, Beschwerden, physiognomisch sichtbaren Krankheits- und Defektzeichen und einer affektiv-emotionalen Beteiligung an seinem Krankheitsprozeß, wogegen der senil- oder praesenil-Demente ohne jede seelische Beteiligung geistig erlischt. Es ist demnach unserer Meinung fast immer möglich, die Diagnose einer Lues cerebrospinalis zu stellen.

Die Therapie darf nicht kurzschlüssig sein, d. h. nach Feststellung der Diagnose Lues cerebro spinalis muß nicht automatisch eine Penicillin-, Fieber- oder Schwermetallkur eingeleitet werden, zumal die chronischen Defekte nicht mehr rückbildungsfähig sind, und auch die Progression durch eine Kur kaum aufgehalten werden kann. Eine absolute Indikation zu einer anti-luetischen Kur stellt ein positiver Liquor-Befund mit entzündlicher Reaktion dar. Diese meningeale Reaktion ist auf 15 Mill. Penicillin (täglich 1 Mill. E) rückbildungsfähig. Die neurologische Symptomatik zeigt nur Funktionsbesserungen soweit die Ausfälle durch mesenchymale Irritationen bedingt waren. Fieberkuren sind wegen der labilen Kreislaufverhältnisse bei fortgeschrittenen Fällen kontraindiziert, Schwermetallkuren überflüssig. Die subjektiv besonders belastenden Beschwerden müssen natürlich symptomatisch behandelt werden; die Neuralgien mit einem Analgeticum der Phenazetinreihe oder — in besonders gelagerten Fällen — auch mit einem Alcaloid, wobei natürlich die Gefahr der Süchtigkeit gegeben ist.

Wenn man aber ärztlich sieht, daß man dem Kranken nicht mehr helfen kann, sind wir mit Alcaloiden etwas großzügiger, um die letzten Lebensmonate wenigstens erträglicher zu gestalten. Diese großzügigere Indikation zur Anwendung von Alcaloiden gilt natürlich nur für die Anstaltsneurologie, bei jedem ambulanten Patienten muß man eine besondere Zurückhaltung üben. Desgleichen erfordert die Kreislaufschwäche eine Strophantin- oder Digitalis-Therapie, die Blasenstörungen einen Dauerkatheter mit Blasenspülungen und Sulfonamiden. Bemerkenswert sind die geringen subjektiven Beschwerden der luetischen Patienten bei Komplikationen im Urogenitaltrakt. Diese Beschwerdefreiheit ist nicht immer mit einer entsprechenden Anaesthesie gekoppelt, so daß gerade der Blase und dem gesamten Magen-Darmtrakt ein besondere Beachtung geschenkt werden muß, da die Symptome dieser Funktionsstörungen nie mit der Dramatik und Massivität zum Vorschein kommen, wie wir sie sonst kennen. Die viscerale Anaesthesie ist für die hohe Mortalität an abdominellen Erkrankungen verantwortlich zu machen. Selbst beim rechtzeitigen Erkennen einer Enterocolitis oder Cystopyelitis ist trotz massiver antibiotischer und Kreislauf-Therapie die Prognose infaust, da durch die viscerale Anaesthesie die Heiltendenz beeinträchtigt ist.

F. Die Tabes dorsalis

Dieses typische Krankheitsbild seit über 100 Jahre bekannt, und seit der Jahrhundertwende der Lues zugeordnet, bietet eine Summe von ungelösten pathogenetischen Problemen. Kein Neurologe kann das besondere Muster einer perimamillären Hypaesthesie erklären, noch finden die lanzinierenden Schmerzen durch den Neuro-Physiologen eine Deutung. Die Allaesthesie, bei der Stichreize auf eine linke Extremität vom Kranken auf der rechten empfunden werden, die verlängerte Schmerzleitung oder die Nachempfindung, die den Schmerz noch empfinden läßt, obwohl die Reizung längst unterbrochen wurde, aber auch die Summationsempfindung, bei der erst eine Summation von unterschwelligen Reizen zu einer Empfindung führt, sind Phänomene eines sensiblen Funktionswandels, der dem normalerweise in der Peripherie gültigen „Alles oder Nichts-Gesetz" widerspricht. Auch die Degeneration der Hinterstränge ist nicht restlos geklärt. S p i e l m e y e r konnte Fälle zeigen, bei denen diese Strangdegeneration ohne meningeale Entzündungen an den hinteren Wurzeln zustande gekommen war. Es gibt demnach bei der Tabes auch eine primäre und nicht bloß eine transneurale Strangdegeneration.

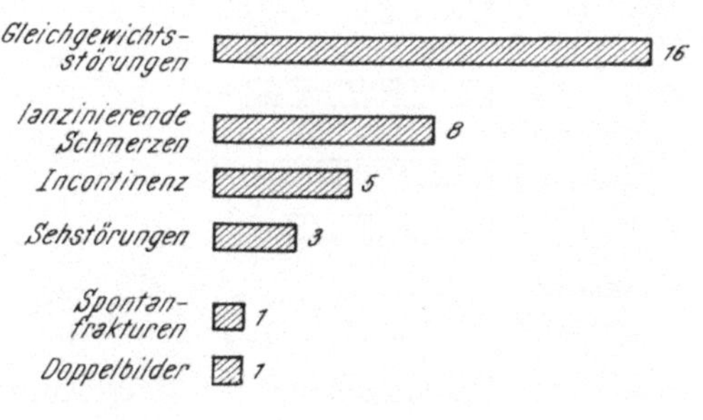

Abb. 72. Die ersten Symptome bei der Tabes dorsalis.

Besonders im Lumbalmark stehen degenerative Erscheinungen im Vordergrund, wobei die entzündlichen Erscheinungen an den Meningen annehmen lassen, daß analog der progressiven Paralyse Entzündungsvorgänge den degenerativen Veränderungen vorausgehen.

Bei unseren 34 Fällen waren 18 Männer und 16 Frauen, was den Literaturangaben entspricht. Der Beginn der Krankheit trat durchschnittlich um das 50. Lebensjahr auf (29 bis 63 a), die Dauer der Krankheit betrug im Durchschnitt 20,5 Jahre (4 bis 40). Die Latenzperiode von der luetischen Primäraffektion bis zum Auftreten der ersten Tabes-Symptome betrug im Durchschnitt 23 Jahre (1 bis 44), wobei nur 16 Fälle von ihrer luetischen Primäraffektion wußten, was den Prozentsatz von W. S c h e i d entspricht. Abb. 72 zeigt die ersten Symptome. Abweichend von S c h e i d stehen bei unseren Fällen die Unsicherheit beim Gehen und die Gleichgewichtsstörungen an der Spitze, gefolgt von den lanzinierenden Schmerzen. Abb. 73 gibt eine Übersicht über die Symptome. Die Pupillenstarre (reflektorisch bzw. total) war bei allen 34 Fällen vorhanden, bei 30 Fällen bestand eine hochgradige Ataxie der unteren Extremitäten und bei 29 Fällen eine hochgradige Hypotonie der Muskulatur. Aus dieser Symptomverteilung möchten wir für die Tabes als *typische Trias* die Pupillenstarre, die Ataxie der UE und eine besonders ausgeprägte Hypotonie hervorheben. Die fehlenden Sehnenreflexe der unteren Extremitäten folgen in der Häufigkeitsskala, während die Sensibilitätsstörungen schon seltener vorkommen. Funktionsausfälle an den oberen Extremitäten kommen nur halb so häufig und in wesentlich geringerer Intensität zur Beobachtung. Die pseudoathetotischen Bewegungen bei vorgestreckten Händen sind analog dem positiven Romberg als Zeichen einer Ataxie durch mangelnde Lage- und Bewegungsempfindung zu erklären. Der Nervus opticus war elfmal befallen, fünf waren blind und bei sechs bestand nur Sehschwäche. Lanzinierende Schmerzen traten bei 13 Fällen auf, eine perimammilläre Hypaesthesie für Schmerz boten 11 Fälle. Von den vegetativen Symptomen bestanden bei 14 Fällen tabische Krisen, bei 11 Fällen Arthropathien (Abb. 74), bei 7 Osteoporosen, bei 11 Spontanfrakturen, 9 Fälle hatte eine Harnretenz. Bei 9 Fällen bestand eine arterielle Hypertonie mit Werten über 200 mm Hg systolisch. Die typische zigarettenpapierdünne Haut bestand bei 4 Fällen, einmal perforant bei 3 Fällen und starke Beinoedeme bei 2 Fällen. Bei 7 Fällen bestand eine schwere organische Demenz mit Persönlichkeitsabbau, Merkfähigkeit- und Orientierungsstörungen mit einer ty-

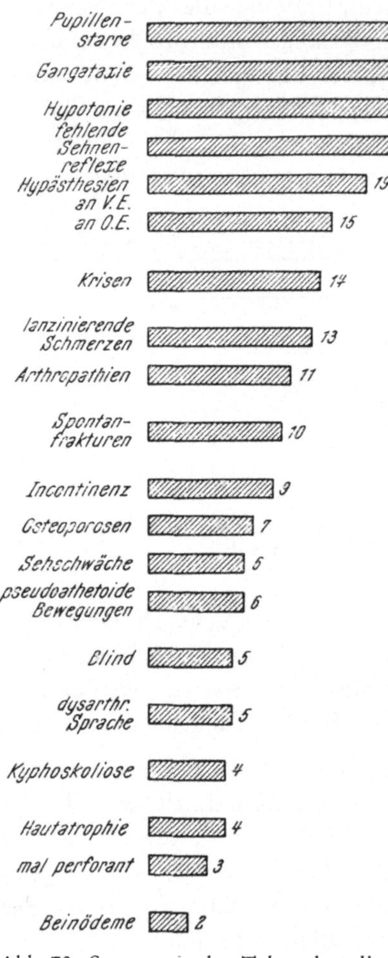

Abb. 73. Symptome der Tabes dorsalis.

pischen paralytischen silbenstolpernden Sprache. Neben der üblichen dement-euphorischen Stimmungslage bot 1 Fall dieser Reihe expansive Wahnideen, ein anderer manische Agitiertheit und 1 Fall hypochondrisch-depressive Wahnideen. Das EEG dieser 7 Fälle war mäßig abnorm ohne sichere Herdzeichen. Chronische Trunksucht bestand bei 3 Fällen, eine Heptadonsucht bei einem Fall. 14 Fälle hatten eine kombinierte Malaria-Neo-Salvarsan-Kur durchgemacht, 10 Fälle nur eine Schwermetallkur, und bei 3 Fällen war eine Penicillinkur durchgeführt worden. Trotz dieser unvollständigen Therapie war die WaR nur bei 7 Fällen im Serum und bei 3 Fällen im Liquor positiv. Der Zellbefund im Liquor war bei allen Fällen zum Zeitpunkt unserer Beobachtung im normalen Bereich, der Pandy zeigte eine leichte Opaleszenz. Bei 8 Fällen war die unmittelbare Todesursache eine haemorrhagisch-nekrotisierende Cystitis mit Sepsis, bei 4 Fällen eine haemorrhagische Enterocolitis, bei 6 Fällen eine cardiale Insuffizienz, bei einem Fall eine Thrombose der Bauch-Aorta. Die übrigen Fälle waren an allgemeiner Körperschwäche mit Decubitus verstorben. Die Autopsie deckte bei allen Fällen eine mehr oder minder ausgeprägte chronische Leptomeningitis auf, bei 3 Fällen bestand eine Ependymitis granularis, bei 6 Fällen eine besonders frontal ausgeprägte Hirnatrophie, bei 8 Fällen eine massive Mesaortitis luetica und bei 14 Fällen eine ausgeprägte höhergradige Arteriosklerose besonders der Hirngefäße.

Das klinische Symptommuster ist bei den chronischen Fällen so typisch, daß selten eine Fehldiagnose gestellt wird. Die tabische Trias, Pupillenstarre, Hypotonie der Muskulatur und Ataxie der UE möchten wir als Leitsymptom besonders betonen. Während S c h e i d und B o d e c h t e l die Ataxie nur bei einem Drittel ihrer Fälle sahen, kam sie bei unseren Fällen fast ausnahmslos zur Beobachtung. In den chronischen Endstadien sprach man früher von einem ataktisch-paralytischen Stadium. Eine gewisse Parese an den unteren Extremitäten besteht bei der Tabes zweifellos, diese ist aber keine echte Lähmung, sondern wird durch die Hypotonie und die Ataxie vorgetäuscht. Die Muskelatrophien sind einerseits trophisch bedingt, andrerseits spondylogen durch Läsion der Vorderwurzeln verursacht. Der Grad dieser sogenannten Paresen erreicht nie das Ausmaß von Systematrophien bzw. von vasculären Myelopathien. Die Trias der Tabes ist so charakteristisch, daß Einzelsymptome nicht ausreichen zur Stellung der Diagnose.

Eine oligosymptomatische Tabes kommt zwar vor, ist aber äußerst selten. Wir sehen sie nur in Form einer primären Opticusatrophie mit totaler Pupillenstarre und positivem Liquorbefund. Eine Areflexie

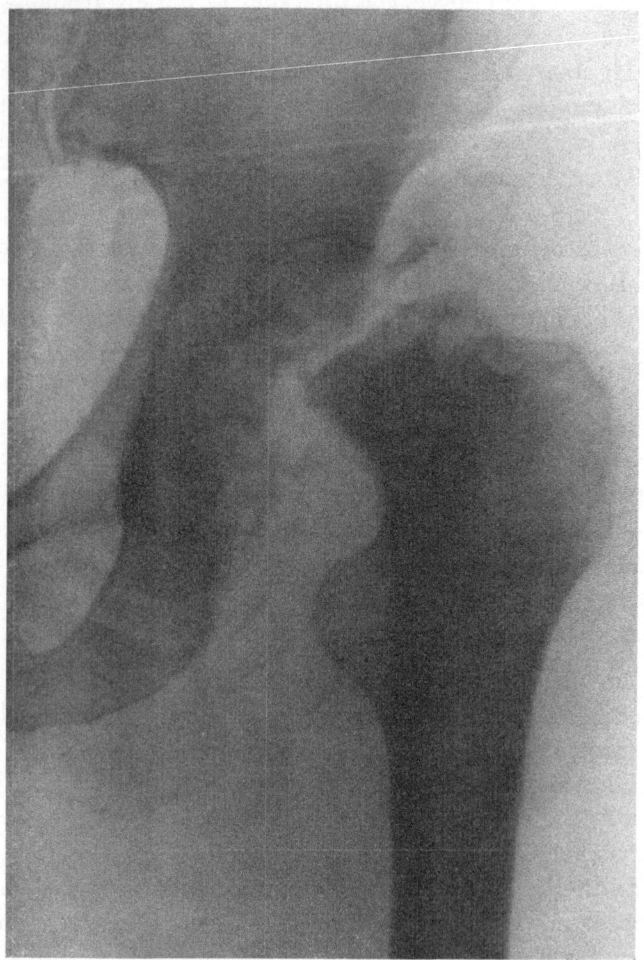

Abb. 74. Tabische Arthropathie im Hüftgelenk.

allein selbst mit positiven Liquorbefunden möchten wir nie als Tabes klassifizieren. Die Pupillenveränderungen sind meist so charakteristisch, daß ein Verwechseln etwa mit der immer betonten Pupillotonie (M. A d i e) kaum möglich ist. Die Entrundung, die ungleiche Weite, die Stecknadelkopfgröße und die pharmakologische Unbeeinflußbarkeit der Pupillenweite sind für die Tabes sehr charakteristisch. Augen-

muskelparesen sind an sich selten, wenn sie auftreten, muß man an eine
Kombination mit einer Lues cerebro-spinalis denken. Die lanzinierenden
Schmerzen sind, wenn vorhanden, für Tabes pathognomonisch. Eine
Verwechslung mit durch spondylogene Faktoren mechanisch ausgelö-
sten Neuralgien ist schwer möglich. Bei den spondylogenen Neural-
gien besteht immer eine Schonhaltung. Durch Anspannen der Bauch-
presse (Husten usw.) kommt es immer zu einer Verstärkung der
Schmerzen, und in einer „bevorzugten Haltung" sistieren die Schmer-
zen. Der lanzinierende Schmerz ist von der Lage völlig unbeeinflußt,
er wechselt häufig das Segment und zeigt vor allem eine besondere
Wetteranfälligkeit, was schon W a g n e r - J a u r e g g veranlaßt hat,
Tabikern das Tragen von hirschledernen Unterhosen zu empfehlen.
Bemerkenswert ist auch, daß die lanzinierenden Schmerzen häufig in
analgetischen Zonen auftreten, wogegen bei den spondylogenen Neuralgien meist segmentale Hyperaesthesien gefunden werden. Der tabische
Schmerz im allgemeinen ist nicht durch einen exogenen Reiz auslösbar, sondern entsteht endogen, d. h. durch Spontanentladungen bestimmter Neurone.

Während man im allgemeinen Defektsymptome auf eine Störung
elementarer Funktionen beziehen kann, z. B. eine spinale Ataxie bei
einer Polyneuropathia diabetica, bei der die Areflexie und die fehlende Bewegungs- und Lageempfindung die Ursache der Ataxie darstellt, sieht man bei der Tabes dorsalis immer wieder Diskrepanzen
zwischen integralen Funktionen und elementaren Empfindungsstörun-
gen, worauf schon B o d e c h t e l und S c h e i d hingewiesen haben.
Das trifft auch für die vegetative Symptomatik der Tabes zu. Die
zigarettenpapierdünne Haut findet sich stets an den Händen, obwohl
dort keine oder nur eine unwesentliche objektive Sensibilitätsstörung
besteht.

Auch die schweren trophischen Störungen einer Arthropathie im
Hüftgelenk sind keineswegs mit einer Hypaesthesie im gleichen Der-
matom gekoppelt. Die Arthropathien (Abb. 74) treten bei der Tabes
meist in den großen Gelenken auf und kommen durch den stampfen-
den und schleudernden Gang zustande. Es sind aber nicht nur osteopo-
rotische Vorgänge wie sie an der Wirbelsäule oder an den Röhrenkno-
chen auftreten, sondern es sind auch trophische Neubildungen anzutreffen. Man könnte auch von einer trophischen Koordinationsstörung
sprechen, da atrophische Elemente neben luxuriierenden Strukturen
auftreten. Es ist unseres Erachtens noch nicht untersucht, ob diese

generelle „trophische Ataxie" nicht durch eine diencephale Störung zustande kommt, da die Haut und der Gewebsturgor der Tabiker generell und segmentunabhängig atrophisch sind. Diese mangelhaft koordinierte trophische Potenz charakterisiert die tabische Krankheit. Nicht nur das mal perforant hat eine schlechte Heilungstendenz, sondern jede Hautwunde, jede Cystitis und auch jede Enteritis ist durch diese fehlende Heilungstendenz ausgezeichnet, was man mit der blokkierten Afferenz in Zusammenhang bringen kann. Im Gegensatz zu diesen vegetativen Defektsymptomen stellt die tabische Krise ein typisches Reizsyndrom dar. Wenn auch in der Literatur eine Unsumme von Krisen vom Larynx bis zur Clitoris beschrieben sind, kommen in unserem Krankengut ausschließlich gastrische Krisen vor. Der krampfartige Schmerz im Oberbauch mit den beengenden Sensationen tritt ebenfalls unabhängig von exogenen Reizfaktoren (wie Nahrungsaufnahme) auf. Eine gewisse Wetterabhängigkeit besteht zweifellos; Schlechtwetterfronten fördern die vegetativen Reizsymptome. Brechreiz oder Erbrechen kommt bei heftigeren Krisen immer wieder vor, wobei auch blutartige Massen erbrochen werden. Das spricht unserer Erfahrung nach nur selten für ein echtes ulcus ventriculi, sondern für oberflächliche Arrosionsblutungen der Magenschleimhaut, wie wir sie bei der Autopsie sehr häufig angetroffen haben. Die Blasenatonie mit der Retenz und dem schließlichen Überträufeln des Harnes besteht meist jahrelang, ohne daß das Wohlbefinden der Patienten dadurch höhergradig gestört ist.

Trotzdem sind bei den chronischen Tabikern fortlaufende Harnuntersuchungen und dementsprechende Sulfonamid- oder antibiotische Behandlungen notwendig, da auch bei den Blasenkomplikationen des Tabikers die viszerale Analgesie den objektiven Befund verschleiert. Bei der Ischiuria paradoxa setzen wir einen Dauerkatheter, um den Decubitus durch das Harnträufeln zu verhindern und eine aufsteigende Infektion hintan zu halten. Während wir als Charakteristikum der Lues cerebro-spinalis die Polysymptomatik hervorgehoben haben, möchten wir für die Tabes den Wechsel der Funktionsstörungen hervorheben. Bei der Tabes besteht ein ungenügender Zusammenhang zwischen elementarer Störung und integriertem Funktionsausfall. Bei einer spinalen Muskelatrophie besteht zwischen der Muskelatrophie am Daumenballen, dem elektrischen Befund einer Entartungsreaktion und der Parese eine konstante zwingende Beziehung. Bei der Tabes besteht eine derartige Korrelation selten. Auch die Sensibilitätsstörungen an sich unterliegen einem Wechsel. Will man den Studenten eine typische Bradyaesthesie für Schmerz demonstrieren, so passiert es immer wieder, daß der Kranke an diesem Tag den Schmerz sofort empfindet, aber auf das andere Bein lokalisiert (Allaesthesie). Auch die sonst so verläßliche und konstante Störung der Vibrationsempfindung zeigt beim Tabiker häufig schwankende Grenzen. Diesem Wandel der Funktionsstörungen unterliegt auch der gesamte Verlauf. Es gibt Tabiker, die wochenlang unter Krisen und lanzinierenden Schmerzen leiden und dann monatelang völlig schmerzfrei sind. Diese Wandelbarkeit der Symptomatik beim Tabiker könnte auf einen mesenchymalen Befall hinweisen, da ein Parenchymdefekt konstante Ausfälle zur Folge hat. Von den 7 Fällen mit höhergradiger Demenz war nur bei 5 Fällen die Diagnose Tabes-Paralyse zu stellen, da nur sie über die Demenz hinaus die charakteristische Sprachstörung mit dem „Wetterleuchten" im Gesicht hatten.

Das psychische Defektmuster der Paralyse ist ebenfalls charakteristisch, so daß wir die Diagnose nur stellen, wenn dieses Verhaltensmuster vorliegt und nicht etwa auf Grund eines pathologischen Liquorbefundes. Als offene Abteilung sind wir natürlich nur in der Lage, halbwegs anpassungsfähige Paralytiker aufzunehmen. Außer den 5 Tabes-Paralyse-Fällen waren in den letzten 10 Jahren 4 Paralytiker an der Abteilung. Es waren durchwegs abgebaute, dement-euphorische, ruhige Patienten, die keine besondere Belastung darstellten. Neben dem Persönlichkeitsabbau mit Orientierungs- und Merkfähigkeitsstörungen standen bei ihnen besonders die Rechenstörungen im Vordergrund, wobei zusätzlich die taktlosen Entgleisungen, im sozialen Kontakt — besonders spezifisch aufschienen. Die Schnauz- und Schmatzreflexe als letzte Desintegrationsphase zeigen das Erhaltenbleiben der oralen Funktionsschablone, während alles andere im Dunkel versinkt.

Die Frage, welche Luetiker eine Tabes oder progressive Paralyse bekommen, beschäftigt die Forscher, seit die Korrelation dieser Krankheiten zur Lues sichergestellt war. Zwei Theorien stehen noch immer unbewiesen gegeneinander. 1. eine besonders neurotrope Spyrochäte führt zur Tabes und Paralyse, 2. beim Tabiker und Paralytiker liegt eine besondere Abwehrschwäche vor, die dem Erreger ein Vordringen ins Zentralnervensystem ermöglicht. Auf Grund unserer Tabes-Fälle neigen wir eher dazu, eine konstitutionelle mesenchymale Abwehrschwäche für das Entstehen der Tabes und Paralyse verantwortlich zu machen. Diese Ansicht läßt sich natürlich nicht beweisen.

Eine anti-luetische Therapie hat nur dort zu erfolgen, wo ein pathologischer Liquorbefund mit Zellvermehrung als Zeichen einer meningitischen Reaktion vorliegt. Diese erfolgt am zweckmäßigsten mit Penicillin — 1 Mill. täglich, 15 bis 20 Mill. insgesamt. Bleibt der Liquor unverändert, ist die Kur nach 6 bis 12 Monaten zu wiederholen. Eine Malariakur bei fortgeschrittenen Tabesfällen halten wir wegen der Kreislaufbelastung für zu gefährlich. Hingegen gelingt es manchmal mit einzelnen Fieberstößen *(Pyrexal, Pyrifer)* Neuralgien, lanzinierende Schmerzen zu beseitigen oder zu bessern, wobei wir nach zwei Fieberstößen meist einige Penicillin-Injektionen verabfolgen. Normale Analgetica der Phenacetinreihe helfen bei lanzinierenden Schmerzen nie, mit Alcaloiden muß man wegen des jahrzehntelangen Leidens sehr zurückhaltend sein.

Hingegen kann man mit Phenothiazinen (Largactil, Decentan, Truxal) oder limbischen Blockern (Librium, Valium) häufig eine brauchbare Dämpfung erzielen, die auch bei Krisen effektvoll ist. Eine Kreislaufstützung ist im Terminalstadium unerläßlich. Die Therapie der Cystitis wurde im allgemeinen Teil schon erwähnt. Der marantische Verfall mit hochgradiger Kachexie führt letztlich dazu, daß ein Mikrostreß genügt, den Exitus herbeizuführen. In der Pflege ist der Tabiker kein lästiger Patient. Infolge seiner oberflächlichen und viszeralen Anaesthesie klagt er selten und ist auch anspruchslos. Gerade diese Beschwerde- und Klaglosigkeit erfordern vom Arzt und vom Pflegepersonal eine erhöhte Wachsamkeit.

4. Autochthone Erkrankungen des nervösen Parenchyms

Zu dieser Gruppe gehören einerseits Krankheiten, bei denen eine normale Funktionsentwicklung durch eine Stoffwechselstörung behindert wird, etwa die verschiedenen Speicherkrankheiten oder der Phenyl-Brenz-Traubensäure-Schwachsinn, andrerseits Krankheiten, bei denen ein normal entwickeltes morphologisches Substrat durch Stoffwechselstörungen vorzeitig zugrunde geht und Funktionsausfälle resultieren. Während es bei den Entwicklungsstörungen in einzelnen Sparten gelungen ist, die pathogenetischen Faktoren der Stoffwechsel Errors zu analysieren, sind die Ursachen der vorzeitigen Parenchymatrophien noch völlig ungeklärt. Allgemein kann man sowohl bei den Entwicklungsstörungen wie bei den atrophischen Vorgängen pathologische Encymentgleisungen annehmen, die wohl immer ab origine genmäßig fixiert sind und nicht durch exogene Faktoren entstehen. Mit der Annahme einer *Encymopathie* für alle autochthonen Erkrankungen des nervösen Parenchyms ist zunächst die Forschung auf den biochemischen Sektor verschoben, dem in der menschlichen Pathologie große methodische Schwierigkeiten entgegenstehen. Die bisherigen Versuche, solche Krankheiten durch klinische Untersuchungen oder durch Aufdeckung der Erbgänge exakt zu analysieren, bzw. durch die histologische Darstellung des nervösen Substrates pathogenetische Faktoren zu erkennen, haben bloß zu einer topischen Gliederung der verschiedenen Defektmuster geführt. Sicher wird man zu den typischen Krankheitsbildern immer noch Untergruppen — beispielsweise der verschiedenen cerebellaren Atrophien oder der spinalen Muskelatrophie — klinisch und histologisch aufzeigen können, an sich hat man aber mit den bisherigen Methoden die Grenzen der Aufschließbarkeit erreicht. Der weitere Weg zur Erforschung dieser neurologischen Encymopathien führt einerseits über die tiefere Struktureinsicht der Elektronenmikroskopie, über die histochemische Darstellung bestimmter Wirkstoffe und über die biochemische Analyse topisch begrenzter Areale.

Die Aufzeigung dieser methodischen Wege heben wir deswegen hervor, da wir überzeugt sind, mit unseren biochemischen Analysen der Parkinson und Chorea-Kranken die erste erfolgreiche Bresche in dieses Neuland geschlagen zu haben. Die Darstellung des Dopamin- bzw. Serotonin-Defizites in bestimmten Regionen der Parkinson-Gehirne ermöglichte nicht nur eine Erklärung für bestimmte Defektsymptome, sondern brachte die Erkenntnis, daß beispielsweise die erkrankten nigra-Zellen nicht imstande sind, aus der Aminosäure L-Dopa durch das Ferment Decarboxylase die für die extrapyramidale Motorik notwendige Transmittersubstanz zu synthetisieren. Andrerseits wird bei der Chorea durch das Zugrundegehen der kleinen Striatumzellen, die ihre Axonen nur intrastriär aussenden, ein ungehemmtes Dopaminfeuer entfacht, das sich in der ungehemmten extrapyramidalen Motorik auswirkt.

Da Systematrophien des Nervensystems (H. S p a t z) bevorzugt bestimmte Regionen betreffen, ist anzunehmen, daß diese umschriebenen Areale einen spezifischen Stoffwechsel haben, der ihre Funktion garantiert. Damit bietet sich der weitere methodische Weg zwangsläufig an. Die Elektronen-Mikroskopie muß diese Strukturen bei normalen und krankhaften Arealen bis zu den Protein-Strukturen aufschließen und die biochemische Analyse das Fehlen oder den Überschuß diverser

Stoffwechselprodukte darstellen. Der Fortschritt der Wissenschaft kommt durch den Fortschritt der Methoden zustande, und es wäre ein äußerst reizvolles Beginnen wieder als junger Neurologe mit den modernen Methoden neurologisches Neuland zu erschließen, und damit die Neurologie von der topischen Artistik in die experimentelle Biologie zurückzuführen. In der Folge werden nur einschlägige Krankheiten besprochen, die in unserem Krankengut aufscheinen. An sich sind diese autochthonen neurologischen Erkrankungen wesentlich seltener als die Gruppe der sekundär-neurologischen Erkrankungen, die durch mesenchymale Irritation zustande kommen.

A. Morbus Alzheimer

In den letzten 10 Jahren kamen an unserer Abteilung 6 autoptisch gesicherte Fälle von Morbus Alzheimer zur Beobachtung. Der durchschnittliche Beginn lag beim 50. Lebensjahr (39 bis 60), 5 Frauen und nur 1 Mann waren erkrankt. Die Krankheitsdauer betrug sieben Jahre. Der Tod trat bei vier Fällen durch Decubitalsepsis, bei einem Fall durch Kreislaufversagen, bei einem Fall durch eine Pneumonie ein. Der Beginn und die klinische Symptomatik entsprechen völlig der Schilderung, die A l z h e i m e r schon 1906 gegeben hat. Als erste Symptome wurden bei unseren Patienten Bewußtseinstrübungen, Schwindel, Übelkeit, allgemeine Nervosität, Vergeßlichkeit, manuelle Ungeschicklichkeit, sprachliche Ausdrucksschwierigkeiten angegeben. Als klassische Trias möchten wir eine hochgradige Störung der Merkfähigkeit, eine zeitliche und örtliche Orientierungsstörung und eine völlige Ratlosigkeit der eigenen Situation gegenüber hervorheben. Gerade diese Ratlosigkeit ist unsrer Meinung nach pathognomonisch, da wir sie in dieser Ausprägung bei keinem anderen Krankheitsbild antreffen. Die Bewußtseinstrübungen werden von den Angehörigen als Phasen der völligen Teilnahmslosigkeit, der Nicht-Ansprechbarkeit und einer fehlenden Reaktionsfähigkeit geschildert, die nach Minuten wieder verschwinden und von einer normalen Kontaktfähigkeit gefolgt ist. Immer wieder wird die Nachlässigkeit bei der Verrichtung häuslicher oder beruflicher Pflichten hervorgehoben, das Verlegen und Nichtwiederfinden von Gegenständen, die Unfähigkeit einzukaufen und zu kochen, das Nicht-Zurechtfinden in der eigenen Wohnung und später die Ungeschicklichkeit und apraktische Unfähigkeit zu einfachen Handlungen, wie Anziehen oder Essen, ferner das Absinken des sprachlichen Verständnisses und des sprachlichen Ausdrucks auf

einfache konkrete Bezüge. Die Sprache wird auf einfache Haupt- und
Zeitworte rarefiziert, und auch das Sprachverständnis ist auf konkrete Aufträge beschränkt. Eine Regression auf desintegrierte Katego-
rien setzt ein. Auf den Auftrag „zeigen Sie die Zähne" wird nur der
Mund aufgemacht, eine Reaktion die stereotyp perseveriert wird. Auch
die Vielfalt der allgemeinen motorischen Handlungen wird auf wenige
Schablonen reduziert.

Der Gang ist meist kleinschrittig und modulationsunfähig. Einem
Auftrag rascher zu gehen, können die Kranken nicht nachkommen.
Differenzierte Bewegungsaufgaben — wie das Schließen eines Man-
telknopfes — bleiben im Ansatz stecken und können nicht effektuiert
werden. Die Schaffung eines „kritischen Details" aus der objektiven
Umwelt ist verloren gegangen, agnostische, apraktische und aphasische
Fehlhandlungen sind die Folge davon. Eine ungerichtete delirante Bewegungsunruhe der Hände steht als motorisches Reizsymptom im
Gegensatz zur physiognomischen Amimie. Die Bewußtseinslage ist
phasisch eingeengt, vorübergehend anfallsartig aufgehoben, die Stimmungslage ist neutral, affekt- und emotionsleer, auch der Antrieb ist
beträchtlich reduziert. Das soziale Verhaltensmuster ist auf eine charakteristische Schablone eingeengt. Während motorisch behinderte M.S.-
oder Parkinson-Kranke in ihrer zeitlichen und räumlichen Tagesgestal-
tung auf der Abteilung immer eine relativ große Variabilität der
zwischenmenschlichen Kontakte aufweisen, beschränkt sich der Alz-
heimer-Kranke auf ganz wenige fixierte Sozialschablonen, die seinen
Tagesablauf ausfüllen. Die Modulation der sozialen Anpassungsleistungen macht einer starren Instinktschablone Platz. Die Patienten sind zu
einer bestimmten Tageszeit an einer bestimmten Fensterecke oder
Gangnische anzutreffen. Sie stehen dort versunken herum, verharren
fast regungslos stundenlang und starren ins Leere. Beobachtet man
ihre Physiognomie, dann erkennt man, daß der Blick nicht erfassend,
sondern leer wie der Blick des Neugeborenen herumirrt. Spricht man
sie in dieser Ausnahmestellung an, reagieren sie zunächst überhaupt
nicht, später kommen situationsinadaequate Sprachformeln zurück,
die keinen Bezug auf die Frage haben. Dieses zeitlich und räumlich
gebundene Verweilen an einem bestimmten Platz erinnert an den
„Wechsel der Tiere", bei denen der „Bock" auch zu bestimmten Zeiten
an einer bestimmten Stelle auftaucht und dem Jäger zwangsläufig sein
Ziel liefert. Ein verstehbares Motiv für das Aufsuchen solcher „Wild-
wechsel" ist nicht zu entdecken, hingegen besteht ein gewisser Helio-

tropismus, der den Alzheimer-Kranken immer wieder an den gleichen Platz einer optimalen Lichtintensität führt.

Interessant ist, daß solche Patienten — die oft vom zweiten Nachbarbett nicht mehr in ihr eigenes zurückfinden — von diesem heliotaktischen Platz aus zielsicher und ohne fremde Hilfe zu ihrem Bett zurückfinden. Stellt man sie nur wenige Meter neben ihren „Wechsel", dann finden sie nicht zurück und versinken in eine ratlose Apathie. Versucht man den Weg zu ihrem Fixplatz zu blockieren durch Sessel oder Gegenstände, die man ihnen in den Weg stellt, dann weichen sie diesen Hindernissen aus und streben gleich Motten ihrem heliotaktischen Platz zu. Diese Zielsicherheit imponiert um so mehr, als diese Kranken meist nicht mehr imstande sind, mit einem Arm in den Mantel zu finden. Später erlischt auch der Antrieb zu dieser einschienigen motorischen Schablone und der Kranke liegt völlig teilnahmslos, apathisch mit angezogenen Beinen (Inaktivitätsschablone) im Bett, starrt ins Leere, gelegentlich sprudeln Wortfetzen aus seinem Mund, die wie buddhistische Gebetsformeln anmuten. Ein Kontakt auf menschlicher Ebene ist nicht mehr herzustellen, es kommt höchstens zu Instinkthandlungen des Zwangsgreifens, während das gezielte Ergreifen eines Gegenstandes nicht mehr effektuierbar ist. Diese „Inaktivitätsschablone" stellt die letzte Stufe der psychischen und somatischen Desintegration dar. Während Chorea-Kranke eine enthemmte Oralität entwickeln und sich alle möglichen und unmöglichen Objekte oral einverleiben, ist beim Alzheimer-Kranken auch diese orale Funktion so antriebsgehemmt, daß die Kranken nicht nur gefüttert werden müssen, sondern daß das Schlucken von breiigen Speisen für jeden Bolus eine energische Aufforderung erfordert. Dieser Funktionsabbau vollzieht sich ohne affektive Beteiligung. Während der Arteriosklerotiker wütend ist, wenn ihm ein Wort nicht einfällt, während der Multiple-Sklerose-Kranke unglücklich ist über seinen Intentionstremor, vollzieht sich der Abbau zum biologischen Nirwana beim Alzheimer-Kranken ohne emotionale und affektive Reaktion. Eine hilflose Ratlosigkeit begleitet den Kranken auf seinem Abstieg ins Dunkle. Gerade diese fehlende affektive Teilnahme und die Ratlosigkeit sind so charakteristisch für den Morbus Alzheimer, daß wir mit B r a u n m ü h l der Meinung sind, daß dieser eigenartige Abbauvorgang eine Krankheit sui generis ist und nicht eine vorzeitige und verstärkte senile Abbauerscheinung.

So wie eine spinale progressive Muskelatrophie eine Krankheit und
nicht eine vorzeitige und verstärkte greisenhafte Muskelatrophie darstellt, ist unserer Meinung auch der Morbus Alzheimer eine spezifische noetische Einheit. Klinische Ergänzungsuntersuchungen wie eine
Luftfüllung zeigen eine beträchtliche Erweiterung der inneren und
äußeren Liquorräume als Zeichen der Parenchymatrophie an. Im EEG

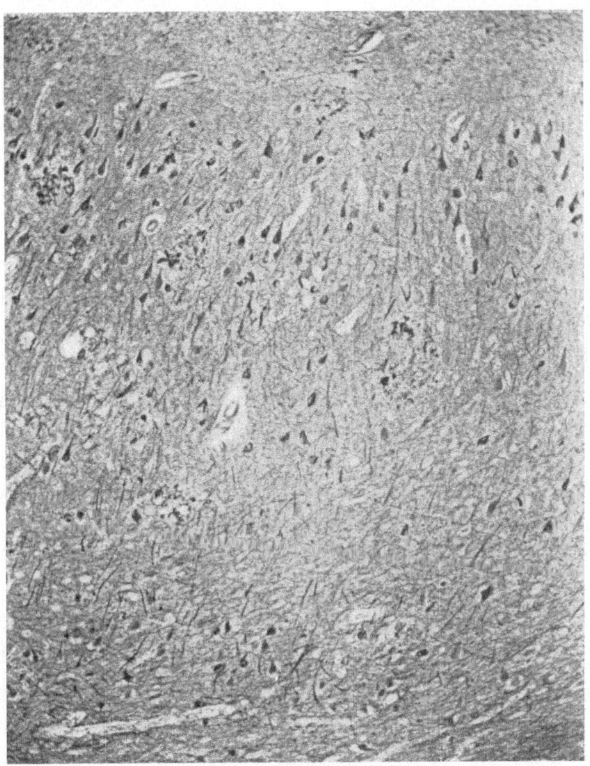

Abb. 75. Morbus Alzheimer, Bodian-Färbung. Verlust der Rindenstruktur (Gyr.
Hippocampi).

erscheinen stark ausgeprägte Theta-Delta-Wellen diffus über beiden
Hemisphären, besonders frontobasal auf. Der Liquor bei unseren 6 Fällen war völlig normal. Eine hereditäre Belastung war bei 2 Fällen
nachzuweisen. Paranoide oder halluzinatorische Phasen, wie sie von
S j ö g r e n beschrieben sind, kamen auch bei unseren Fällen vorübergehend zur Beobachtung. Dem von Th. L ü e r s beschriebenen Fall
eines jugendlichen Beginns (26 Jahre), der neben dem intellektuellen

und sprachlichen Abbau spastische Paraparesen und Intentionstremor der Hände bot, und der zufolge dieser Symptomatik als M.S. diagnostiziert wurde, haben wir 2 Fälle gegenüber zu stellen, die im Kapitel über die M.S. angeführt wurden, die außer einem geistigen Abbaumuster keine neurologischen Funktionsausfälle boten, klinisch als Alzheimer-Krankheit diagnostiziert wurden und sich erst neuropathologisch als rein cerebrale Formen von Multipler Sklerose erwiesen. Bei den für den Morbus Alzheimer typischen diffusen Ausbreitungen des Prozesses ist es nicht verwunderlich, daß gelegentlich Fälle beschrieben sind, die neben dem typischen psychischen Abbaumuster neurologische Defektsymptome aufweisen, wie sie den Systematrophien zukommen. Hierher gehören die Fälle von H e m p h i l l und S t e n g e l mit einer gekreuzten cerebro-cerebellaren Atrophie und die Fälle mit kombinierten choreatischen-cerebellaren Störungen von G e r s t m a n n - S t r ä u s s l e r - S c h e i n k e r. Wegen der diffusen Ausbreitung des Morbus Alzheimer weist ihr H. S p a t z eine Sonderstellung gegenüber seinen Systematrophien zu, was nach den neuro-pathologischen Gesichtspunkten gerechtfertigt ist. Unter dem Gesichtswinkel einer dynamischen Reaktions-Pathologie gehört aber die Alzheimer' sche Krankheit zu den spezifischen Neuron-Atrophien.

Pathologisch-anatomisch bestand bei unseren Fällen eine hochgradige besonders frontal ausgeprägte Hirnatrophie, die im histologischen Bild einen diffusen Parenchymausfall mit erheblicher Gliazellwucherung sowie Alzheimer'schen Fibrillen-Veränderungen und senilen plaques bot (Abb. 75). Die durch die Synäresis bedingten Veränderungen zeigen eine besondere Häufung in der frontalen Rinde, im Ammonshorn und im Thalamus. Die Anzahl der Fibrillen-Veränderungen und plaques stand analog den Angaben B r a u n m ü h l s in einer Relation zur Schwere der Krankheit. Wenn auch die weiße Substanz beim Morbus Alzheimer im allgemeinen nicht betroffen ist, war bei einzelnen unsrer Fälle eine frontale Marklageratrophie mit inkomplettem fleckenförmigem perivasal akzentuiertem Markausfall zu sehen, der zu ausgeprägten Lakunen und Criblüren geführt hat. Nach von B r a u n m ü h l ist der Untergang des Funktionsparenchyms und die gleichzeitige Zunahme des Stützgewebes ein für die Involution spezifischer Vorgang. Die senilen plaques und Fibrillenveränderungen sind sekundäre Reaktionsmuster auf die primären synäretischen Vorgänge. Während Alzheimer schon hervorhob, daß gegenüber der senilen Hirnatrophie morphologisch kein Unterschied besteht, kann man doch

die massive Quantität der reaktiven Fibrillenveränderungen und plaques
und ihre besondere Akzentuierung in der Frontalrinde, im Ammonshorn und im Thalamus als charakteristische Befunde des Morbus Alzheimer ansprechen. Die encymatische Fehlsteuerung, die zur kolloi-
dalen Entmischung führt, ist beim Morbus Alzheimer — soweit heute
ersichtlich ist — zumindest quantitativ gegenüber den normalen seni-

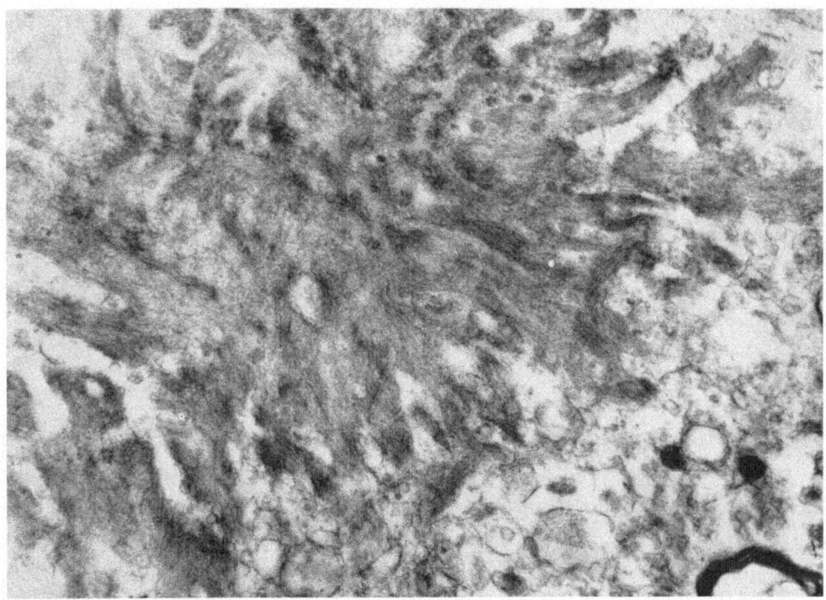

Abb. 76. Fibrilläres Zentrum eines senilen plaque (Filmaufnahme, Vergrößerung
20.000 ×). Verwobene Fibrillenbündel, keine Begrenzungsmembran, extrazelluläre
Lokalisation im Neuropil. (Foto: Neurologisches Institut der Universität Wien.)

len Involutionen beträchtlich gesteigert. Abb. 76 zeigt ein elektronen-
mikroskopisches Bild eines Morbus Alzheimer. Therapeutisch gab es bis
vor kurzem keinerlei Möglichkeit einer Beeinflussung. Das von der
Fa. *Merck* entwickelte Pyrithioxin (Encephabol) brachte jedoch sehr
ermutigende Effekte. Mit 100 mg Encephabol i. v. bzw. 300 mg oral,
konnten wir an drei noch lebenden Alzheimer-Kranken sehen, daß sich
nach vierwöchiger Kur eindeutige Funktionsverbesserungen einstell-
ten. Die Kranken konnten wieder allein außer Haus gehen, ohne sich
zu verirren, konnten weite Spaziergänge machen und fanden allein
zurück. Auch die verlorengegangenen Kochkünste konnten von zwei
Frauen wieder ohne Hilfe bewältigt werden.

Sistierte man die Medikation, kam es innerhalb von Wochen zu einem Rückfall, der durch neuerliche Medikation wieder rückbildungsfähig war. Kritisch könnte man sagen, daß man vor der Obduktion nicht mit Sicherheit einen Morbus Alzheimer diagnostizieren kann. Wir haben aber auch 2 Kranke, die an der Abteilung leben, seit über 2 Jahren mit Pyrithioxin behandelt und während dieser Zeit eine eindeutige psychische Aufhellung, eine Zunahme der motorischen Aktivität und eine affektive Anteilnahme an der Umgebung feststellen können. Einer der beiden Fälle konnte histologisch als typische Alzheimer-Krankheit verifiziert werden. Wenn wir auch noch weit entfernt sind, die Pyrithioxin-Medikation als Therapie des Morbus Alzheimer anzusprechen, sehen wir jedoch durch diese Medikation sichere kurzfristige Effekte, die den Funktionsabbau kurzfristig rückgängig zu machen imstande sind bzw. eine Progression des Prozesses verzögern. Gerade dieser Pyrithioxin-Effekt bestärkt uns in der Annahme einer spezifischen Encym-Fehlsteuerung als pathogenetischen Faktor des Morbus Alzheimer.

B. Das Chorea-Syndrom

In den letzten 10 Jahren kamen an der Abteilung 29 Fälle von Chorea-Syndrom (22 Frauen, 7 Männer) zur Beobachtung und zur Obduktion. Bei 18 Fällen konnte durch Krankengeschichten bzw. frühere Obduktionsprotokolle eine Heredität sichergestellt werden, bei 5 Fällen waren sogar mehrere Mitglieder einer Generation befallen, bei 4 Fällen ließ sich die Chorea über drei Generationen verfolgen. Der durchschnittliche Krankheitsbeginn lag bei 51,4 Jahren (32 bis 67 Jahre). Die durchschnittliche Krankheitsdauer betrug 11,3 Jahre (5 bis 18 a). Die Phänomenologie ist so charakteristisch, daß bis auf einen Fall die Diagnose schon klinisch gestellt werden konnte. In den fortgeschrittenen Fällen betreffen die motorischen Unruhebewegungen sowohl Extremitäten wie Kopf-, Schluck- und Atemmuskulatur. Das unwillkürliche laute Schmatzen und Schnalzen der Zunge, wie das stoßweise Ausatmen mit seufzerartiger Lautgebung stören das Zusammenleben mit anderen Patienten auf das Empfindlichste. Da diese Schmatz- und Seufzerlaute auch während der Nacht nicht sistieren, muß man diese Patienten isolieren. Bei 28 unserer Fälle bestand gleichzeitig ein Persönlichkeitsabbau mit hochgradiger Demenz. Diese zusätzliche Demenz macht die Chorea-Kranken zu den beschwerlichsten Pflegepatienten. Wir rechnen alle Fälle, bei denen die choreatische Unruhe mit einer fortschreitenden Demenz gekoppelt ist, zur Huntington-Gruppe, auch wenn die Heredität nicht nachgewiesen ist. Während im allgemeinen der Muskeltonus hypoton ist, hatten wir 4 Fälle mit rigorartigem Muskeltonus, bei denen ein Parkinson-Syndrom in Differentialdiagnose gezogen werden mußte. Die Heredität konnte neben der typischen Bewegungsunruhe zur Festigung der Diagnose herangezogen werden, zumal bei unseren 41 Fällen von Mor-

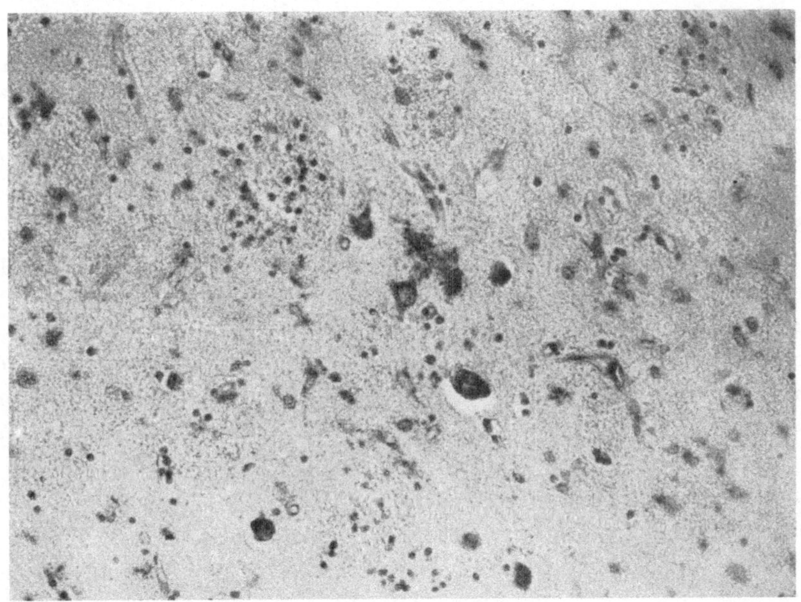

Abb. 77. Striatum bei Chorea Huntington. Große Ganglienzellen erhalten, Schwund der kleinen Neurone, mäßige Gliawucherung. (Foto: Neurologisches Institut der Universität Wien.)

bus Parkinson nur ein einziges Mal eine Heredität bei Mutter und Sohn aufgeschienen war. Rigide Versteifungen während des Krankheitsverlaufes kommen vereinzelt vor (R e i s n e r). Sie werden von C. & O. V o g t und H a s s l e r als Zeichen eines Befalls des Pallidums angesehen. N e u m a y e r konnte an unseren Fällen zeigen, daß das Pallidum unabhängig von der klinischen Symptomatik, stets — aber in verschiedenen Intensitätsgraden — befallen war, was schon von S p i e l m e y e r berichtet wurde.

Durch die langdauernde Bewegungsunruhe kommt es im fortgeschrittenen Stadium zur hochgradigen Kachexie (16 Fälle) und zu einem Kreislaufversagen. Die unmittelbare Todesursache war bei 10 Fällen eine Decubitalsepsis, bei 14 eine Pneumonie, bei einem Fall eine Erstickung durch Speisereste, bei 3 Fällen ein Carcinom und bei einem Fall eine Pyelonephritis.

Bei der Obduktion fanden wir bei 14 Fällen eine ausgedehnte Hirnatrophie, die besonders frontal ausgeprägt war und eine Atrophie der striären Strukturen (Caudatum und Putamen). Histologisch bestand ein typischer Ausfall der kleinen Striatumzellen. In der Großhirnrinde waren die Strukturen erhalten, im Markscheidenbild bestanden leichte Aufhellungen des Windungsmarkes, im Zellbild fleckförmige Lichtungen der Ganglienzellen, insbesondere in den Schichten III und V. Das Rindenband war verschmälert, die Nervenzellen der Rinde zeigten häufig Lipofuszindepots. Das Markscheidenbild des Caudatums zeigte Markscheidenschwund bis zur völligen Marklichtung, auch das Mark des Putamen war deutlich reduziert. Das Pallidum zeigt ebenfalls reduzierte Bemarkung, der fasciculus strio nigralis etwas reduziert. Im Striatum und Pallidum besteht eine Fasergliose und eine Vermehrung der zellulären Glia. Im Zellbild besteht ein fast völliger Schwund der kleinen Neurone, die erhaltenen großen Zellen sind geschrumpft oder chromatolytisch (Abb. 77). Die Zellbestände des Pallidum sind mäßig bis deutlich reduziert. In der substantia nigra sind weder in der zona compacta noch in der reticulata erhebliche Schäden festzustellen (E. N e u m a y e r). Therapeutisch hat sich uns Chlorperphenazin (Decentan, *Merck*) bzw. Fluor-Perphenazin *(Omca-Heyden),* am besten bewährt. Je nach der Intensität der Hyperkinesen reichen 3×4 mg Decentan oder 3×1 mg Omca aus. In Phasen gesteigerter Unruhe kann man 2 bis $3 \times$ täglich 5 mg Decentan i. m. geben. Die Ruhigstellung ist damit hinreichend gewährleistet. Reserpin bzw. Alpha-Methyl-Dopa eignen sich nur experimentell zur Ruhigstellung, nicht jedoch zur Dauertherapie, da der, bei der Chorea ohnehin erniedrigte Blutdruck — weiter gesenkt wird, was Kollapszustände zur Folge hat.

Bei der Dauerbehandlung mit Phenothiazinen ist wichtig, daß man sie bei einem interkurrenten Infekt absetzen muß, da sie nicht nur die Motorik, sondern auch die vegetative Abwehrkraft dämpfen, was bei einem Infekt eine zusätzliche Gefahr darstellt. Die Bewegungsunruhe tritt während eines Infektes zurück, so daß man aus dem Wiederauftreten der Hyperkinese analog dem Parkinson-Tremor auf eine Überwindung der interkurrenten Krankheit schließen kann. Eine klinische Besonderheit — die man in Lehr- und Handbüchern selten erwähnt findet — besteht in einer besonderen Enthemmung der oralen Funktion. Es besteht bei den Choreatikern in den späteren Krankhheitsphasen fast immer eine enthemmte Freßgier. Die Patienten stürzen sich bei der Ausspeisung mit tierischen Lauten auf das Essen und schlingen es animalisch hemmungslos hinunter, wobei es häufig zu Erstickungsanfällen durch tracheale Verstopfung kommt. Wie erwähnt, gehören die Choreatiker zu den schwersten Pflegefällen, da die zunehmende Demenz jede Beschäftigungstherapie und jeden menschlichen Kontakt ausschließt, und man nur eine phänomenologische Ruhigstellung anstreben kann. In Tab. 13 sind die physikalischen Analysen beim Chorea-Syndrom angeführt, wie wir sie aus unseren stroboskopischen Untersuchungen errechnet haben. Der Weg (l 1), der bis zur größten Beschleunigung führt, ist bei der Chorea sowohl bei der Führung, bei der schwunghaften, wie bei der Stoßbewegung länger als beim Normalen, d. h. der Krafteinsatz beim Chorea-Syndrom kommt nicht so explosiv zustande. Der gesamte Weg der Beschleunigung (l 0) ist hingegen gleich groß wie beim Normalen. K, als Exponent für den Beschleunigungsverlauf, ist beim Chorea-Syndrom bei allen Bewegungsformen größer als beim Normalen, was den enthemmten Bewegungsablauf mit sich bringt. Das Integral aller Bewegungsformen als Maß der aufgewendeten Energie ist bei der Chorea geringer, was im klinischen Sprachgebrauch dazu geführt hat, von einer Parese zu sprechen, obwohl nur die Intensität, nicht aber der Umfang und die Geschwindigkeit der Aktivität reduziert ist. Ein kritisches Detail zur vertieften Erkenntnis der choreatischen Bewegungsstörung kam durch diese physikalischen Analysen nicht ans Licht. Bemerkenswert ist, daß unter Affekt- und Emotionsreizen die choreatische Unruhe analog gesteigert wird wie der Parkinson-Tremor.

Die affektive Stimulierung zeigt einen fehlgesteuerten Regelkreis im striären Bereich, über dessen Bahnen und Relationen derzeit nicht einmal Spekulationen erlaubt sind.

Aetiologisch ist die Krankheit ungeklärt. Man kann in Analogie zur Pathoklise der melaninhältigen Strukturen des Parkinson-Syndroms (H a s s l e r) von einer Pathoklise der striären Strukturen sprechen (C. O. V o g t). Pathogenetisch ist bemerkenswert, daß trotz struktureller Läsionen im Striatum keine biochemischen Abweichungen bezüglich des Gehaltes an biogenen Aminen festzustellen waren (E h r i n g e r - H o r n y k i e w i c z, B e r n h e i m e r - B i r k m a y e r - H o r n y k i e w i c z). Wir haben auf Grund unserer Versuche an 10 Choreatikern, die mit Reserpin und Decentan ruhiggestellt wurden, nach L-Dopa wieder choreatische Hyperkinesen produzieren können. Auf Grund dieser Befunde nahmen wir an, daß beim Chorea-Syndrom durch das Zugrundegehen der kleinen Striatumzellen ein enthemmter Dopamin-Umsatz in den großen Striatumzellen entsteht, der für die Hyperkinese verantwortlich zu machen ist. Die biochemische Analyse ergab im Striatum keine erhöhten Dopaminwerte, was auch nicht zu erwarten war, da die Chorea keine Dopamin-Speicher-Krankheit ist. Die Schwierigkeit der biochemischen Analyse beim Chorea-Syndrom liegt darin, daß man die Dopamin-Menge in 1 mg Frischsubstanz der bestimmten Hirnregion bestimmt. Da durch die Atrophie der Ganglienzellen in einer Gewichtseinheit sicher weniger Dopamin enthalten sein muß, kann man die gefundenen Werte nicht mit den Befunden des Parkinson-Syndroms vergleichen, bei dem ja striär keine Zellatrophie vorliegt. Eine objektive Erfassung der zellulären Elemente und ein Vergleich mit den gefundenen biochemischen Werten könnten eine bessere Funktionseinsicht liefern. Wir stehen demnach bei der Chorea wie bei der Alzheimer und Pick'schen Hirnatrophie vor dem dzt. unlösbaren Problem des lokalen Zelltodes und nehmen eine lokale Fermententgleisung, die zur Atrophie führt, an.

Literatur

Bernheimer, W., W. Birkmayer und O. Hornykiewicz, Klin. Wschr. *39* (1961), 1056. — Birkmayer, W., und D. Seemann, Arch. Psychiatr. und Zschr. Neurol. *196* (1957), 316. — Birkmayer, W., Wien. Zschr. Nervenhk. (im Druck). — Ehringer, H., und O. Hornykiewicz, Klin. Wschr. *38* (1960), 1236. — Hassler, R., Hdb. d. inn. Medizin. 4. Aufl., Bd. V/3, 676, Springer-Verlag, Göttingen-Heidelberg, 1953. — Neumayer, E., und A. Rett, Wien. Zschr. Nervenhk. (im Druck). — Reisner, H., Nervenarzt, Berlin, *17* (1944), 86. — Spielmeyer, W., Zbl. ges. Neurol. *57* (1920), 312. — Vogt, C. und O., J. Psychol., Leipzig, *50* (1920), 32.

C. Die olivo-ponto-cerebellare Atrophie

Diese Systematrophie wird in den Lehrbüchern meist stiefmütterlich behandelt. Wir hatten aber in den letzten 10 Jahren immerhin zehn autoptisch gesicherte Fälle, von denen die letzten vier auch klinisch diagnostiziert werden konnten. Derzeit liegen 6 Fälle mit der klinischen Vermutungsdiagnose an unserer Abteilung; die Krankheit ist also gar nicht so selten. Differentialdiagnostisch wurde diese Krankheit bei uns immer mit Multiper Sklerose verwechselt. Der Beginn trat durchschnittlich um das 48. Lebensjahr auf (36 bis 62), die Krankheitsdauer betrug 16,5 Jahre (6 bis 31); je früher die Krankheit be-

gann, um so länger war die Dauer. Die ersten Symptome waren bei
4 Fällen ein Intentionstremor der Hände und bei 6 eine Ataxie der
unteren Extremitäten, die den Kranken beim Gehen störend aufgefallen waren. Zum Zeitpunkt der Aufnahme an unserer Abteilung bestand bei 4 Fällen ein horizontal-rotatorischer Nystagmus nach beiden
Seiten, bei 10 Fällen eine deutlich skandierende Sprache, bei 10 Fällen
ein ataktischer FNV mit Intentionstremor, bei 7 Fällen eine Adia-
dochokinese der Hände, bei 8 Fällen ein ataktischer KHV und bei
allen 10 Fällen ein cerebellar-ataktischer Gang. Spastische Tonussteigerung mit fehlendem BDR und positivem Babinski bestand bei 4 Fällen. Eine Harninkontinenz bestand terminal bei 7 Fällen. Gerade diese
Symptomkoppelung trug zur häufigen Fehldiagnose Multiple Sklerose
bei, obwohl nie Augenmuskelstörungen aufgetreten waren und nie ein
schubweiser Verlauf beobachtet werden konnte. Bei 5 Fällen bestand
ein zunehmender Persönlichkeitsabbau mit organischer Demenz.

Die Krankheit verläuft völlig unbeeinflußbar, eigengesetzlich kontinuierlich fortschreitend. Der Tod trat bei 5 Fällen durch Decubitalsepsis, bei 2 Fällen durch Pneumonie, bei 1 Fall durch eine subarach-
noidale Blutung, bei 1 Fall durch eine Oesophagus-Blutung und bei
1 Fall durch Pyelonephritis ein. Die Liquorbefunde waren bei allen
Fällen normal. Im EEG zeigten die dementen Fälle einen verlang-
samten Grundrhythmus und durchwegs diffuse Veränderungen. Eine
Heredität war nur bei einem Geschwisterpaar aufzeigbar.

Bei der Autopsie bestand bei den 5 dementen Fällen eine diffuse
Großhirnatrophie, wie sie schon von van B o g a e r t - B r e t r a n d
gezeigt wurde. Das Kleinhirn war schon makroskopisch bei allen Fällen atrophisch und von erhöhter Konsistenz. Die Brücke war bei allen
Fällen schlank und reichte über das Niveau der Medulla oblongata
kaum hinaus (Abb. 78). Histologisch bestand bei allen Fällen eine
massive Atrophie des Brückenfußes durch Ausfall der Brückenfuß-
kerne mit Atrophie der ponto-cerebellaren Bahnen und eine massive
Fasergliose (Abb. 79). Daneben bestand bei allen Fällen eine typische
Entmarkung der cerebellaren Marklager, fallweise mit Tigerfellzeich-
nung (S c h e r e r) und Fasergliose (Abb. 79), wobei das Dentatum-
Bindearmsystem stets erhalten war. Daneben bestand auch bei allen
Fällen eine Kleinhirnrinden-Atrophie vom P u r k i n j e - Zelltyp mit
Lichtung der Körner-Schichte, wobei bei 3 Fällen der Wurm ver-
schont war. Die untere Olive war fallweise relativ verschont geblieben,
nur bei 6 Fällen waren auch die unteren Oliven stark atrophisch und

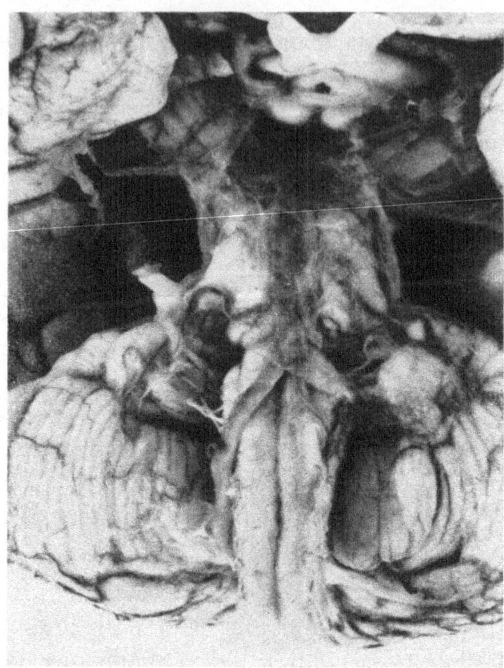

Abb. 78. Olivo-ponto-cerebellare Atrophie. Die Brücke im Niveau der Medulla oblongata, deutliche Atrophie der Brückenarme. Atrophie der Kleinhirnhemisphären, dadurch der freie Raum an der Basis des Occipital-Lappens. (Foto: Neurologisches Institut der Universität Wien.)

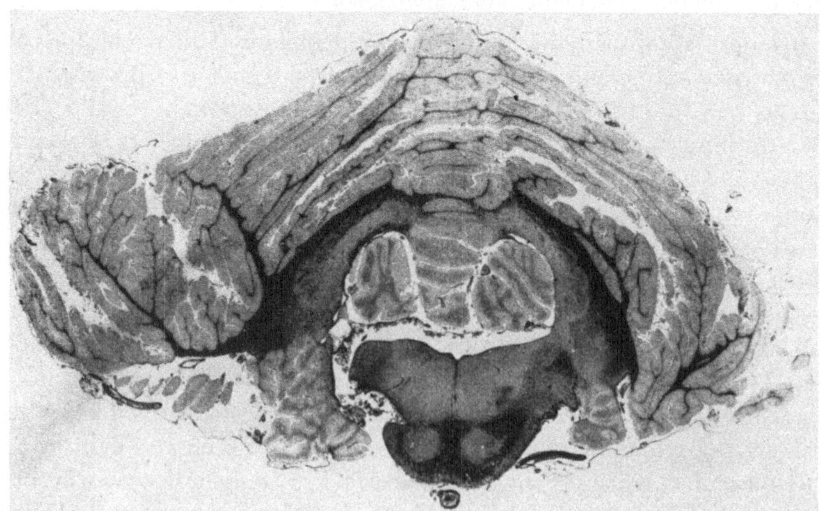

Abb. 79. Gliafaserfärbung nach Kantzler bei olivo-ponto-cerebellarer Atrophie. (Foto: Neurologisches Institut der Universität Wien.)

sklerotisch mit Lichtung der olivo-cerebellaren Bahn. Dieses typische und charakteristische Befallsmuster stimmte mit allen Fällen der Literatur überein (D é j é r i n e - T h o m a s, v a n B o g a e r t, S c h e r e r, G. U l e). Über dieses olivo-ponto-cerebellare System hinausreichende Schäden wurden mehrfach beschrieben. W e l t e und R o s e n h a g e n erwähnten den Befall der substantia nigra compacta. Bei uns zeigten nur 4 Fälle einen Pigmentausfall und Zellgliose der substantia nigra, klinisch bestand aber nur bei einem Fall eine typische Parkinson-Akinese. Das Nicht-In-Erscheinung-Treten von Symptomen der Nebenlokalisation ist erklärbar, da sie durch den massiven Innervationsblock im ponto-cerebellaren Level gleichsam zugedeckt werden. Das Auftreten von Plus-Symptomen wie Rigor, Tremor oder choreatischer Hyperkinese erfordert einen intakten Innervationsweg zum Erfolgsorgan. Ist dieser Weg auf tieferer Ebene blockiert, wie scheinbar bei unseren Fällen, dann tritt die cranial produzierte Reizsymptomatik nicht in Erscheinung. Ähnlich den van B o g a e r t - Fällen bestanden auch bei 2 Fällen von uns strio-pallidäre Schäden, — ohne klinisch faßbare Symptome.

Bei einem Fall bestand eine Zellgliose im corpus Luys. Die Vestibulariskerne zeigten nur bei einem Fall eine Atrophie und Gliose. Die cortico-pontinen Bahnen waren bei 2 Fällen betroffen, und bei einem Fall bestand eine Verschmälerung des Hirnschenkelfußes, Befunde, die für eine anatomische Entsprechung der bei 4 Fällen klinisch bestandenen spastischen Symptome nicht ausreichen. Eine Entsprechung von klinischen Symptomen und pathologisch-anatomischen Befunden wird wohl immer erwartet, trifft jedoch unserer Erfahrung nach nur in zirka 50% der Phänomenologie zu. Hingegen zeigten 5 Fälle mit organischer Demenz eine deutliche Atrophie der Großhirnrinde analog den Beschreibungen von van B o g a e r t und S c h e r e r. Fibrillenveränderungen und argentophile Kugeln (J. E. M e y e r) konnten wir bei unseren Fällen nicht finden. Als weitere Nebenlokalisation bestand bei 3 Fällen eine Degeneration der G o l l'schen Stränge und symmetrische Lichtungen der Kleinhirn-Seitenstränge. Bemerkenswert ist die beträchtliche Gliawucherung, die — wie S c h e r e r betont hat — über das Ausmaß einer reparativen Wucherung hinausgeht.

Pathogenetisch kann man wohl auch eine encymopathisch bedingte Stoffwechselstörung im Brückenfuß-Olivensystem annehmen, die auf einer gemeinsamen Matrix basiert. Die Nebenlokalisationen erreichen nie die Massivität der Schäden dieses Systems, möglicherweise stellen sie seltene transneutrale Läsionen dar. Therapeutisch ist uns keine Beeinflussung bekannt, auch Pyrithioxin hilft in keiner Weise. In der Phase der ataktischen Reizsymptomatik haben wir auch keine symptomatischen Hilfen, und in der Phase des völligen Darniederliegens kommen nur allgemeine kurative Maßnahmen — wie Kreislaufstützung, Verhinderung und Beherrschung eventueller Infektionen — in Frage. Der allgemeine Biotonus und damit die Abwehrkraft sinken terminal so ab, daß die Sepsis und Pneumonie ohne Fieber und Leukocytose zum Ende führen.

D. Die myatrophische Lateralsklerose

Analog der Beschreibung der Alzheimer Krankheit durch A l z h e i m e r ist auch bei der myatrophischen Lateralsklerose seit der Beschreibung durch C h a r c o t klinisch nichts wesentlich Neues hinzugekommen. Sie ist die häufigste Systematrophie. Wir haben in den letzten 10 Jahren bei 37 Fällen die klinische Diagnose: myatrophische Lateralsklerose gestellt, 11 Fälle wurden allerdings auf Grund der histologischen Untersuchung als vasculäre Myelopathie erkannt, so daß nur 26 Fälle von histologisch gesicherter myatrophischer Lateralsklerose (MLS) übrigblieben. Davon waren 9 Männer und 17 Frauen, was den Literaturangaben nicht entspricht, da die Männer überwiegen. Der Beginn unserer Fälle lag um das 56. Jahr (44 bis 68). Als besonderes Charakteristikum der MLS möchten wir die Krankheitsdauer hervorheben. Sie betrug bei unseren Fällen durchschnittlich 2,1 Jahre (1 bis 4), die Fälle mit vasculärer Myelopathie hatten alle eine beträchtlich längere Krankheitsdauer, meist 8 bis 10 Jahre. Die Dauer der Krankheit scheint uns damit das wichtigste Kriterium einer Differentialdiagnose gegenüber Krankheitsformen, die phänomenologisch dem Syndrom der MLS entsprechen, aber eine viel längere Krankheitsdauer aufweisen. Praktisch kommen vor allem die erwähnte vasculäre Myelopathie, die Lues cerebro-spinalis und auch die spinale progressive Muskelatrophie in Betracht. Alle drei Formen haben eine wesentlich längere Krankheitsdauer und zeigen nie einen — durch nichts zu beeinflussenden dramatischen Verlauf wie die MLS. Als erstes Symptom wurde bei 13 Fällen eine Schwäche in einer Hand angegeben, bei 6 Fällen Sprachschwierigkeiten, bei einem Fall Schluckstörungen, bei 2 Fällen eine hochgradige Ermüdung der Beine beim Gehen. 4 Kranke wurden nach Stürzen mit Frakturen in chirurgische Abteilungen aufgenommen, von wo dann eine Überweisung an unsere Abteilung erfolgte. Diese Stürze waren aber nie die Ursache der Krankheit, wie fallweise diskutiert wurde, sondern nur das Initialsymptom einer schon bestehenden Parese. Relativ viele Patienten (11) klagten noch vor Beginn der Paresen über neuralgieforme ziehende Schmerzen in den Extremitäten, die später von den Paresen betroffen waren. Sensibilitätsstörungen waren nicht zu objektivieren. Verständlicherweise wurden diese Patienten von den praktischen Ärzten monatelang als Neuritis behandelt. Bei der Aufnahme boten von unseren Patienten 26 Paresen von peripherem Typ mit hochgradiger Atrophie, Fasciculieren einzelner Muskelpartien und pathologischer elektrischer Entartungsreaktion. Die Eigenreflexe waren in Regionen, die den Muskelatrophien benachbart waren, regelmäßig beträchtlich gesteigert. So war beispielsweise bei atrophischen Paresen der Hände der Radius periost-Reflex nicht auslösbar, Biceps- und Triceps-Reflexe hingegen hochgradig gesteigert. Diese Eigenheit möchten wir als zweites Hauptkriterium für die Diagnose einer MLS anführen. Bei der progressiven spinalen Muskelatrophie, bei der im klinischen Querschnitt gelegentlich Schwierigkeiten der Differentialdiagnose bestehen, kommen nie gesteigerte Eigenreflexe vor. Spastische Paresen, fast ausschließlich an den unteren Extremitäten, sahen wir bei 20 Fällen. Bei 21 Fällen bestand eine bulbäre dysarthrische Sprache und Schluckstörungen, wobei die Zunge hochgradig atrophisch und die bekannten Fibrillationen zu sehen waren. 20 Patienten klagten über ständige Atemnot und zeigten fallweise dramatische Phasen von Sauerstoffmangel mit Cyanose. Bei 17 Patienten war der Masseterreflex exzessiv gesteigert, wobei, wie erwähnt, daneben eine hochgradige Zungenatrophie bestand. Der Babinskireflex war bei 6 Fällen positiv. Bei 5 Fällen bestand eine nächtliche Unruhe mit deliranter Verwirrtheit, bei 4 Kranken bestand ein kontinuierlicher gesteigerter Speichelfluß als Irritation des Vaguskerngebietes. Bei 3 Fällen bestand eine extreme Trockenheit im Munde ohne Atropinmedikation, Nystagmus bestand bei 3 und trophische Oedeme bei 2 Fällen. Der Tod trat bei 20 Kranken durch Ersticken ein, das bezeichnenderweise in der Nacht oder in den Morgenstunden eintrat. Bei 5 Fällen kam es zu nicht beherrschbarem Kreislaufversagen, und nur ein Fall starb an einer Schluckpneumonie, was sicher als Erfolg unserer Intensivpflege anzusprechen ist. Die Kranken müssen in den terminalen Phasen durchgehend sondenernährt und wegen der Hypersekretion von Speichel und Schleim mehrmals täglich abgesaugt werden. Wird diese Pflege vernachlässigt, dann entstehen Komplikationen von seiten der Lunge mit experimenteller Gewißheit.

Bei der Obduktion fand sich bei 6 Fällen ein beträchtliches diffuses Hirnoedem, das vermutlich für die delirante Verwirrtheit verantwortlich zu machen war. Auf Grund dieses Symptom- und Verlaufsmusters möchten wir für die myatrophische Lateralsklerose als charakteristische Trias den kurzen unbeeinflußbaren Verlauf, das Nebeneinanderbestehen von Muskelatrophien und gesteigerten Sehnenreflex an einer Extremität bzw. in einem Segment und den Tod an Erstickung hervorheben. Gewiß kommen seltene Fälle mit scapulo-humeralen-Befall (Typ Valpian-Bernhardt) oder die typisch peripheren Symptommuster nach D u c h e n n e - A r a n, wie auch rein bulbäre Syndrome vor. Das Charakteristische der MLS besteht aber im dramatischen Progreß, so daß schon nach 1 bis 2 Jahren das komplette Läsionsmuster wie bei unseren Fällen zur Beobachtung kommt. Dieser dramatische Verlauf zeigt sich auch darin, daß 18 unserer 26 Patienten weniger als ein Jahr auf der Abteilung verweilten.

Im klinischen Bild überwiegen die peripheren atrophischen Lähmungen gegenüber den spastischen Zeichen, welch letztere nie den Grad einer M.S.-Paraplegie erreichen. Schmerzen wurden von 6 Patienten geäußert, ohne daß Sensibilitätsstörungen objektivierbar waren. Es handelt sich dabei zweifellos um radiculäre Reizerscheinungen, die eine spondylogene Genese haben. Durch die hochgradige Muskelatrophie kann die Wirbelsäule nicht in einer normalen Stellung tonisch gehalten werden. Besonders der Kopf baumelt in den späteren Phasen wie bei einem Hampelmann herum, und auch durch die beste Lagerung entstehen gewisse Dehnungen und Zerrungen, die eben Schmerzen verursachen.

Differentialdiagnostisch führen drei Krankheiten zu ähnlichen Bildern: 1. die vasculäre Myelopathie, 2. die Lues cerebro-spinalis und 3. die progressive spinale Muskelatrophie. Die vasculäre Myelopathie zeigt einen wesentlich längeren Verlauf, das Befallsalter ist später, die Atrophien sind selten so hochgradig, und dramatische Phasen von Atemnot und Erstickungsanfällen fehlen. Die Lues cerebro-spinalis hat ebenfalls einen längeren Verlauf (durchschnittliche Krankheitsdauer unserer Fälle 15 Jahre). Die Defektsymptome sind ebenfalls nie so massiv wie bei der MLS, die Spastizität überwiegt, und die serologischen- und Liquorbefunde zeigen pathologische Abweichungen. Die progressive spinale Muskelatrophie fängt etwas früher an, hat einen langsameren

Verlauf, spastische Zeichen fehlen, es bestehen daher nie gesteigerte Sehnenreflexe.

Eine Therapie der MLS gibt es nicht, das schon mehrfach erwähnte Pyrithioxin zeigt keinerlei Erfolg. Auch von einer Vitamin E-Medikation haben wir keinerlei Effekte gesehen, hingegen hat man den Eindruck, daß hochdosierte anabole Hormone den allgemeinen Kräfteverfall hintanhalten. Rein symptomatisch wirkt Prostigmin (1 Ampulle s. c.), 30 Minuten vor der Mahlzeit gegeben, vorübergehend so weit, daß die Kranken wenigstens in früherem und mittlerem Stadium das Essen selbständig einnehmen können. Mestinon hat eine flachere aber andauerndere Wirkung, wir geben es meist für die Nacht und können damit leichtere Formen der nächtlichen Atemnot günstig beeinflußen. Gegen die dramatischen Erstickungsanfälle, die fast immer nachts auftreten, hilft nur Human-Albumin (10 cc einer 20%igen Lösung). Damit gelingt es mehrmals, diese sonst tödlichen Erstickungsanfälle zu überwinden, ohne natürlich die Krankheit selbst zu beeinflußen.

Es gibt kaum ein dramatischeres und ärztlich unbefriedigenderes Geschehen als die myatrophische Lateralsklerose, bei der jeder Patient bis zum letzten Atemzug den Fortschritt und den Tod bei klarstem Bewußtsein erlebt.

F. Die übrigen Systematrophien

In unserem Krankengut scheinen nur 2 Fälle von progressiver spinaler Muskelatrophie (Duchenne - Aran), 2 Fälle von neuraler Muskelatrophie (P. Marie), 3 Myasthenien und 5 Fälle von Dystrophia progressiva musculorum Erb auf. Wir sind daher nicht in der Lage über besondere klinische Phänomene oder experimentelle Untersuchungen oder therapeutische Maßnahmen zu berichten.

Auffallend bei unseren 5 Fällen mit Muskeldystrophie war, daß sie alle fünf cardial starben, was sich schon Jahre vorher in gelegentlichen cardialen Dekompensationen ankündigte, die weder durch zentrale Stimulierung noch durch cardiale Medikamente zu beeinflussen waren. In den initialen Krankheitsphasen kann man durch hochdosierte anabole Hormone bei der Muskeldystrophie zunächst bestechende Effekte erzielen. Der Krankheitsverlauf wird aber dadurch nicht wesentlich beeinflußt, und in den späteren Krankheitsphasen kommt es durch die anabole Therapie nur zu einer allgemeinen Tonisierung, ohne Einfluß auf die aktive Beweglichkeit.

F. Die Syringomyelie

In den letzten 10 Jahren schienen in den Obduktionsbefunden 17 Fälle von Syringomyelie auf, 16 davon konnten klinisch diagnostiziert werden. Die Syringomyelie wird allgemein zu den Mißbildungen gerechnet, die durch eine Dysgenese des Medullarrohrverschlusses entsteht, wobei unreife Spongioblasten die Ursache des späteren blastomatösen Prozesses darstellen. Als Zeichen eines status dysraphicus konnten wir bei unseren Fällen weder Zeichen einer spina bifida noch Anomalien des Sternums aufzeigen. Alle unsere Fälle boten aber Zeichen einer trophischen Dysgenese, in dem Sinne, als die landläufigen Proportionen der einzelnen Strukturen des Körpers gestört waren; so war z. B. die Relation der Nase zum gesamten Gesicht oder die Länge der oberen Extremitäten zum Körper oder auch die Relation der Hände zu den Armen disproportioniert. Diese Disharmonie der einzelnen Körperglieder zueinander führte in unserer aesthetischen Wertung dazu, daß man diese Personen als häßlich bezeichnen kann. Diese subjektive Wahrnehmung einer mißgestalteten Proportion ist um so bemerkenswerter, als beispielsweise bei der Multiplen Sklerose auch Typen anzutreffen sind, die einer beauté phthisique entsprechen. Das Urteil der Häßlichkeit führte bei der Syringomyelie oft zur Diagnose, die bei einer einmaligen Querschnittsbetrachtung keineswegs immer leicht ist. Von unseren 17 Fällen kamen 5 mit der Diagnose: spinaler Tumor, 4 mit Multipler Sklerose, einer als funiculäre Myelose, einer als Querschnittssyndrom an die Abteilung. Die langjährige Beobachtung und der Verlauf sichern allerdings meist die Diagnose. Der Beginn lag durchschnittlich bei 46 Jahren (23 bis 67), was den allgemeinen Erfahrungen (G a g e l, S c h e i d, E r b s l ö h) entspricht. Die Krankheitsdauer dieser Fälle betrug durchschnittlich 14 Jahre, schwankte allerdings von 2 bis 30 Jahren.

Der Schablone eines gutartigen blastomatösen Prozesses entsprechend, schreitet der Prozeß bei einem Kranken kontinuierlich fort, während bei anderen jahrzehntelange Ruhepausen bestehen.

Das erste Symptom ist meist sehr charakteristisch. Bei 11 Fällen begannen die Beschwerden mit Paraesthesien in der später betroffenen Extremität, fast immer kombiniert mit neuralgieformen Schmerzen. Bei 4 Fällen bestand das erste Symptom in Anfällen von Drehschwindel, und bei 2 bestand die Krankheit mit einem Nachschleifen der Beine. Sensibilitätsstörungen werden immer erst durch eine neurologische Untersuchung aufgedeckt, wobei fast immer Verbrennungen der

Anlaß zur neurologischen Untersuchung waren. In den initialen Phasen weist eine segmentale dissoziierte Sensibilitätsstörung mit nucleären Muskelatrophien auf die richtige Diagnose hin. In den späteren Krankheitsphasen zum Zeitpunkt der Aufnahme an unserer Abteilung sind die Bilder meist verwischt. Alle Patienten wiesen Sensibilitätsstörungen auf, die allerdings keinen dissoziierten Charakter hatten. Nur an der cranialen Grenze des Syndroms konnte immer eine dissoziierte Sensibilitätsstörung gefunden werden. Bei den Querschnittssyn-

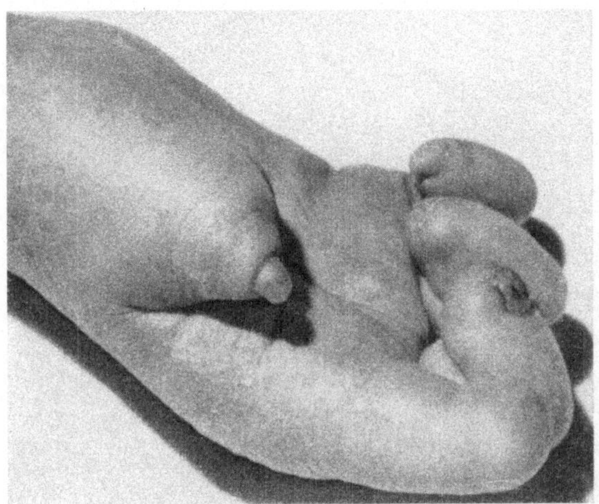

Abb. 80. Syringomyelie-Morvan'sche Form.

dromen bestand als charakteristisches Zeichen eine unscharfe Begrenzung der Sensibilitätsstörung. Zu diesem Zeitpunkt bestand bei 14 unserer Fälle eine spastische Paraplegie der Beine mit Tonus- und Reflexsteigerung und positivem Babinski. Schlaffe Paresen mit Atrophien nach dem Schema der progressiven spinalen Muskelatrophie an den oberen Extremitäten waren zum Zeitpunkt der Aufnahme bei allen Patienten vorhanden. Trophische Strörungen in den befallenen Segmenten traten bei 12 Fällen in Erscheinung. Es bestand entweder eine dünne, glänzende Haut mit livider Verfärbung, viel häufiger aber die typischen verhornten Hautpartien mit tiefen Rissen, schlecht verheilten Narben und succulenter Beschaffenheit des subcutanen Gewebes. Mutilationen nach dem Morvan'schen Typ sind sehr selten (Abb. 80). Hingegen findet man im Röntgen der betroffenen Extremitäten häufig Osteoporosen und charakteristische Arthropathien, wobei vor allem die Schultergelenke betroffen sind (Abb. 81). 8 Fälle zeigten im Verlauf schwere Kyphoskoliosen, die bei unseren Fällen erst durch die Atrophie der Rückenmuskulatur aufgetreten waren. Während am Beginn der Krankheit der asymmetrische Befall charakteristisch ist, sind in den späteren Phasen symmetrische Funktionsausfälle an den oberen und eine spastische Paraplegie an den unteren Extremitäten sehr typisch. Der bevorzugte Befall betrifft die Cervical-Segmente; wir

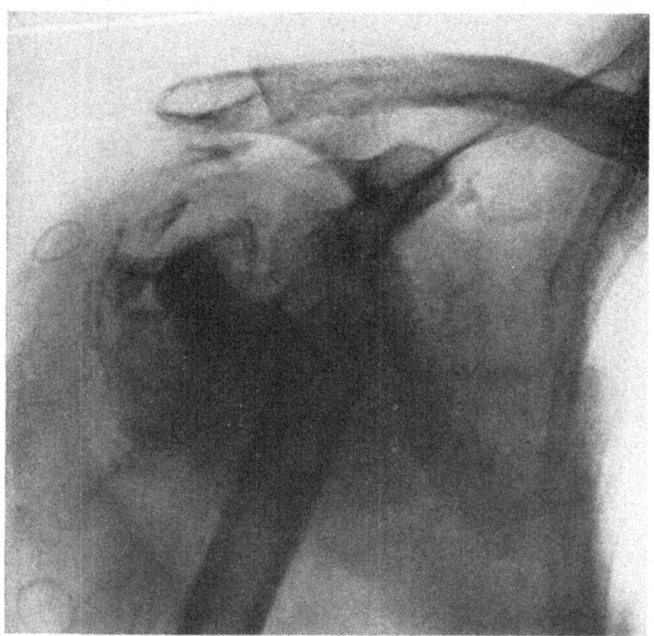

Abb. 81. Arthropathie im Schultergelenk bei Syringomyelie.

hatten nur einen Fall einer lumbalen Syringomyelie, deren erstes Symptom eine Ischialgie war. Die Hirnnerven waren bei 3 Fällen allerdings erst in den späteren Stadien befallen.

Bei 3 Fällen bestanden Schluckstörungen ohne Zungenatrophie und bei zweien zwiebelschalenartige dissoziierte Sensibilitätsausfälle im Trigeminusgebiet, wie sie S ö l d e r beschrieben hat. Als sehr charakteristisch für die Syringomyelie müssen wir die sehr intensiven Schmerzen anführen, die bei 14 Fällen in den befallenen Segmenten vorhanden waren. Die Schmerzen hatten einen kontinuierlichen, bohrenden Charakter und waren meist auch durch Alkaloide nur unvollkommen zu bessern. Der Tod trat bei 10 Fällen durch Herzversagen auf, das sich schon Jahre vorher in Form kurzer cardialer Insuffizienzphasen ankündigte. Das EKG wies keine besonderen Anomalien auf, eine cardiale Therapie mit Strophantin oder Digitalis Glykosiden war wirkungslos. Wir sprachen in diesem Zusammenhang von einer „spinalen Cardiopathie" und führten diesen Verlust der cardialen Adaptationsleistung und Kompensationsfähigkeit auf das Zugrundegehen der spinalen, vegetativen Strukturelemente zurück. Bei diesen Patienten be-

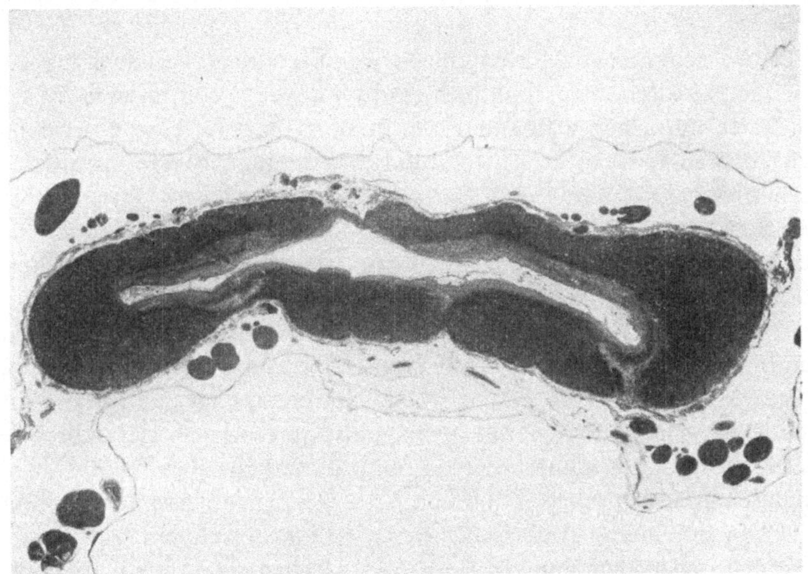

Abb. 82. Ausgedehnte Höhlenbildung bei Syringomyelie.

wirkten psychische Irritationen oder ein Wetterstreß regelmäßig cardiale Dekompensationserscheinungen mit Cyanose, Tachypnoe und weichen, kleinen, frequenten Puls. Bei 4 Fällen war ein Decubitus und bei 3 Fällen eine Pneumonie die unmittelbare Todesursache. Bei der Obduktion ist man immer wieder erstaunt über die Beschaffenheit des Rückenmarkes, das bei den meisten Fällen über eine Strecke von 10 bis 30 cm ausgeprägte Höhlen zeigt (Abb. 82). Die klinischen Funktionsausfälle stehen zu diesen massiven Läsionen in krassem Gegensatz, denn die Funktionsdefekte sind selten so massiv ausgeprägt, wie beispielsweise bei einem traumatischen Querschnittssyndrom. Man kann wohl das langsame Fortschreiten des blastomatösen Prozesses für das Erhaltenbleiben von Teilfunktionen verantwortlich machen.

Therapeutisch wird der Röntgenbestrahlung noch immer eine zweifelhafte Wirkung zugesprochen. 8 Fälle aus unserem Material hatten mehrfache Röntgenbestrahlungen bekommen, die durchschnittliche Krankheitsdauer dieser Fälle betrug 19 Jahre. 11 Fälle, die keine Röntgentherapie bekommen hatten, hatten eine Krankheitsdauer von 10 Jahren. Wir möchten daraus den Schluß ziehen, daß durch eine Röntgentherapie sicher eine Verzögerung der Progression bewirkt wird. In der klinischen Beobachtung allerdings haben wir nie eine Verbesserung der Funktionsstörungen gesehen, leider auch nicht der Schmerzen.

Es werden immer Mutmaßungen geäußert, daß Traumen als auslösende Faktoren anzuschuldigen sind (G a g e l). Von unseren 17 Fällen hatte nur einer während eines Bombenangriffes eine Quetschung einer oberen Extremität erlitten, und im Anschluß daran hatte sich in eben dieser Extremität eine Syringomyelie entwickelt. Wir möchten demnach eher die Meinung vertreten, daß ein lokales oder allgemeines Trauma die Progredienz ungünstig beeinflussen kann, aber keine pathogenetische Funktion darstellt.

Massagen und passive Bewegungsübungen werden als wohltuend empfunden. Größte Bedeutung hat aber die Arbeitstherapie, die über lange Zeitstrecken eine ausgeglichene Stimmungslage zu fördern imstande ist. Die Kranken mit Syringomyelie leben an der Abteilung gleichmäßig dahin, ohne unsere affektive ärztliche Beteiligung im besonderen Maß zu erregen. Dramatische Zwischenphasen treten nicht auf. Die psychische Anpassung dieser Kranken ist meist gut. Unsere therapeutischen Bemühungen sind so insuffizient, daß wir bei der täglichen Visite meist mit ein paar freundlichen Worten vorbeischwirren, unsere Insuffizienz hinter diese Schablone der affektiven Teilnahme verdrängend.

G. Tumoren des Zentralnervensystems

Unserem Einteilungsschema entsprechend würden nur die Tumoren, die vom Parenchym selbst ausgehen, in dieses Kapitel gehören. Wegen der gleichen Symptomatik werden aber auch die vom Mesoderm ausgehenden Meningeome und Haemangiome, wie die ektodermalen Hypophysentumoren und Craniopharyngeome mit abgehandelt. Wenn auch die 125 Fälle, die in den letzten 10 Jahren zur Obduktion gelangt sind, der Häufigkeit nach an der dritten Stelle unseres Krankengutes stehen, reicht diese Zahl natürlich nicht aus um über die

Differentialdiagnose oder über typische und charakteristische Verlaufsformen allgemein Gültiges auszusagen. Zunächst fällt in Tab. 14 die große Zahl der Fehldiagnosen auf, d. h. der Hirntumoren, die intra vitam an unserer Abteilung — aber auch an den neurologischen Kliniken in denen sie vorher durchuntersucht waren — nicht erkannt wurden. Bei der Diagnose eines Hirntumors sehen wir keine Möglichkeit, ein kritisches Detail als besonders charakteristisch hervorzuheben. In Lehr- und Handbüchern findet man für jede Tumorgruppe charakteristische Zeichen angeführt, die jedoch meist nur bei Elite-Fällen

Tabelle 14

Astrocytome	27	(13 F., 13 M.)	2 Fehldiagnosen
Glioblastome	14	(10 F., 4 M.)	1 Fehldiagnose
Oligodendrogliome	8	(4 F., 4 M.)	1 Fehldiagnose
Spongioblastome	2	(1 F., 1 M.)	—
Meningeome	23	(18 F., 5 M.)	6 Fehldiagnosen
Haemangiome	3	(2 F., 1 M.)	—
Kleinhirnbrückenwinkel	8	(6 F., 2 M.)	2 Fehldiagnosen
Reklinghausen	1	(1 F., —)	—
Hypophysen-Tumor	6	(4 F., 2 M.)	—
Craniopharyngeome	2	(1 F., 1 M.)	1 Fehldiagnose
Cholesteatome	2	(1 F., 1 M.)	—
Metastasen	26	(13 F., 13 M.)	1 Fehldiagnose
Plexus Carcinom	1	(— 1 M.)	—
Epipharynx Carcinom	2	(1 F., 1 M.)	—
	125	(81 F., 44 M.)	14 Fehldiagnosen

aufgeschienen sind und keine allgemeine Gültigkeit haben. Bei keinem unserer 8 Oligodendro-Gliomen konnten wir beispielsweise Verkalkungen bei der Röntgen-Leeraufnahme darstellen. Auch die immer zitierten Kopfschmerzen als Initialsymptom waren bei unseren Fällen nur in knapp einem Drittel vorhanden, und bei 23 Meningeomen waren sie nur bei einem Fall aufgetreten. Die Symptomatik der Hirntumoren ist deshalb so vieldeutig, da nicht wie bei einer Systematrophie ein bestimmtes Areal isoliert ausfällt (Chorea, Parkinson), sondern der wachsende Tumor erst spät das spezifische Parenchym irritiert oder lädiert und vor allem durch Verdrängungen und Quellungen Fernsymptome entstehen, die eine Lokaldiagnose beträchtlich erschweren. So sieht man die bei anderen neurologischen Erkrankungen typischen Schablonen beim Hirntumor äußerst selten. Man findet beispielsweise bei Hirntumoren auch bei größter Ausdehnung keine massive Hemiplegie vom Kapseltyp. Eine Ausnahme von dieser Regel bilden nur die

Tumoren, die durch Läsion der austretenden Hirnnerven typische Lokalsymptome liefern, wie die Tumoren des Kleinhirnbrückenwinkels oder die basalen Meningeome der vorderen Schädelgrube. Auch das sogenannte mittlere Lebensalter läßt sich nicht starr als Charakteristikum für einen Tumor anführen, da beispielsweise unsere 2 Kraniopharyngeome erst um das 70. Lebensjahr Symptome produzierten. Wir möchten B o d e c h t e l absolut beistimmen, der meinte, daß das wichtigste Kriterium bei der Diagnose eines Hirntumors darin besteht, daß man daran denkt. Wenn man nämlich an einen raumfordernden Prozeß denkt, dann wird man aus der Anamnese, aus dem neurologischen Befund, aus dem psychiatrischen Verhalten, aus der Röntgen-Leeraufnahme und aus dem EEG so viele Anhaltspunkte gewinnen, daß man die Indikation zu einer Luftfüllung und Arteriographie stellt. Eine Indikation, die wir beim alten Menschen wegen der dabei auftretenden cerebralen Dekompensation nur zögernd stellen. Die relativ hohe Zahl der nicht erkannten Hirntumoren basiert zweifellos auf dieser Zurückhaltung. An einer Neuro-chirurgischen Klinik, die von vornherein auf den raumfordernden Prozeß eingestellt ist, wird die Zahl der nicht diagnostizierten Hirntumoren wesentlich geringer sein. Trotzdem möchten wir daraus nicht eine Empfehlung ableiten, bei jedem ungeklärten neurologischen Syndrom älterer Menschen eine Arteriographie durchzuführen. Zu häufig sehen wir dabei Durchgangsphasen oder ein organisches Psychosyndrom auftreten, das nicht immer rekompensierbar ist. Die ärztliche Bedeutung dieser Fehldiagnosen ist nicht so in die Wage fallend, da unsere Patienten durch Alter und Progression in einem Zustand waren, der eine Operation nicht mehr als Erfolg versprechend annehmen ließ. Die nicht gestellte Diagnose eines vorhandenen Hirntumors bei älteren Menschen verringert kaum die Lebenserwartung des Kranken, sie belastet nur die Eitelkeit des Neurologen. Die Häufigkeit der einzelnen Tumorarten entspricht bei uns nicht ganz dem Vorkommen an einer neurologischen Klinik. Sind beispielsweise in einer Zahl von 1350 Tumoren bei W. S c h e i d nur 5% Astrocytome, 20% Glioblastome und 9,7% Meningeome, so liegen die Verhältniszahlen bei uns: 21,5% Astrocytome, 11% Glioblastome, 18% Meningeome.

Weder die großen Zahlen bei S c h e i d noch unsere kleinen Zahlen geben die richtigen Verhältnisse des Vorkommens bestimmter Hirntumoren an, sondern sie zeigen nur die speziellen Aufgaben einer Klinik. An einer neurologischen Klinik kommen die inoperablen Glioblastome häufig vor, an einer neuro-chirurgischen Klinik sind die Meningeome als optimal operable Tumoren in der Mehrzahl, und an einer Abteilung für chronisch Nervenkranke liegen Patienten mit langsam wachsenden Hirntumoren, die nicht radikal operiert werden konnten, und bei denen nach Auftreten eines Rezidivs eine neuerliche Operation abgelehnt wird.

Tab. 15 gibt den Beginn, die Krankheitsdauer und die häufigsten Initialsymptome wieder. Der Krankheitsbeginn liegt bei der Gruppe

Tabelle 15

	Beginn	Dauer	Kopfschmerzen	Cerebrale Anfälle	Paraesthesien	Parästhesien	Gleich-gewichts-störungen	Verwirrtheit	Sehstörung	Schwindel
						1. Symptome				
Astrocytome	43	5,6	11	5	3	4	3	—	2	—
Glioblastome	46	1,5	3	—	2	—	3	2	2	—
Oligodendrogliome	44	8	4	2	1	—	—	—	—	—
Spongioblastome	32	27,5	2	—	—	—	—	—	—	—
Meningeome	55	5,8	1	11	3	—	2	—	4	—
Haemangiome	42	14	2	—	—	—	1	—	—	—
Kleinhirnbrückenwinkel	55	4	2	—	1	—	—	—	—	4
Reklinghausen	50	3	—	—	—	—	—	—	—	—
Hypophysen-Tumor	60	4	3	1	—	—	—	—	1	—
Craniopharyngeome	72	2	—	—	1	—	—	—	—	—
Cholesteatome	50	10,5	1	—	—	—	—	—	—	—
Metastasen	59	1,8	8	3	3	2	2	3	—	—
Plexus Carcinom	60	1	—	—	—	—	—	—	—	1
Epipharynx Tumor	63	2	—	—	—	—	—	—	1	1

der neuro-epithelialen Tumoren zwischen dem 40. und 50. Jahr, bei den mesodermalen zwischen dem 50. und 60. Jahr, bei den ektodermalen um das 60. Lebensjahr. Dabei möchten wir nur die Differenz zwischen Gliomen und Meningeomen als gültig ansprechen, während die übrigen Zahlen zu gering sind und eigentlich nur anzeigen, daß solche Tumoren auch im hohen Lebensalter auftreten können. Die errechnete Dauer entspricht im allgemeinen den Erfahrungen der Literatur, die besonders abweichenden Werte bei den Spongioblastomen sind durch die geringe Fallzahl erklärbar.

Von den initialen Symptomen stehen die Kopfschmerzen im Vordergrund. Ein charakteristischer Schmerztyp läßt sich nicht aufzeigen, im allgemeinen wird ein tiefsitzender, dumpfer Kopfschmerz angegeben. Auffallend ist, daß von 23 Meningeomen nur bei einem Fall Kopfschmerzen als Initialsymptom aufscheinen, bei 14 Glioblastomen dreimal, hingegen bei 27 Astrocytomen elfmal. Diese Zahlen lassen daran denken, daß der Kopfschmerz beim Tumor eine Folge der cerebralen Dekompensation darstellt. Bei den rasch wachsenden Glioblastomen treten vor der allgemeinen cerebralen Dekompensation schon Lokalzeichen der Parenchymläsion auf, daher der initiale Kopfschmerz seltener. Beim langsam wachsenden Meningeom werden erst nach Auffüllung der Reserveräume Hirndruckerscheinungen auftreten, weshalb auch hier der Kopfschmerz selten als Initialsymptom zur Beobachtung kam. Die Häufigkeit der Kopfschmerzen beim Astrocytom, Oligodendrogliom und Spongioblastom läßt sich aus der Eigenart des Wachstums dieser Tumoren erklären.

Sie wachsen infiltrativ unter Schonung des nervösen Parenchyms und verursachen dadurch vor den lokalen Defekten sehr häufig allgemeine Hirndruckerscheinungen. Cerebrale Krampfanfälle, generalisiert oder vom Jackson Typ kamen besonders bei den Konvexitäts-Meningeomen als Initialsymptom vor (11 Fälle), bei den Astrocytomen bei 5 Fällen, bei den Metastasen 3 Fälle. Diese cerebralen Krampfanfälle sind das Paradigma eines Plus-Symptomes, das durch Irritation des Parenchyms ausgelöst wird, und das erst später vom Minus-Symptom einer Parese gefolgt ist. Die übrigen Initialsymptome sind für die einzelnen Tumorarten wenig charakteristisch, mit Ausnahme der fast obligaten Schwindelanfälle beim Akustikusneurinom. Bemerkenswert ist, daß das immer hervorgehobene Erbrechen als Initialsymptom eines Hirntumors bei unseren Fällen selten angegeben oder beobachtet werden konnte. Das Gleiche — wenn auch nicht so eklatant — trifft für die Stauungspapille zu. Nur bei 10 Fällen war sie als Initial-Symptom bei subjektiven Sehstörungen anzutreffen, bei den 14 Fällen unserer Fehldiagnosen fehlte sie auch im späteren Verlauf. Wir möchten nur hervorheben, daß die Trias, Kopfschmerzen, Brechreiz, Stauungspapille, mit größter Wahrscheinlichkeit für einen Hirntumor spricht, daß aber das Fehlen dieser Trias den Verdacht eines bestehenden Hirntumors keineswegs völlig entkräftet. Verwirrtheitszustände als Initialsymptome kamen bei 2 Glioblastomen und bei 3 Metastasen vor, was wohl die besondere Oedemanfälligkeit dieser Tumorformen anzeigt. Lokalsymptome als Paresen, Paraesthesien oder Gleichgewichtsstörungen weisen keineswegs primär auf einen raumfordernden Prozeß hin. Wie B o d e c h t e l hervorhebt, treten die allgemeinen psychischen Verhaltensstörungen beim Hirntumor oft vor den neurologischen Symptomen auf, was wir insbesondere für die Gruppe der Gliome bestätigen möchten. 18 unserer Tumor-Patienten waren primär in eine psychiatrische Anstalt eingewiesen worden. Auch die psychischen Verhaltensstörungen sind nicht spezifisch, sondern bestehen in Durchgangsphasen (W i e c k), organischem Psychosyndrom oder in chronisch-cerebralen Abbauvorgängen mit Demenz. Neben der akuten Verwirrtheit mit Bewußtseinstrübung sieht man immer wieder den Mangel an Antrieb, Entschluß- und Entscheidungsunfähigkeit, verlangsamte Reaktionsfähigkeit, einen verzögerten Denkablauf, Störungen der Konzentration und Merkfähigkeit, daneben bestehen affektive Gleichgültigkeit und eine abgestumpfte emotionale Reagierfähigkeit.

Früher aktive Menschen schildern diese Versandung immer wieder mit „mit mir ist nichts mehr los". Hat man die vitale Persönlichkeit vor der Krankheit gekannt, dann fällt die affektiv-intellektuelle Teigigkeit besonders auf. Bildmäßig könnte man diese Verhaltensstörung als Rigor des Gemüts, ja der gesamten Psychomotorik bezeichnen. Diese „Tumorpsyche" zeigt phasenhafte Verschlimmerungen, immer aber einen progredienten Charakter, was sie von anderen Formen des organischen Psychosyndroms oft unterscheidet. An einer Anstalt für chronische Nervenkrankheiten wird man durch diese psychischen Verhaltensstörungen häufiger dazu angeregt, an einen raumbeengenden Prozeß zu denken als durch die neurologische Symptomatik im engeren Sinn. Das stets vorzunehmende EEG wird beim Aufscheinen eines lokalen Delta-Herdes die Vornahme von Luftfüllung und Arteriographie rechtfertigen. Bei gutartigen Tumoren fehlen aber EEG-Veränderungen häufig, und insbesondere bei unseren Fehldiagnosen bei Tumoren der hinteren Schädelgrube waren auch wiederholte EEG-Befunde normal.

In der Symptomatik und im Verlauf der einzelnen Gruppen lassen sich aus unserem Material gewisse Besonderheiten anführen, die jedoch keine allgemeine Gültigkeit beanspruchen dürfen. Bei den 27 Astrocytomen bestanden bei 20 Fällen neurologische Symptome, bei 14 psychiatrische Verhaltensstörungen. Der langsame Verlauf mit der chronischen Hirndrucksteigerung ist für die geschilderten psychischen Störungen verantwortlich zu machen. 26 Patienten starben an allgemeinen Hirndruckerscheinungen. 22 Kranke wurden operiert, 23 mit Röntgen und 3 mit der Kobalt-Kanone bestrahlt. Bei 2 Männern (67 und 72 Jahre) wurde das vorhandene Astrocytom nicht erkannt und der Prozeß für gefäßbedingt angesehen, es bestanden weder Stauungspapillen noch progrediente Lokalzeichen im EEG. Die Röntgenbestrahlung — ob intra operationem oder nach Auftreten von Rezidiven vorgenommen — bewirkt zweifellos eine Verlängerung der Lebensdauer, wenngleich das klinische Bild dieser armen Patienten für den Arzt keineswegs ermutigend und für die Angehörigen erfreulich ist. Wo der Prozeß exakt lokalisierbar ist, kommt die Anwendung der Kobalt-Pendel-Bestrahlung in Frage. Der Effekt bezüglich Lebensverlängerung ist der gleiche, die lästigen Begleiterscheinungen einer Röntgentherapie (Erbrechen usw.) fehlen bei der Kobalt-Therapie.

Ohne die großartigen Erfolge der Neuro-Chirurgie schmälern zu wollen, kann man aber doch sagen, daß diese Disziplin beim Gliom derzeit überfordert ist. 2 Fälle von Astrocytomen, bei denen eine Lappenresektion vorgenommen wurde, leben noch (10 Jahre p. o.), zeigen gelegentlich generalisierte Krampfanfälle oder Durchgangssyndrome als Aequivalente. Sie bieten das typische Bild einer Tumorpsyche und leben ohne besondere Akzente dahin.

Von den 14 Glioblastomen ist bemerkenswert, daß 12 Fälle neurologische und 8 psychiatrische Symptome boten. Bei 6 Fällen war der Tumor nach der Art der Schmetterlingsgliome in beiden Hemisphären. Bei 6 Kranken wurde wegen des jugendlichen Alters eine Entlastungsoperation mit nachfolgender Röntgenbestrahlung durchgeführt, ohne daß die Progredienz des Prozesses gehindert werden konnte. Der Tod trat bei allen Fällen durch Hirndruckerscheinungen ein. Bei einer 70jährigen Frau mit insultartigem Beginn, Hemiplegie und langer Bewußtseinsstörung, wurde eine Haemorrhagie diagnostiziert, und erst bei der Autopsie konnte ein Glioblastom festgestellt werden. Nach der myatrophischen Lateralsklerose ist das Glioblastom wohl die infausteste Krankheit, wobei der Tumor noch den Vorzug hat, daß er die letzten Lebensphasen mit dem Schleier der Bewußtseinstrübung zudeckt. Auch der aktivste Neurologe wird sich beim sicher erkannten Glioblastom eine Operation versagen, da sie völlig nutzlos ist.

Bei den 8 Oligodendro-Gliomen waren Alter, Sitz und Verlaufsdauer charakteristisch. Bei 4 Fällen bestanden neurologische, bei 6 Fällen psychiatrische Symptome, 6 Fälle wurden operiert, 2 röntgenbestrahlt. Bei einem Fall — der in völlig verwirrtem Zustand an die Abteilung kam — wurde wegen anhaltender Fieberattacken eine Encephalitis diagnostiziert. Wenn der Sitz des Tumors eine Operation ermöglicht, ist diese wegen der langen Überlebenszeit indiziert. Bei 2 unserer Fälle betrug die Lebenszeit nach der Operation 20 bzw. 27 Jahre.

Die Spongioblastome haben erfahrungsgemäß den längsten Verlauf. Leider ist der Sitz dieser Tumoren meist nahe der Mittellinie, wodurch die Operabilität eingeschränkt wird, mit Ausnahme der seltenen cerebellaren Spongioblastome.

Von den Meningeomen wurde schon erwähnt, daß nur bei einem Fall Kopfschmerzen als Initialsymptom aufschienen. Hervorheben möchten wir, daß bei 20 Fällen nur neurologische Symptome und nur bei 5 psychiatrische Abnormitäten zu beobachten waren. Meningeome als verdrängende Gewächse ziehen seltener psychische Verhaltensstörungen nach sich als die intra-cerebralen Tumoren. Bei 11 Fällen bestanden Krampfanfälle als Initialsymptom. Diese Tatsache der corticalen Irritation führte auch dazu, daß bei den Konvexitätsmeningeomen das EEG stets lokale pathologisch langsame Wellen zeigte. Stauungspapillen bestanden bei der Hälfte der Fälle, 5 Fälle zeigten multiple Meningeome. Ein Fall hatte diese multiplen Meningeome streng einseitig auf die linke Hirn- und Rückenmarkseite beschränkt. Der Kuriosität halber kurz die Krankengeschichte: Eine weibliche Patientin hatte im Jahre 1945 eine insultartige Hemiparese. Die Beschwerden bilden sich ohne ärztliche Behandlung zurück. 1946 traten generalisierte Krampfanfälle auf, und eine Hemiplegie rechts schloß sich an. In der Folge kam es zu einer Sehverschlechterung mit Stauungspapille. Bei der Ventrikulographie (Kl. Prof. Dr. L. S c h ö n b a u e r) konnte nur der rechte Seitenventrikel punktiert werden und zeigte eine massive Rechtsverdrängung. Bei der am 24. Jänner 1947 vorgenommenen Operation zeigten sich nach der Eröffnung der Dura links zahlreiche Meningeome. Es wurden insgesamt neun kirsch- bis mandaringroße Meningeome entfernt. Das Gewicht dieser Meningeome betrug 160 g. Bei einer Myelographie — 2 Monate später — bestand in der Höhe von D 3 ein imkompletter Stop. Bei der darauf vorgenommenen Laminektomie fanden sich von der Dura ausgehend und das Rückenmark von links komprimierend mehrere Meningeome, die entfernt wurden. Am 20. März 1947 wurde die Pat. an unsere Abteilung verlegt. Es bestanden sakkadierte Blickbewegungen bei Rechtsblick. An den OE rechts eine spastische Lähmung, an den UE eine spastische Paraparese mit beidseitig positivem Babinski. Keine sichere Sensibilitätsstörung und eine motorische Restaphasie. In den folgenden Jahren traten immer generalisierte Krampfanfälle auf, und es kam zu einem hochgradigen geistigen Abbau. Im EEG bestanden streng einseitige polymorphe Delta- und Theta-Wellen und scharfe Wellen über der gesamten linken Hemisphäre. Die Pat. wurde fallweise entwässert, kam jedoch trotzdem am 18. Juni 1964 in einem status epilepticus ad exitum, also 17 Jahre nach der primären Operation!

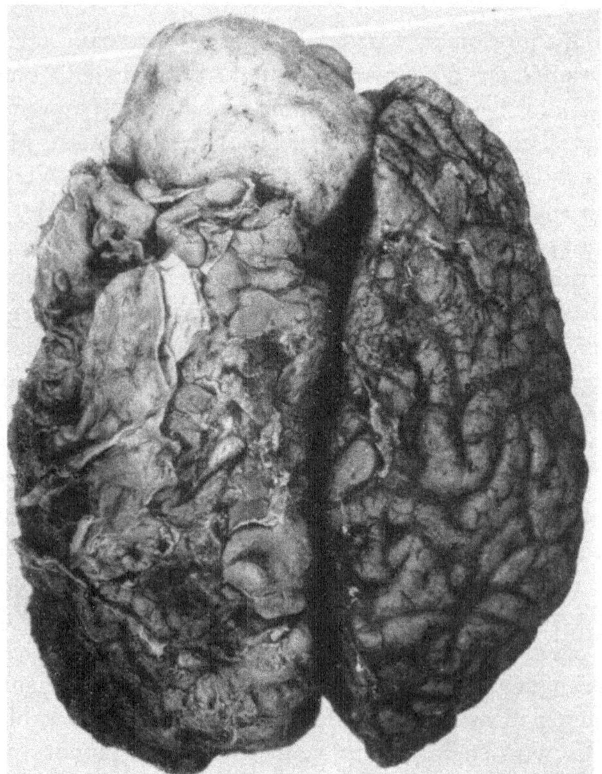

Abb. 83. Streng halbseitig lokalisierte Meningeome. (Foto: Neurologisches Institut der Universität Wien.)

Bei der Autopsie fanden sich streng halbseitig an der linken Hirn- und Rückenmarkseite acht verschieden große Meningeome (Abb. 83). Der Fall ist wegen der großen Zahl der Meningeome, der streng halbseitigen Lokalisation und der langen Dauer von 1945 bis 1964 sicher hervorhebenswert.

Erschreckend hoch ist die Zahl der von uns nicht diagnostizierten Meningeome (6 von 23). Die einzelnen Fälle: Bei einer 75jährigen Frau bestand klinisch das klassische Syndrom einer Chorea senilis, EEG und Schädel-Röntgen waren normal. Bei der Autopsie fand sich ein basales Meningeom der mittleren Schädelgrube. Ein zweiter Fall hatte seit dem zweiten Lebensjahr generalisierte Krampfanfälle mit einer rechtsseitigen Hemiplegie. Die rechten Extremitäten waren im Wachstum beträchtlich zurückgeblieben. Die klinische Diagnose lautete: Morbus Little bei post nataler encephalitischer Hirnschädigung, was durch eine an einer anderen Abteilung vorgenommenen Luftfüllung mit Erweiterung des linken Ventrikelsystems erhärtet wurde. Die Pat. kam in einem status epilepticus ad exitum, bei der Autopsie fand sich ein apfelgroßes Meningeom links parasagittal. Bei einer 66jährigen und einer 69jährigen Frau mit diskreten motorischen Halbseitenerscheinungen ohne psychische Verhaltensstörungen wurde wegen einer bestehenden Hypertonie ein vasculärer Prozeß angenommen. Die EEG-Befunde waren mäßig abnorm, zeigten jedoch keine Seitenbevorzugung. Bei der Autopsie fanden sich basale, vom Clivus ausgehende Meningeome. Bei 2 Frauen begannen die Beschwerden im 18. bzw. 34. Jahr mit cerebellaren und spastischen Zeichen. Es bestand ein horizontal-rotatorischer Nystagmus nach beiden Seiten, bei einem Fall bestand eine Abducensparese. Die klinische Einweisungsdiagnose der einweisenden neurologischen Abteilung lautete: Multiple Sklerose. Die klinischen Defekte blieben stationär, die EEG-Befunde waren normal, psychische Verhaltensstörungen fehlten, desgleichen eine Stauungspapille. Wir blieben daher bei der Einweisungsdiagnose. Ein Fall starb im status epilepticus und die Autopsie deckte ein Meningeom in der hinteren linken Schädelgrube auf. Die zweite Kranke starb mit 44 Jahren bei Fortschreiten der klinischen Symptome an einer Kreislaufdekompensation. Wir deuteten diesen Prozeß als nicht beherrschbaren Schub. Auch bei dieser Patientin wurde in der hinteren Schädelgrube ein Meningeom gefunden, das von rechts das Kleinhirn komprimiert hatte.

Gerade diese beiden letzten Fälle belasten das ärztliche Gewissen, da wegen der Jugend der Patientin und wegen des Sitzes der Tumoren eine Operation vermutlich erfolgreich abgelaufen wäre. Diese Fehldiagnosen unterstreichen, daß bei jugendlichen Patienten eine Arteriographie und eine Luftfüllung — wenn nur der leiseste Verdacht auf einen raumbeengenden Prozeß besteht — indiziert ist. Das EEG läßt bei Prozessen der hinteren Schädelgrube im Stich, und auch die Luftfüllung zeigt meist nur die erweiterten Ventrikelsysteme. Seit die Vertebralis-Füllungen von der Arterie sub-clavia mittels Katheter (S e ll i n g e r) durchgeführt werden, ist der Tumordiagnostik der hinteren Schädelgrube eine größere Treffsicherheit beschieden.

Von 8 Kleinhirnbrückenwinkeltumoren waren 5 Akustikusneurinome und 3 Meningeome. Die Initialsymptome der Akustikusneurinome bestanden bei 4 Fällen in einem Drehschwindel und bei einem Fall in einer einseitigen Taubheit. Bei allen 8 Fällen bestanden lokale neurologische Defektsymptome und nur bei einem psychisch abnorme Verhaltensweisen. Der Tod erfolgte bei 4 Fällen durch Kreislaufversagen, vermutlich durch lokalen Druck auf die Medulla und bei 4 Fällen an allgemeinen Hirndruckerscheinungen. Die Röntgenaufnahmen nach S t e n v e r s waren bei 2 Fällen völlig normal, obwohl autoptisch taubeneigroße Tumoren vorlagen. Die EEG-Befunde waren bis auf einen Fall normal, der eine diffuse Dysrhythmie zeigte. Bei 2 Fällen bestanden trotz klinischer Hirndruckerscheinungen keine Stauungspapillen. Das waren auch die Fälle, die klinisch nicht diagnostiziert wurden. Es waren 2 Frauen (40 bzw. 43 Jahre) mit Doppelbildern, Nystagmus, Ataxie, spastischer Paraparese der Beine und positiven Pyramidenzeichen. EEG, Fundus, Liquor und Röntgen-Leer-Aufnahme waren ohne Besonderheit. Die Diagnose eines raumbeengenden Prozesses im Kleinhirnbrückenwinkel ist entweder sehr leicht, wenn neben der typischen Symptomatik Hirndruckerscheinungen vorliegen und die Stenvers-Aufnahmen lokale Läsionen zeigen. Sie ist aber auch sehr schwierig, wenn die Nebenbefunde fehlen. Die 2 Fehldiagnosen bei Kranken im mittleren Lebensalter erzwingen in Zukunft die Vornahme einer Vertebralis-Füllung als einzig sichere Methode raumfordernde Prozesse der hinteren Schädelgrube aufzudecken.

Von den ektodermalen Tumoren waren in unserem Krankengut 6 Hypophysentumoren (3 eosinophile und 3 chromophobe) und 2 Kraniopharyngeome. Der durchschnittliche Beginn unserer Hypophysentumoren lag mit 60 Jahren über dem üblichen Durchschnitt. Bei 2 Fällen von chromophoben Adenomen bestanden die Initialsymptome in einem Diabetes, der vom Internisten als Alters-Diabetes gedeutet wurde. Erst die zunehmenden Kopfschmerzen, die psychischen Veränderungen und der typische Röntgenbefund sicherten die Diagnose des Hypophysentumors, obwohl keinerlei Sehstörungen oder sonstige neurologische Ausfallszeichen zu beobachten waren. Das Fehlen von beschriebenen Symptomen, wie Amenorrhoe, Libido- und Potenzverlust, aber auch das Fehlen von akromegalen Zügen, lag vermutlich am höheren Lebensalter unserer Fälle. Wegen der fehlenden Sehstörungen wurde nicht operiert, sondern Röntgen- bzw. mit der Kobaltkanone bestrahlt, wobei die Kobalt-Pendel-Bestrahlung wegen der fehlenden Nebenerscheinungen für den Patienten am schonendsten ist. Der Tod erfolgte bei 3 Fällen an allgemeinen Hirndruckerscheinungen und bei 3 durch Pneumonie mit Kreislaufversagen.

Die 2 Erdheim-Tumoren (Kraniopharyngeome) unseres Krankengutes bieten als einzige Auffälligkeit den späten Beginn. Eine Frau zeigte mit 66 Jahren einen Diabetes, zunehmende Kopfschmerzen und psychische Verlangsamung, im EEG einen Delta-Theta-Herd rechts frontobasal. Sehr bald stellten sich Verwirrtheitsphasen ein. Eine Operation wurde wegen der tiefen Lokalisation abgelehnt und eine Kobaltbestrahlung vorgenommen. Der Exitus trat unter Hirndruckerscheinungen ein. Der zweite Fall war eine 79jährige Frau mit insultartigem Beginn und Hemiplegie. Wegen des Alters und der fehlenden Nebenbefunde wurde eine cerebrale Arteriosklerose mit Erweichung diagnostiziert, und erst bei der Autopsie konnte das Kraniopharyngeom verifiziert werden. Das hohe Alter und der atypische Beginn und Verlauf führten hier zur Fehldiagnose.

Unter den Mißbildungstumoren hatten wir 2 Cholesteatome mit einem Manifestationsalter von 45 bzw. 65, einer Krankheitsdauer von 16 bzw. 5 Jahren. Bei der 45jährigen Frau war der Sitz in der mittleren Schädelgrube, die Symptome bestanden in einer einseitigen Opticusatrophie, später traten Augenmuskelparesen und Basilarissymptome vasculärer Genese hinzu.

Es kam auch zu starken psychischen Veränderungen im Sinne eines organischen Psychosyndromes. Die Tumordiagnose konnte klinisch gestellt und durch die Luftfüllung verifiziert werden. Eine Operation kam wegen des basalen Sitzes nicht in Frage. Die Artdiagnose konnte erst autoptisch sichergestellt werden. Der zweite Fall begann mit 65 Jahren als typischer Kleinhirnbrückenwinkelherd, hatte starke Kopfschmerzen und eine beträchtliche psychische Verlangsamung. Wegen des schlechten Allgemeinzustandes der 68jährigen Patientin wurde eine Operation abgelehnt. Der Tod erfolgte unter dem Bild eines akuten Hirndruckes mit Kreislaufversagen, wie fast regelmäßig bei raumfordernden Prozessen der hinteren Schädelgrube.

Von den 26 Hirnmetastasen (13 Frauen, 13 Männer) war der primäre Tumor bei 14 Fällen ein Bronchus-Carcinom (10 Männer), bei 5 ein Mamma-Carcinom, bei 2 ein Hypernephrom, ferner ein Uterus-Carcinom, ein Magen-Carcinom und ein Schilddrüsen-Carcinom. Bei zwei jugendlichen Kranken bestand primär ein Melanoblastom. Diese Verteilung entspricht der in der Literatur angegebenen. Der Tod trat bei 14 Fällen als Folge einer Hirndruckerscheinung ein, bei 6 Fällen durch Kreislaufversagen, bei 4 Fällen durch eine Pneumonie und bei 2 Fällen durch eine Decubitalsepsis. Bei 18 Fällen bestanden neurologische Symptome, bei 8 Fällen ein organisches Psychosyndrom mit deliranten Verwirrtheitsphasen und cerebralen Abbausymptomen. Bei einer 76jährigen Frau wurden die psychischen Verhaltensstörungen bei fehlenden neurologischen Herdsymptomen als Ausdruck einer cerebralen Arteriosklerose gewertet und erst bei der Autopsie multiple Metastasen bei einem primären Schilddrüsen-Carcinom aufgedeckt. 20 der 26 Fälle starben innerhalb eines Jahres. Bei einem Fall einer Hemiplegie durch eine Metastase nach einem Bronchus-Carcinom verabreichten wir wegen einer bestehenden Depression wöchentlich einen Elektro-Schock und konnten die Lebensdauer auf 4 Jahre erhöhen. Diese Reaktion scheint uns mitteilenswert, da sie jeder Erwartung widerspricht. Im allgemeinen ist der Verlauf bei cerebralen Metastasen äußerst unerfreulich. Ein überwiegend toxisches Hirnoedem trotzt jeder massiven Entwässerung und führt rasch zu einem Zerfall der gesamten psychischen und geistigen Persönlichkeit.

Bei einem 60jährigen Mann mit allgemeinen Hirndruckerscheinungen wurde durch die Luftfüllung ein raumfordernder Prozeß sichergestellt und bei der Autopsie der recht seltene Befund eines Adeno-Carcinoms des Plexus choreoideus histologisch verifiziert.

Die beiden Fälle von Epipharynx-Carcinomen wurden wegen der basalen Hirnnervensymptome vermutet und durch eine Biopsie von der Rachenwand diagnostisch sichergestellt. Bei typischer Symptomatik ist die Diagnose solcher Tumoren als leicht zu bezeichnen.

Der Hirntumor erfordert vom Neurologen neben dem klinisch handwerklichen Können jenes Fingerspitzengefühl, das für jede ärztliche Diagnose entscheidend ist, und das aus einer Vielfalt unterschwelliger Wahrnehmungen die Entscheidung der Diagnose induziert. Ist der Tumor sichergestellt, dann erfolgt die lokale und Artdiagnose durch eine Reihe von physikalischen Methoden (Luftfüllung, Arteriographie, und Szintigraphie). Da die Neuro-Chirurgen mit diesen Methoden vertrauter umgehen können wird eine Neurologie, die sich ausschließlich mit der Tumordiagnostik beschäftigt, zu einer brotlosen Kunst. Es muß einmal ausgesprochen werden, daß die Fähigkeit mit klinischen Methoden einen Tumor zu lokalisieren, nicht Hauptaufgabe der Neurologie sein kann. Die permanenten Regelkreise des Zentralnervensystems zeigen immer wieder, daß eine bestimmte Funktionsstörung von verschiedenen Arealen aus verursacht werden kann, so daß die Lokalisationsneurologie eine geistreiche Spielerei ist, die zum Können eines Neurologen gehört, aber nicht Endziel sein darf. Die physikalischen Methoden des Neuro-Chirurgen haben eine größere Treffsicherheit und sind in der Hand des geübten Neuro-Chirurgen für den Patienten viel schonender. Die Verantwortung zu einem operativen Eingriff ist heute eindeutig in die Hand des Neuro-Chirurgen gegeben, während vor etwa 30 Jahren noch der Neurologe die Indikation zur Operation gestellt hat. An einer Abteilung für chronisch Nervenkranke hat man Gelegenheit, die reiche Zahl der nicht operierbaren oder nicht radikal operierten Tumoren kennenzulernen. Die Therapie muß sich auf rein symptomatische Maßnahmen beschränken. Bei akuten Phasen einer Hirndrucksteigerung mit Bewußtseinstrübung bewährt sich am besten Human-Albumin (10 ccm einer 20%igen Lösung mehrmals täglich i. v.).

Bei chronischeren Formen geben wir Urea pura (30 g auf 200 aqua dest.) als Infusion mehrere Wochen hindurch, auch Diamox 500 mg intravenös wirkt eine zeitlang entwässernd. Zusätzlich sehen wir von Aramine oder auch Lucidril-Injektionen vorübergehende Aufhellungseffekte der Bewußtseinslage. Bei Metastasen haben wir mit Endoxan (Asta) schöne Rekompensationserfolge sowohl klinisch wie auch im EEG beobachten können. Ein Absinken der Leukozyten unter 2000 verhindert die permanente Anwendung solcher zytostatischen Substanzen. So unbefriedigend aus der Sicht des Neurologen die Dauerresultate der Neuro-Chirurgie bezüglich der Hirntumoren sind, so erfreulich sind die Erfolge bei den Rückenmarkstumoren. Das geht schon daraus hervor, daß Rückenmarkstumore an unserer Abteilung kaum zur Beobachtung kommen, da sie meist so weit wiederhergestellt sind, daß eine Aufnahme an unsere Abteilung nicht notwendig wird. Wir hatten in den letzten 10 Jahren 3 Meningeome, die diagnostiziert und operiert wurden, und die mit einem inkompletten Querschnittssyndrom an der Abteilung leben. Ein Neurinom bei einem 73jährigen Mann konnte wegen des fortgeschrittenen Decubitus, mit dem er schon eingewiesen wurde, nicht mehr operiert werden. Ferner hatten wir 3 intramedulläre Gliome, die innerhalb der letzten 10 Jahre wiederholt röntgenbestrahlt wurden und mit den entsprechenden Defekten leben. Bei 6 Fällen war ein inkomplettes Querschnittsyndrom durch

Metastasen der Wirbelkörper verursacht, diese starben innerhalb eines Jahres. Bei 2 Fällen bestanden Sarcome, die vom Beckenbindegewebe ihren Ausgang genommen hatten und ein Cauda-Syndrom bewirkt hatten. Diese beiden Fälle starben ebenfalls trotz Röntgenbestrahlung innerhalb eines Jahres. Diese geringe Zahl von raumfordernden Prozessen im Rückenmarksbereich zeigen, daß die klinische Diagnose leicht ist, die Myelographie meist eine klare Höhenlokalisation ermöglicht, und die Operationen bei Meningeomen und Neurinomen so erfolgreich sind, daß diese Kranken an einer Abteilung für chronisch Nervenkranke kaum zur Aufnahme kommen. Rein therapeutisch ist bei diesen erfolgreich Operierten eine Rehabilitation mit physikalischen Methoden und Gehübungen notwendig. Eine dauernde Überwachung der Blasenfunktion ist auch bei den entlassenen Patienten empfehlenswert. Die Rückbildung eines Funktionsdefektes ist im Bereich des Rückenmarkes schlecht. Eine bereits bestehende Paraplegie zeigt auch nach einer Operation nur eine geringe Rückbildungstendenz. Da aber der übrige Organismus somatisch und geistig gesund ist, kommt es fast immer durch eine langdauernde Rehabilitation zu einer beschränkten Fortbewegungsmöglichkeit, die nach entsprechender Umschulung sehr oft auch eine berufliche Wiedereingliederung ermöglicht. Gerade bei den Rückenmarksverletzten ist wegen der Intaktheit der geistigen Persönlichkeit eine intensive und langdauernde auch kostspielige Rehabilitation notwendig und menschlich und ärztlich befriedigend.

Schlußwort

Dieses Buch erfordert einige Sätze als Schlußakkord. Der Leser, der sich durch unseren Erfahrungsbericht durchgearbeitet hat, wird — so hoffen wir — teilweise eine Bereicherung seines neurologischen Erfahrungsschatzes gewonnen haben, teilweise werden ihn einige unserer Hypothesen und Deutungen zum Widerspruch herausgefordert haben. Dieser Widerspruch wird ihn anregen, sein eigenes Krankengut kritisch zu sichten und die Ergebnisse zur Darstellung bringen. Aus diesem fruchtbaren Widerspruch wird der Fortschritt unserer Wissenschaft gespeist. Uns bleibt letztlich nur die Aufgabe, unsere Befriedigung über die dieser Arbeit gewidmeten Lebensjahre auszudrücken und den leitenden Stellen unserer vorgesetzten Behörden für die stete Förderung unserer Arbeit zum Wohl der Nervenkranken herzlichen Dank zu sagen.